宫腔镜手术操作技巧

OPERATIVE TECHNIQUES OF HYSTEROSCOPY

“十三五”国家重点出版物出版规划项目

宫腔镜手术操作技巧

OPERATIVE TECHNIQUES OF HYSTEROSCOPY

主　编　白文佩

副主编　顾　蓓　赵　晋　赵率红　龚　萍　崔广霞

编　者（按姓氏拼音排序）

白文佩　崔广霞　龚　萍　顾　蓓　关　雷
郭　玮　侯思宇　栗　芳　李　健　李　亚
李　艳　刘　杨　盛巍宣　孙　宇　王子君
杨　东　杨　敏　杨慕坤　尹　聪　章静菲
张汀越　张　蕊　赵　晋　赵率红

北京大学医学出版社

GONGQIANGJING SHOUSHU CAOZUO JIQIAO

图书在版编目（CIP）数据

宫腔镜手术操作技巧 / 白文佩主编 .– 北京 : 北京大学医学出版社 , 2020.12
ISBN 978-7-5659-2330-2

Ⅰ . ①宫…　Ⅱ . ①白…　Ⅲ .　①子宫疾病—内窥镜检—妇科外科手术　Ⅳ . ① R713.4

中国版本图书馆 CIP 数据核字 (2020) 第 232610 号

宫腔镜手术操作技巧

主　　编：白文佩
出版发行：北京大学医学出版社
地　　址：（100083）北京市海淀区学院路 38 号　北京大学医学部院内
电　　话：发行部 010-82802230；图书邮购 010-82802495
网　　址：http：//www.pumpress.com.cn
E – mail：booksale@bjmu.edu.cn
印　　刷：北京金康利印刷有限公司
经　　销：新华书店
责任编辑：刘　燕　　责任校对：靳新强　　责任印制：李　啸
开　　本：889 mm × 1194 mm　1/16　　印张：13.75　　字数：345 千字
版　　次：2020 年 12 月第 1 版　2020 年 12 月第 1 次印刷
书　　号：ISBN 978-7-5659-2330-2
定　　价：150.00 元

本书由

北京大学医学出版基金资助出版

序

白文佩教授率领团队精心编写了这部集结了各种宫腔镜手术操作技巧和手术视频的《宫腔镜手术操作技巧》。这让我再一次见证了我国宫腔镜技术的不断发展与进步。我欣然为之作序。

实事求是地讲，宫腔镜手术是现代微创外科手术最成功的典范。因为它创伤小，效价比高，并且最大限度地减少了子宫损伤、脏器切除以及开腹手术，早已成为微创外科的主流手术之一。如果妇科医师不会做宫腔镜手术，只能做开腹手术，至少会牺牲子宫的完整性。所以，宫腔镜手术也是传播广、患者受益大的微创手术。

我国的宫腔镜创始人是林元英教授。他是已故妇产科知名专家林巧稚教授的同班同学。他们班一共有四个学生。早在 1965 年，时任上海市第一人民医院妇产科主任的林元英教授就与医疗器械厂合作，研制出我国第一台宫腔检查镜。不过很可惜，在那个特殊的年代，无法对这一技术进行深入研究和推广。

曹泽毅教授曾经说过，宫腔镜在诊治宫腔疾病方面的作用无可替代。郎景和院士也曾反复提过，宫腔镜和腹腔镜是 21 世纪妇产科医师必备的技能。

我国的宫腔镜发展得力于 2000 年。在那一年中华医学会成立了妇科内镜学组。此后，我们的学术活动非常多，宫腔镜技术如雨后春笋一般被迅速推广到各级医院。国际上有一个宫腔镜培训中心，也叫培训学校，总部设在荷兰的阿姆斯特丹。校长曾两度来中国传经送宝。我主持的“宫腔镜技术”分别于 2000 年和 2001 年和 2003 年被列为国家卫生部“十年百项计划”和重点推广项目。国内外的相关培训与学术交流为宫腔镜技术的不断进步与推广做出了很大贡献。

我主持的科研项目“宫腔镜的临床应用与基础研究”曾获 2004 年度国家科技进步二等奖。

国内外有关宫腔镜技术的书籍并不多，白文佩教授这次组织编写的《宫腔镜手术操作技巧》可谓雪中送炭。纵览全书，有如下几个特点：

第一，纳入大量临床实例，内容涵盖了从病例分析、诊断思路以及术前超声和磁共振成像等检查，到宫腔镜遇到的问题及具体操作技巧，为学习者提供了完整的学习路径。

第二，采用最新的融媒体技术。在阅读过程中用手机扫描二维码，即可看到清晰的手术录像。再结合实用技巧的讲解，学习者可以轻松掌握较难的手术技巧。

第三，病例覆盖面广，既有临床常见病和多发病，也有子宫肉瘤等少见病例，让学习者不出门即可见到丰富多彩的病例，学习各种不同的手术技能。

第四，与超声紧密结合。术前三维超声为宫腔镜手术提供了详实的影像资料。在分病例结合术中和术后三维超声，让学习者对超声与宫腔镜的配合应用有了更深入的理解，尤其是输卵管再通技术为不孕的治疗提供了精准指导。

第五，全书的编排密切结合临床，是从临床医师的视角进行的构架，实用性强，便于学习者在临床实践中学为所用。

相信这本书的出版一定会进一步推动我国宫腔镜技术的普及与提高，有助于提升广大学习者的手术技巧，减少手术相关的并发症。我乐意为之作序，也期待几年后本书能不断丰富内容并再版。

夏恩兰
2020 年国庆、中秋佳节于北京

前言

科技进步，一日千里。现代科学技术使许多先人的遐想变成了现实，并为百姓带来福祉。宫腔镜技术正是其中之一。一个多世纪以来，借助一个又一个革新，宫腔镜技术在妇科领域带来了一场真正的技术革命，挑战了传统思维，突破了技术限制，扩大了手术范围，提高了手术精准性，改善了治疗预后，对妇科手术的发展产生了巨大而深远的影响。

子宫，作为孕育下一代的宫殿，其重要性是不言而喻的。规律的月经体现着育龄期女性的基本生理功能。妊娠和分娩实现着人类生生不息的繁衍。呵护子宫，是实现促进女性全生命周期健康的重要组成部分，担负着关爱女性、促进家庭幸福以及提高人口质量的重要使命。然而，子宫是脆弱的。异常子宫出血、宫内占位、子宫肌瘤和子宫腺肌病等良性疾病，子宫内膜癌和子宫肉瘤等恶性疾病，以及宫内异物、妊娠产物残留和生殖道先天性发育异常等，无一不影响着子宫的健康、女性的生活质量以及家庭和睦。对于患病女性，我们需要给予恰当和及时的医疗帮助。

宫腔镜是诊断宫腔疾病的金标准，是当今妇科手术的重要组成部分，也是经自然腔道微创治疗子宫疾病的标准术式。1840 年德国法兰克福外科医师 P. Bozzini 首次提出应用内镜检查宫腔，被认为是“内镜之父”。1990 年，中国的“宫腔镜之母”夏恩兰教授将宫腔镜技术引入中国。30 年来，宫腔镜技术以燎原之势在中国迅速普及，为广大女性带来了福音。作为广泛开展的手术技术，宫腔镜手术也需要“三基三严”的训练。“三基”是指基础知识、基本理论和基本技术。“三严”是指严肃的态度、严格的要求和严密的方法。我们迫切需要这样一本书籍，即基于宫腔镜的基本知识和理论，在严谨的临床思维基础上讲解宫腔镜手术操作技巧，以严格的要求和严谨的方法来开展更加有效和安全的宫腔镜技术。

本书从宫腔镜的历史渊源开篇，第二章和第三章介绍了宫腔镜手术的适应证、禁忌证以及宫腔镜器械，详细介绍了术前准备和术前检查，提示充分的准备是手术成功的前提，并详细介绍了针对宫腔镜技术的医患沟通要点和技巧。

第四章“宫腔镜检查术”和第五章“各种疾病的宫腔镜手术操作”是本书的重点。在介绍宫腔镜检查的基础上，这两章重点介绍了针对各种疾病的宫腔镜手术技巧。在概述疾病的基础上，详细讲解了手术步骤和注意事项，再配以生动案例，展示临床思维与决策过程，进一步讲解手术要点。本书还配有大量视频，能够使读者加深对内容的理解。术中的病例，或典型，或少见，或疑难，都尽量呈现临床真实的过程，在波澜不惊或跌宕起伏的病情分析中，力图带给读者深刻的临床思维体验。通过对手术细节进行详细解说，使读者在缜密的临床决策的基础上，理解手术技巧，提高自身的手术技术，全面提升临床技能。

本书还设立了宫腔镜手术相关的麻醉、医护配合以及术后管理章节，使读者能够全流程掌握宫腔镜技术的实施要点；设立了日间病房的章节，呈现更高效的宫腔镜医疗服务流程；还设有超声影像学与宫腔镜所见的图片对照章节，帮助读者提升对妇科影像学的理解，助力医疗决策。

感谢北京世纪坛医院的大力支持，多学科协作。感谢妇产科团队成员的倾心付出和不懈努力，也感谢北京大学医学出版社出版基金的资助，感谢长沙医绘通图文设计有限公司的帮助，感谢中国人体健康科教促进会的资助及北京市医管中心“登峰”人才培养计划的资助，使本书得以顺利出版。

尽管编者团队已竭尽全力，然而本书一定有疏漏、不足乃至谬误之处，恳请广大读者不吝指教，我们当尽力修正。

不积跬步，无以至千里。以患者的健康需求为中心，潜心学习，用心钻研，勇于实践，持续改进，日积月累，临床技能方可日臻成熟。我们愿与广大同仁一起，为人民群众的健康尽最大努力。

白文佩
于 2020 年国庆中秋期间

目 录

手术视频二维码资源使用说明及索引

在观看本书手术视频之前，请您先刮开下方二维码，再使用微信扫码激活。

温馨提示：每个激活二维码只能绑定一个微信号。

1. 瘢痕妊娠去除术
2. 宫腹腔镜通液 + 黏膜下肌瘤电切术
3. 宫角妊娠去除术
4. 宫颈赘生物摘除术
5. 宫内节育器残留取出术（1）
6. 宫内节育器残留取出术（2）
7. 宫内节育器嵌顿取出术（1)
8. 宫内节育器嵌顿取出术 (2)
9. 宫腔残留妊娠物取出术
10. 宫腔镜下宫颈纳囊表现
11. 宫腔镜下输卵管通液术（1）
12. 宫腔镜下输卵管通液术（2）
13. 宫腔镜下子宫内膜癌表现
14. 宫腔息肉摘除术 (1)
15. 宫腔息肉摘除术 (2)
16. 宫腔粘连冷刀分离术（1）
17. 宫腔粘连冷刀分离术（2）
18. 宫腔粘连冷刀切除术（3）
19. 黏膜下肌瘤电切术（1）
20. 黏膜下肌瘤电切术（2）
21. 黏膜下肌瘤冷刀切除术
22. 黏膜下肌瘤冷热结合切除术
23. 黏膜下子宫肌瘤切除术
24. 葡萄胎二次清宫术
25. 人工流产术后动静脉瘘超声表现
26. 妊娠残留粘连取出术
27. 子宫颈粘连冷刀分离术

第一章

概　述

第一节　宫腔镜手术发展史

宫腔镜手术的发展经过了 150 年的时间，具体发展过程见框 1-1。

框1-1　宫腔镜手术的发展

1840 年　1840 年德国法兰克福外科医生 P. Bozzini 第一个提出应用内镜检查宫腔，被认为是“内镜之父”。

1853 年　法国医生 A. J. Desomeaux 应用早期内镜观察了“子宫内口”，为首次成功的“宫腔检查”。

1869 年　爱尔兰的 D. Pantaleoni 为一位绝经后出血的患者进行了宫腔镜检查，发现宫腔有息肉样赘生物，并首次在英国杂志上提出宫腔镜的概念。

1904 年　C. David 发明远端照明和密封放大镜，加速了宫腔镜的进一步发展。

1914 年　美国的 A. Heineberg 首次介绍使用液体膨宫进行宫腔镜检查。液体的不断流动可冲刷宫腔内出血，使检查更加清晰。

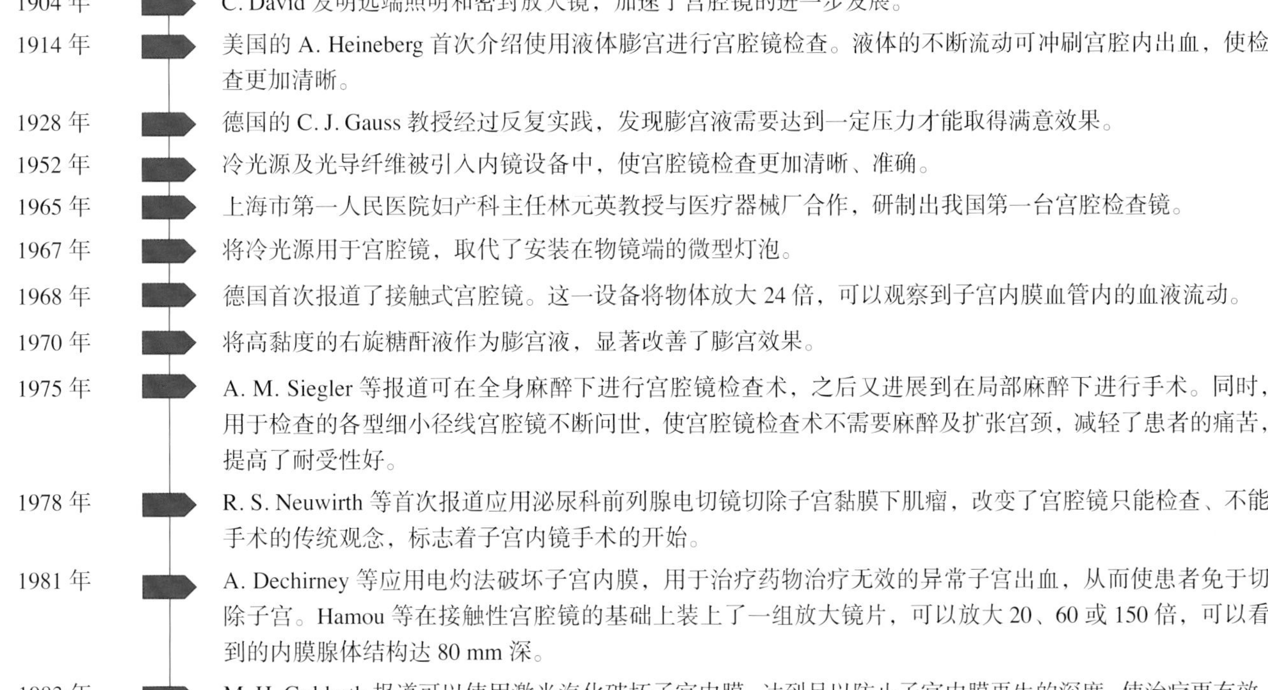

1928 年　德国的 C. J. Gauss 教授经过反复实践，发现膨宫液需要达到一定压力才能取得满意效果。

1952 年　冷光源及光导纤维被引入内镜设备中，使宫腔镜检查更加清晰、准确。

1965 年　上海市第一人民医院妇产科主任林元英教授与医疗器械厂合作，研制出我国第一台宫腔检查镜。

1967 年　将冷光源用于宫腔镜，取代了安装在物镜端的微型灯泡。

1968 年　德国首次报道了接触式宫腔镜。这一设备将物体放大 24 倍，可以观察到子宫内膜血管内的血液流动。

1970 年　将高黏度的右旋糖酐液作为膨宫液，显著改善了膨宫效果。

1975 年　A. M. Siegler 等报道可在全身麻醉下进行宫腔镜检查术，之后又进展到在局部麻醉下进行手术。同时，用于检查的各型细小径线宫腔镜不断问世，使宫腔镜检查术不需要麻醉及扩张宫颈，减轻了患者的痛苦，提高了耐受性好。

1978 年　R. S. Neuwirth 等首次报道应用泌尿科前列腺电切镜切除子宫黏膜下肌瘤，改变了宫腔镜只能检查、不能手术的传统观念，标志着子宫内镜手术的开始。

1981 年　A. Dechirney 等应用电灼法破坏子宫内膜，用于治疗药物治疗无效的异常子宫出血，从而使患者免于切除子宫。Hamou 等在接触性宫腔镜的基础上装上了一组放大镜片，可以放大 20、60 或 150 倍，可以看到的内膜腺体结构达 80 mm 深。

1983 年　M. H. Goldrath 报道可以使用激光汽化破坏子宫内膜，达到足以防止子宫内膜再生的深度，使治疗更有效、彻底和安全。

1987 年　J. P. Hallez 等开始使用可连续灌注的子宫内膜电切器，促进了经宫颈子宫肌瘤切除术的开展，为有生育要求的子宫黏膜下肌瘤患者和异常子宫出血患者提供了替代子宫切除的新方法。

1990 年 夏恩兰教授在我国率先引进并开展了宫腔镜诊治技术，并于 1990 年 5 月成功为首例功能失调性子宫出血（简称功血）患者实施了宫腔镜手术，并相继开展了子宫内膜息肉摘除、输卵管疏通、子宫黏膜下肌瘤切除和纵隔子宫切除等手术。

1997 年 《中华妇产科杂志》发表妇科内镜操作常规。

2000 年至今 中华医学会妇产科学分会妇科内镜学组成立，对妇科内镜技术的推广和发展起到了巨大的推动作用。
夏恩兰教授在国际上首创应用 B 超与宫腔镜联合检查一期诊断宫腔内及盆腔病变，独创了子宫内膜切除的“带鞘回拉顺行切割法”即“夏氏刀法”，以及黏膜下肌瘤切除的“切割、钳夹、捻转、牵拉、娩出”五步手法等。
随着膨宫装置的发明、镜柱光学系统的完善、冷光源和光导纤维的应用以及镜下手术器械的微型化，宫腔镜技术取得了飞速发展，各项功能日趋完善，实用性日渐增强。

第二节 宫腔镜手术的适应证及禁忌证

一、宫腔镜检查术的适应证

宫腔镜技术包括宫腔镜检查术和宫腔镜手术，凡是怀疑宫腔内病变者，均为宫腔镜检查术的适应证，包括：

1. 宫腔内占位性病变。
2. 异常子宫出血和阴道排液。
3. 宫内节育器异常及宫内异物。
4. 宫腔粘连和子宫畸形。
5. 不孕、不育。
6. 宫腔影像学检查异常。
7. 幼女阴道异物。
8. 宫腔镜术后相关评估。
9. 宫颈管癌和子宫内膜癌术前病变范围观察及镜下活检[2]。

二、宫腔镜手术的适应证

异常子宫出血，且患者希望保留子宫，具体包括：

1. 子宫内膜息肉。
2. 影响宫腔形态的子宫肌瘤。
3. 宫腔粘连及子宫畸形（如纵隔子宫等）。
4. 阴道及宫腔内异物。
5. 子宫内膜异常增生。
6. 与妊娠相关的宫腔病变[2]。

三、宫腔镜检查术及手术的相对禁忌证

1. 体温＞37.5 ℃。
2. 急性或亚急性生殖道或盆腔炎症。
3. 近期子宫穿孔。
4. 子宫大量活动性出血、中度贫血。
5. 宫颈管狭窄、坚硬、难以扩张或宫腔过度狭小。
6. 生殖道结核未经抗结核治疗、浸润性宫颈癌。
7. 一般状况差，有严重的内外科合并症等，不能耐受手术操作[2]。

参考文献

[1] 穆玉兰, 夏恩兰, 温泽清, 等. 宫腔镜诊治发展综述. 中华历史杂志, 2003, 33(2): 105-107.
[2] 中华医学会妇产科学分会妇科内镜学组. 妇科宫腔镜诊治规范. 中华妇产科杂志, 2012, 47(7): 555-558.

第二章

宫腔镜手术器械

一、宫腔镜

宫腔镜由镜体（内镜）及镜鞘组成（图 2-1）。

（一）镜体

1. 光学系统　镜体呈长管形，近端为目镜，远端为物镜，中间为透镜。镜体的管径有 2.7 mm、4 mm 等多种规格。

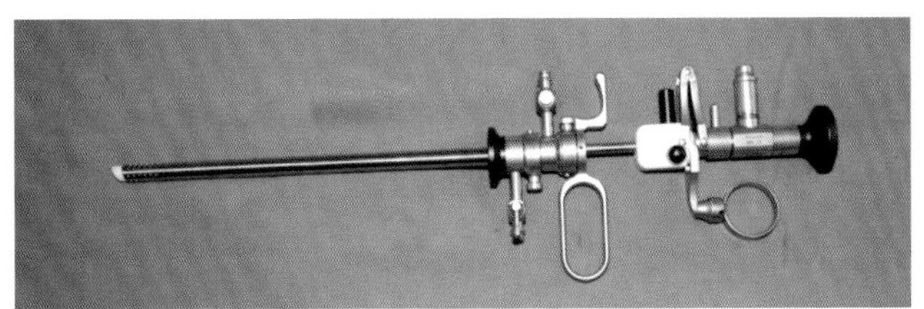

图 2-1　宫腔镜的镜体及镜鞘

2. 视角和视野　内镜因前端的斜面不同而形成不同的角度（视角），其大小为 0° ~30° 。其中 0° 镜指镜头正前方为视野的中心，方向单一，视野小；30° 镜指旋转镜身可改变视野方向，使视野增大（图 2-2）。

3. 放大　镜头与组织的距离不同，目镜及物镜的不同，对局部组织也具有不同的放大作用（表 2-1）。

表2-1　镜头与组织的距离、不同目镜及物镜对组织的放大作用对照表

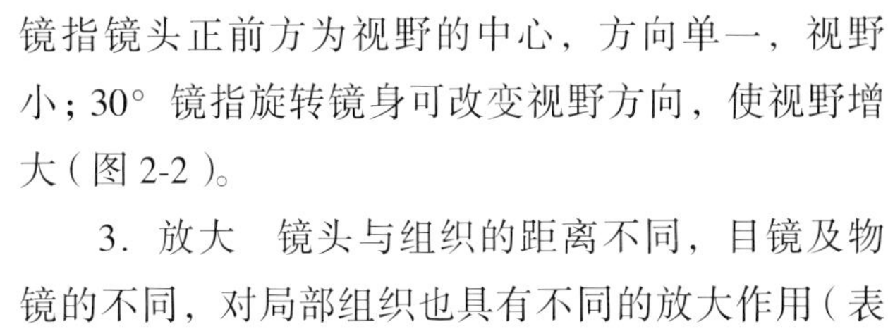

距离（mm）	Olympus	Storz
3	8.2	10
20	1.7	1.5
30	1.2	1
50	0.7	0.6

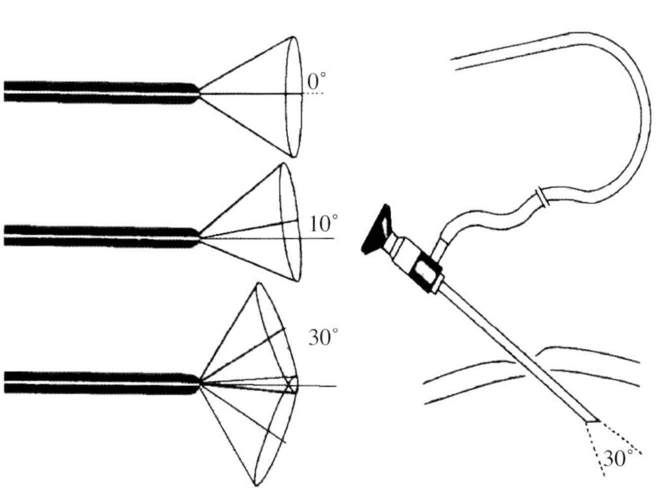

图 2-2　宫腔镜镜体的视野及视角。镜体的视角有 0° ~30° 。视角越大，视野越大

（二）镜鞘

镜鞘结构的不同形成了不同用途的宫腔镜。

1. 检查和治疗用镜鞘 由具有排水阀门的外套管和具有进水阀门、操作孔的内套管组成。

2. 操作镜镜鞘 由外、中、内三个套管组成。外套管具有出水阀门。中套管具有进水阀门。通过内套管可置入操作器械，如钳、剪、电切环、电滚球等。通过插口可引入高频电刀的电源（图 2-3）。

二、照明系统

（一）光源

光源为冷光源，常用的有卤化灯和氙灯。其中氙灯的照明度最高，色彩最接近于自然光。冷光源避免了因高温引起的局部组织损伤。

（二）光缆（导光束）

光缆由光导纤维组成。导光性极好，光源强度不受限制，照明时可达到极为清晰的程度。因其对光的传导几乎无强度上的衰减，且柔软、易弯曲，便于手术，为内镜的操作提供了很大方便。

三、膨宫系统

膨宫系统为宫腔镜手术提供了良好的操作环境。

（一）膨宫介质

1. 低黏度非电解质液体，如 5% 葡萄糖溶液、5% 甘露醇等，不含电解质离子，不发生电离子传导，是宫腔内电手术的安全膨宫介质。

2. 低黏度电解质液体，如 0.9% 氯化钠溶液，液体中含有电解质离子，是极好的导电体。离子的导电性会对邻近器官和组织造成电热损伤，只能用于宫腔镜下非电器械手术。

3. 注意事项

（1）非电解质液体作为膨宫介质，缺乏电解质成分，不能维持血浆的总体渗透压水平，而且进入体内后，短时间内被机体代谢，液体在微循环内积聚的早期即可诱发肺水肿和低钠血症。

（2）电解质液体作为膨宫介质，在一定限度内即使液体吸收过量，患者出现灌流液过量吸收综合

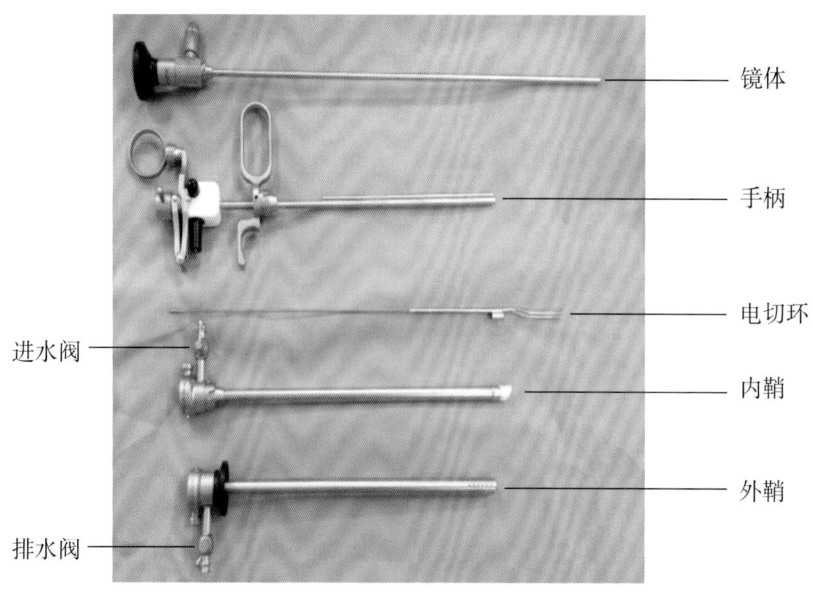

图 2-3 宫腔镜的镜体及镜鞘

征和低钠血症的概率相对较低。

（二）膨宫装置

液体膨宫装置可维持宫腔内恒定的膨宫压力（图 2-4）。在使用膨宫装置时应注意以下事项：

1. 手术过程中维持恒定的膨宫压力为 80～100 mmHg 或 ≤ 患者的平均动脉压（图 2-5）。

2. 手术操作前应排空灌流管道内的空气，以预防空气栓塞。

3. 术中记录灌流液出入量，并计算灌流液吸收量，使液体负欠量 < 2000 ml。

4. 若膨宫压力过低，则膨宫效果不好。

5. 当膨宫压力 > 150 mmHg，手术时间大于 60 min 时，易发生过度水化综合征。

6. 可疑宫内占位为恶性时，应选择膨宫压力在 70 mmHg 以下为宜。

四、电视成像和录像系统

电视成像和录像系统由摄像机、彩色监视器（显示屏幕）和图像记录系统组成。其中摄像机由摄像头、摄像机主体和摄像电缆组成。清晰度由水平

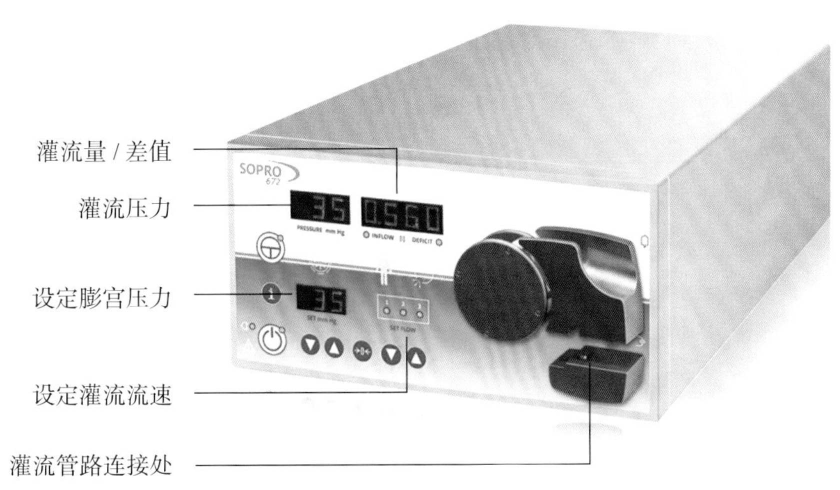

图 2-4　液体膨宫装置，可以设定膨宫压力，以维持恒定的膨宫压力并记录灌流量等参数

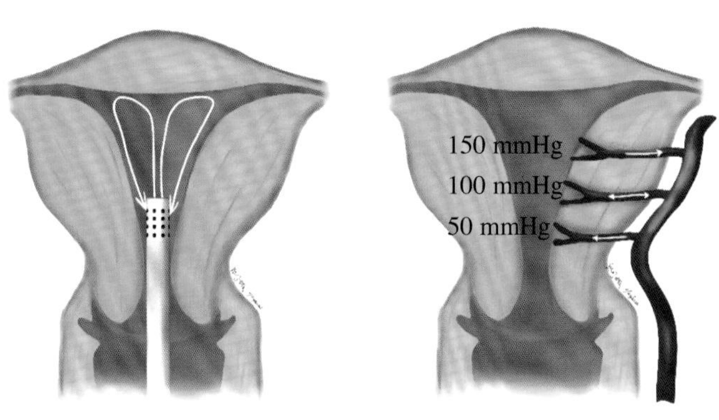

图 2-5　膨宫示意图

扫描线表示。扫描线愈多，清晰度愈高。彩色监视器有家用电视机和专用电视器。专用电视器的扫描线多，能提供更高精度的图像。图像记录系统由录像机和彩色打印机组成。

五、手术器械

（一）机械设备

机械设备包括活检钳、剪刀、异物钳和分离钳等（图 2-6）。

（二）单极能量设备

单极能量设备包括环形线电极、针状电极、棒状电极、滚球电极、滚棒或滚筒电极、汽化电极、带状电极和单极电钩等（图 2-7），需要在患者体表粘贴电极板，使电流通过身体。

相关注意事项：

1. 回路负极板的粘贴位置应靠近手术区域部位，距离心电图电极 > 15 cm。

2. 需将负极板尽量靠近手术部位，且固定妥当。

3. 通电时间不可过长。

4. 不能将电刀头接触其他金属器械。

5. 保持敷料干燥。

6. 患者的身体不能接触其他金属。

7. 近年来，文身的患者日益增多。用于文身的颜料，尤其是红色，含有金属物质，会成为导电体或导热体，应绝对避免将回路负极板粘贴在文身处。避免使工作电极直接接触文身处的皮肤。此时膨宫介质建议为非电解质液体。

（三）双极能量设备

双极能量设备有球形、绞花形、弹簧形、V 形、L 形和针形等（图 2-8）。电流仅作用于两电极间组织，不用负极板。

相关注意事项：膨宫介质可选用电解质液体。

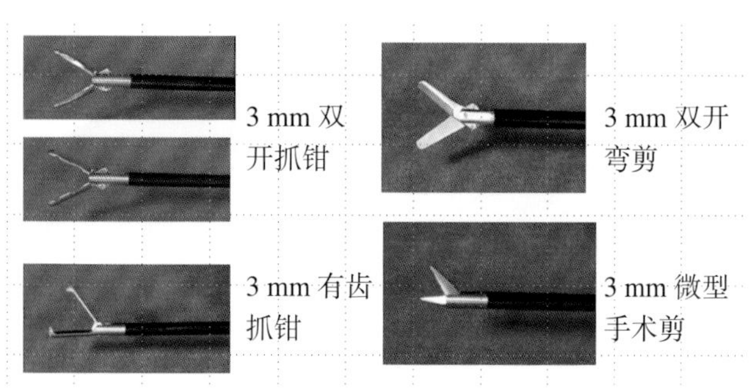

图 2-6 宫腔镜机械能量器械

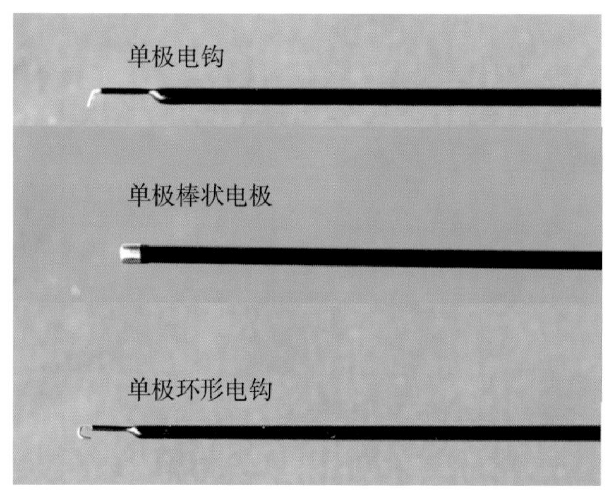

图 2-7 单极能量设备

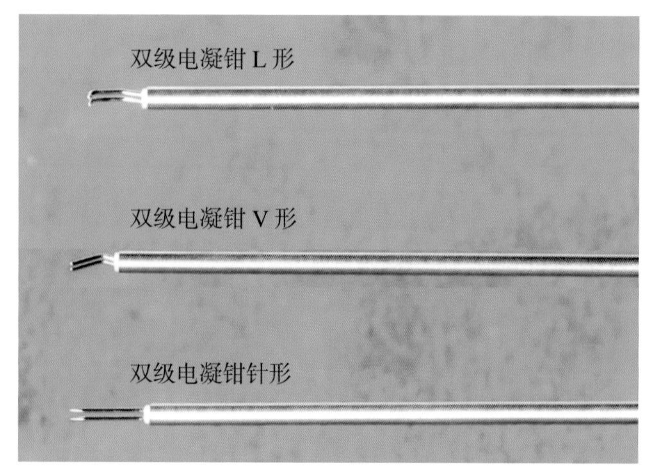

图 2-8 双极能量设备

第三章

宫腔镜术前准备

为了确保宫腔镜手术的安全实施，必须熟悉子宫的解剖。正常成人的子宫是一个空腔脏器，呈倒梨形，是人类胚胎发育的场所。正常子宫长 7 ~ 8 cm，宽 4 ~ 5 cm，厚 2 ~ 3 cm（图 3-1、图 3-2）。子宫分为宫体和宫颈两部分：宫体的顶部为宫底，宫底的两侧为宫角。宫体与宫颈相连的部位是子宫峡部，长度约 1 cm。在未生育女性中，宫颈管长 2.5 ~ 3 cm。正常的宫颈 20% 是由结缔组织构成的，其中胶原纤维为主要成分。图 3-3 所示是正常宫腔镜检查所见的宫腔，左右两个输卵管开口清晰可见。

对于一些特殊情况的子宫，我们需要区别对待。在绝经女性，宫体与宫颈的比例由成人期的 2∶1 变成 1∶1（图 3-4），其宫颈的质地也因性激素缺乏而变得坚韧，缺乏弹性。这些都是绝经女性进行宫腔镜手术前扩张宫颈的不利因素。另外，许多患者因为疾病因素，导致宫腔和宫颈的结构和形态异常：子宫肌瘤压迫可导致宫腔变形，影响宫腔镜器械顺利地进入宫腔（图 3-5）；在具有剖宫产史的子宫，可见手术所致的瘢痕憩室（图 3-6）。

除非特殊情况，宫腔镜手术一般是在月经干净

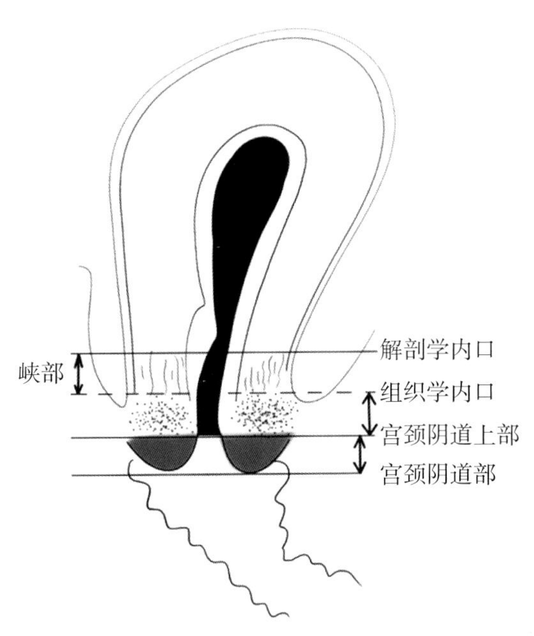

图 3-1　正常子宫解剖形态（矢状面）

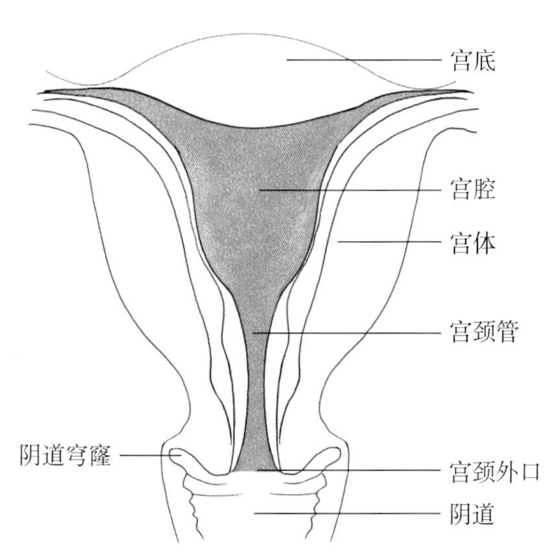

图 3-2　正常子宫的解剖形态（冠状面）

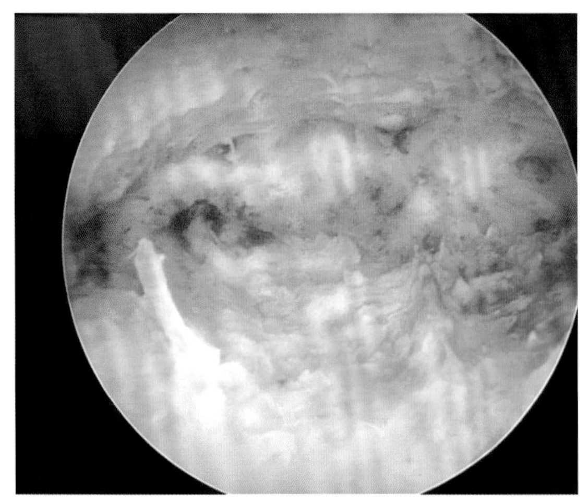
图 3-3 宫腔镜下可见双侧输卵管开口

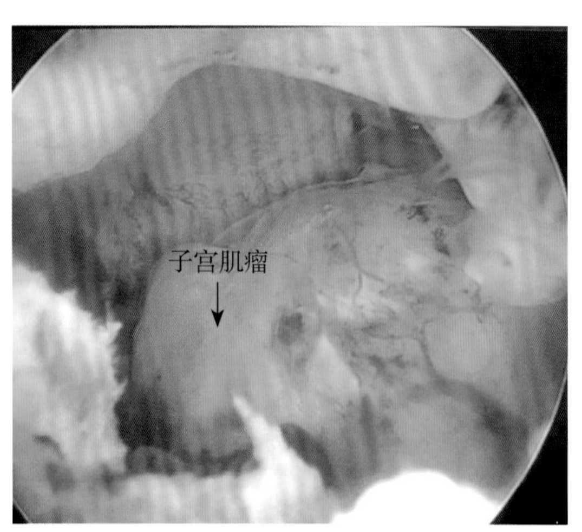

图 3-5 子宫肌瘤压迫使宫腔变形

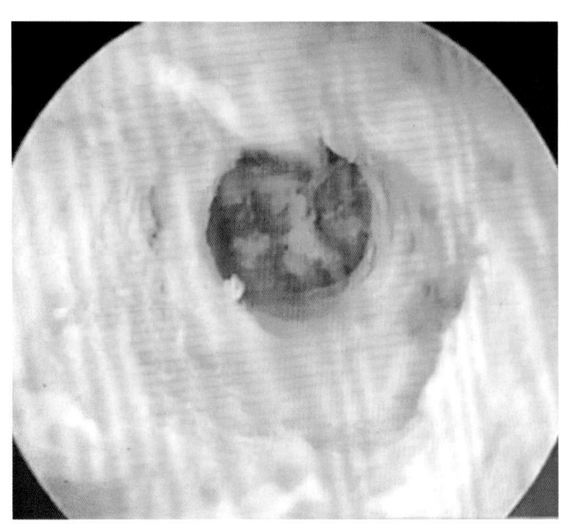
图 3-4 绝经女性宫腔镜所见（宫腔萎缩）

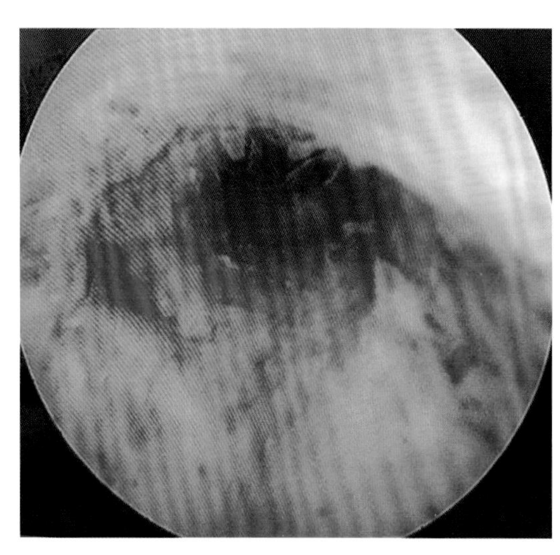
图 3-6 具有剖宫产史的患者宫腔镜所见

后 3～7 天进行最佳。因为在早卵泡期子宫内膜比较薄，视野相对开阔，便于手术操作。而对于不规则出血的患者，在除外急性生殖道感染以外的任何时间都可以。针对一些不可控制的出血而需要急诊施术者，术前做好充分准备后，也可进行宫腔镜手术。例如，对已排除妊娠的严重异常子宫出血者急诊行宫腔镜检查，不仅可以迅速有效止血，还能在直视下初步判断宫腔内情况，进行诊断性刮宫后再行宫腔镜检查，减少手术遗漏，刮出组织送检病理为后续治疗提供可靠依据。为了能够安全地实施一台宫腔镜手术，我们通常需要做好以下四点：近期准备、远期准备、术前检查及医患沟通。

一、近期准备

近期准备包括以下几点：

（一）阴道准备

术前 1 周内需要检查白带。如有炎症，需要及时治疗。对于萎缩性阴道炎，在排除禁忌证的前提下，术前 10 天开始外用雌激素进行预处理。

（二）宫颈预处理

在宫腔镜手术中，宫颈是第一道门槛（图 3-7）。如果宫腔镜的器械进入不了宫颈，那么手术就无法完成。所以，术前评估宫颈以及对宫颈的预处理就显得尤为重要。宫腔镜器械能否顺利进入宫腔，是决定手术成败的第一个关键步骤。在非妊娠状态下宫颈口处于闭合状态，直径仅为 4 mm 左右，且宫颈纤维结缔组织的伸展性较差，特别是在未产妇、绝经后女性或用促性腺激素释放激素激动剂（gonadortopin-releasing hormone-agonist, GnRH-a）治疗后的患者，宫颈弹性之差尤甚。而宫腔镜手术系统的外径在 9 mm 左右，所以需要在手术前对宫颈进行软化，以便术中扩张宫口，实施手术。对于宫腔镜术前软化宫颈的预处理，通常可分以下几类：① 用药物软化宫颈。② 机械软化宫颈，如用医用海藻棒、细导尿管等软化宫颈。③ 特殊情况的处理。具体如下：

1. 米索前列醇　米索前列醇是一种前列腺素 E_1 的衍生物。该药通过激活胶原溶解酶，最终使宫颈组织排列疏松，逐渐松弛，从而软化宫颈。目前米索前列醇被广泛应用于妇产科临床，可用于宫腔镜手术前促进宫颈软化，且效果良好[1]。对于具有宫颈口伸展性差高危因素的患者，手术之前的 6 h 之内禁止摄入食物以及饮水，然后酌情从下列三种途径中选择一种，用米索前列醇预处理宫颈：

（1）阴道给药途径：术前 3 h 阴道放置 200～400 μg 米索前列醇（图 3-8）。将其碾碎湿润并置于阴道后穹窿，以利于药物充分发挥作用。

（2）口服给药途径：术前 3 h 口服 400 μg 米索前列醇。

（3）直肠给药途径：术前 3 h 经直肠给予 400 μg 米索前列醇。

以上三种途径均是通过米索前列醇诱导子宫兴奋和子宫收缩，从而扩张宫颈。米索前列醇禁用于青光眼、心脏病、哮喘、胃肠功能紊乱及过敏体质者。

2. 间苯三酚　间苯三酚虽然属于胃肠动力抑制药，但可直接作用于泌尿生殖道平滑肌，且不具有抗胆碱作用，所以它对心血管功能无明显影响，尤其适用于老年患者。间苯三酚可直接作用于宫颈管的肌肉及结缔组织，使宫颈充分软化松弛，而对子宫的生理性收缩无明显影响[2]。由于间苯三酚的半衰期仅为 15 min，在用药后的 4 h 血药浓度快速降低，因此，可于术前 15～30 min 将 80 mg 间苯三酚

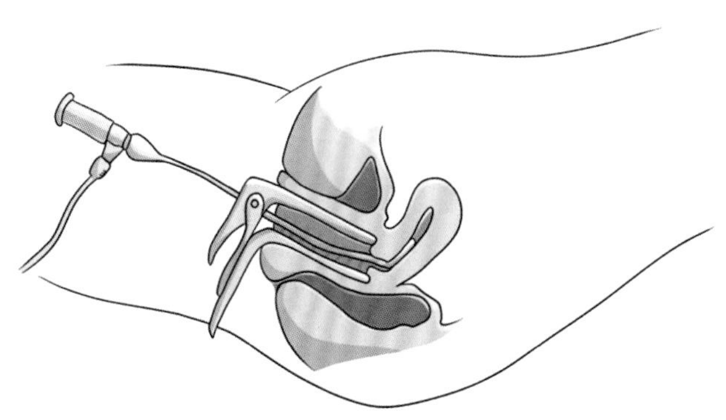

图 3-7　宫腔镜经过宫颈进入宫腔示意图

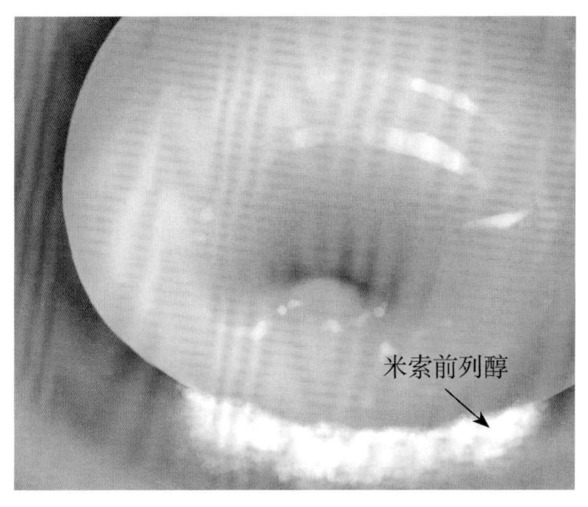

图 3-8　将米索前列醇 400 μg 置于阴道后穹窿

稀释在 10 ml 生理盐水后进行静脉推注，在 5 min 内推注完毕。本药禁用于对间苯三酚过敏者。

3. 卡前列甲酯栓（卡孕栓） 其主要成分是卡前列甲酯，对子宫有兴奋作用。术前阴道后穹窿给药效果明显。可于宫腔镜术前 0.5～2 h 阴道后穹窿放置 0.5～1 mg 卡前列甲酯栓。本药禁用于过敏体质、急性盆腔炎、青光眼、严重哮喘、癫痫和高血压等患者。

4. 医用海藻扩宫棒或细导尿管 医用海藻扩宫棒的成分是多种多糖化合物，可在不引起子宫收缩的情况下使宫颈软化和成熟。于术前 12 h 将直径为 2～4 mm 的海藻棒，置于宫颈内口，并告知患者在正常睡眠以外的时间尽可能多活动，多站立，以期达到充分软化和扩张宫颈的目的。术前取出海藻棒。如果没有海藻棒，也可以选择用细导尿管[4]。具体操作为：首先进行无菌操作，将导尿管前端留取约 3 cm，然后在 3 cm 后方打结，在结后 1 cm 处剪断导尿管。将制备好的导尿管涂无菌石蜡油，用大镊子夹持导尿管并置入宫颈管（以打结前方 3 cm 长的导尿管前段均置入为标准，有宫颈内口突破感），然后阴道填塞聚维酮碘（碘附）纱布一块，以防止导尿管脱落。

5. 小弯止血钳 对于宫颈外口紧闭，药物预处理无效，海藻棒无法置入者。手术时可以尝试先用弯钳钝性分离宫颈外口粘连，从而达到逐步扩开宫颈管的目的（图 3-9、图 3-10）。

6. 宫腔镜微型剪 对于宫颈外口紧闭、药物预处理无效、海藻棒无法置入者，手术时可以尝试先用 HEOS 的 3 mm 微型手术剪锐性分离宫颈管外口粘连（图 3-11），以达到扩张宫颈外口的目的。

7. 宫腔镜侧弯钳 在术中宫腔镜可视系统的指引下，用 HEOS 的 3 mm 双开抓钳边前进边扩张（图 3-12），逐步扩开宫颈管。宫腔镜侧弯钳适用于药物预处理效果不满意，且海藻棒无法置入者。

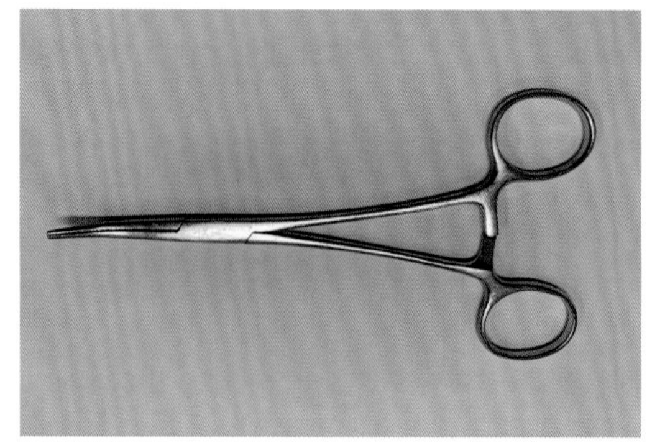

图 3-9 小弯止血钳

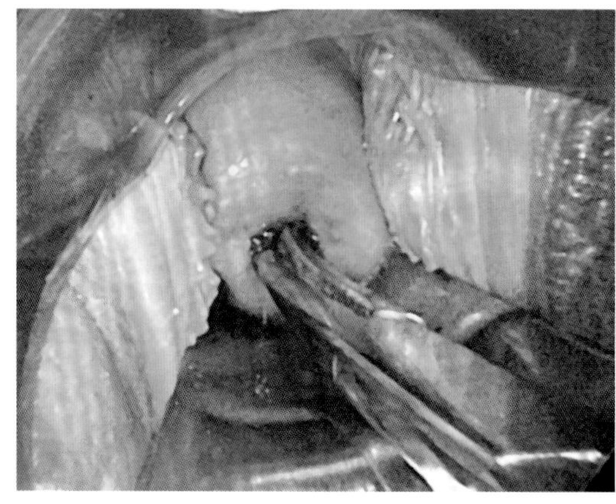

图 3-10 用小弯止血钳扩张致密粘连的宫颈外口

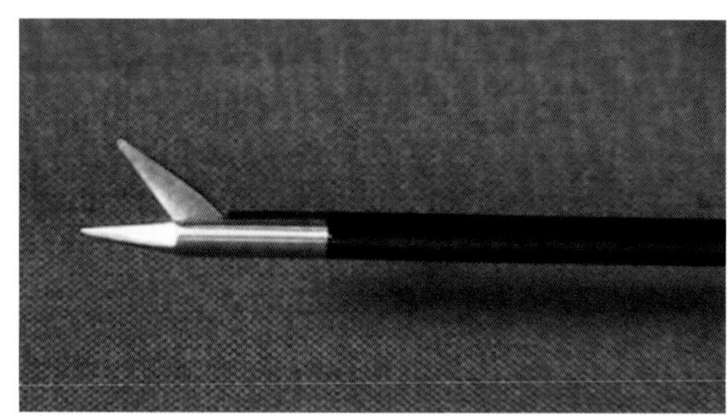

图 3-11 HEOS 的 3 mm 微型手术剪

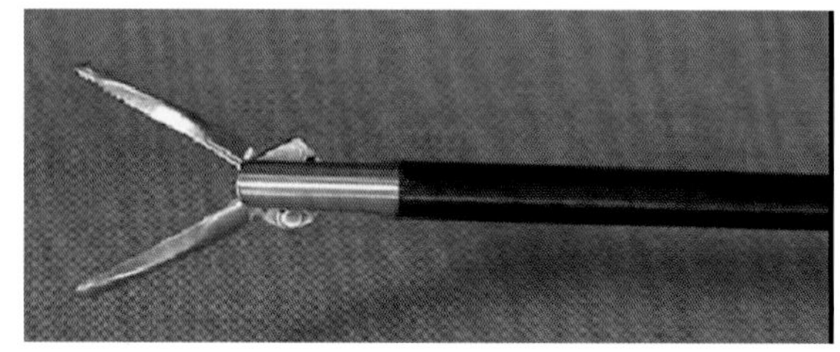

图 3-12 HEOS 的 3 mm 双开抓钳

（三）胃肠道准备

通常要求术前禁食 6 h 以上，以避免因麻醉反应引起的恶心和呕吐。对于疑难、复杂、拟备中转开腹的宫腔镜手术患者，其肠道准备可参考 2012 年加速康复外科（enhanced recovery after surgery, ERAS）指南。在麻醉诱导前，禁食固体食物 6 h，禁液体 2 h。2017 年美国麻醉医师协会 (American Society of Anesthesiologists, ASA) 提出，除胃排空障碍患者，术前 6 h 可进易消化食物，如面包和牛奶等，禁饮 2 h。我们国内常将肠内营养制剂用于术前研究，同时减少机械性肠道准备带来的应激。但临床上术前运用肠内营养制剂并不广泛，还处在探索阶段，比较倾向于禁食 6～8 h，禁水 4 h。对于术前口服肠内营养制剂，还持谨慎态度。

（四）术前 3 天禁止性生活

术前 3 天禁止性生活，以减少感染，避免意外怀孕。

二、远期准备

1．子宫肌瘤预处理　适于宫腔镜手术处理的黏膜下肌瘤大小一般 ≤ 5 cm，对于肌瘤直径 ＞ 5 cm 的 Ⅰ 型和 Ⅱ 型子宫黏膜下肌瘤及肌壁间内凸肌瘤，或黏膜下肌瘤合并严重贫血者，多数需要 GnRH-a 进行预处理（一般用药 3～6 个疗程），主要目的是缩小瘤体，纠正贫血，减少术中出血。由于 GnRH-a 对下丘脑 - 垂体 - 卵巢轴的抑制作用，通常在用 GnRH-a 治疗 3～6 个月后，肌瘤和子宫的体积可缩小 35%～61%。在子宫肌瘤宫腔镜手术的预处理中运用 GnRH-a 的机制是将雌二醇抑制到绝经水平，造成假绝经状态或称药物性卵巢切除，借此抑制肌瘤生长并使其缩小。因此，GnRH-a 在妇科领域的主要适应证是围绝经期有症状的肌瘤患者或肌瘤较大的女性。对年轻的有症状的子宫肌瘤女性，可将其作为术前辅助治疗。对于宫腔镜的手术，用 GnRH-a 的术前预处理适应证主要为直径大于 4 cm 的黏膜下肌瘤，以及术前贫血（血红蛋白低于 80 g/L）等患者。由于 GnRH-a 能被胃多肽酶灭活，所以不能口服。妇科常用的给药方式为皮下注射或肌内注射，长效制剂为每 4 周一次。GnRH-a 禁用于以下情况：已知对 GnRH-a 活性成分或其他促黄体激素释放激素（luteinizing hormone releasing hormone, LHRH）类似物及 GnRH-a 任一敷料过敏者、孕妇或哺乳期女性，以及原因不明、异常的阴道出血者。

2．子宫内膜药物预处理　使用 GnRH-a 或孕三烯酮等 2～3 个月，以抑制内膜增生，薄化子宫内膜。

三、术前检查

在以下检查项目中，除了宫颈癌筛查结果 1 年之内有效外，其他检查要求提供 1 个月内的有效结果。

1．妇科检查。通过妇科查体可了解盆腔器官的情况，如子宫大小、附件情况及有无压痛。对于子宫饱满且有压痛者，要除外子宫腺肌病或宫体炎。

2．妇科阴道超声或经腹超声　通过超声检查可进一步了解子宫及宫腔情况，供术中参考。

3．X 线胸片　排除肺部疾病及炎症。

4．心电图　针对可疑的心内科疾病进行必要的检查。

5．宫颈细胞学检查　如果结果异常，尤其提示可能为恶性，若病情允许，建议先做阴道镜。在将宫腔镜进入宫腔操作前可先检查宫颈及宫颈管。

6．肝、胆和肾超声检查可以根据病情酌情实施。

7．阴道分泌物的微生态检查　目的是为了排除生殖道感染。正常阴道微生态的定义为：阴道菌群的密集度为 Ⅱ ～ Ⅲ级，多样性为 Ⅱ ～ Ⅲ级，优势菌为乳杆菌，阴道 pH 为 3.8～4.5，乳杆菌功能正常 (H_2O_2 分泌正常），白细胞酯酶等为阴性。

当阴道菌群的密集度、多样性、优势菌及阴道分泌物白细胞计数等炎症反应指标、pH 和乳杆菌功能任何一项出现异常时，即诊断为微生态失调状态。

阴道微生态异常结果的处理主要包括以下几种：

（1）细菌性阴道病：首选方案为甲硝唑 400 mg，口服，每日 2 次，共 7 天。替换方案为甲硝唑 2 g，单次顿服，共 1 次；或者克林霉素 300 mg，口服，每日 2 次，共 7 天。

（2）外阴阴道假丝酵母菌病：克霉唑阴道片 500 mg，单次用药；或克霉唑阴道片 200 mg，每日 1 次，连用 3 天；或氟康唑 150 mg，顿服。

（3）需氧性阴道炎：2% 克林霉素软膏 5 g，阴道用药，连用 7～21 天。

（4）滴虫性阴道炎：甲硝唑 400 mg，口服，每日 2 次，连用 5～7 天；或甲硝唑 2 g，顿服；或替硝唑 2 g，顿服。

8. 血常规及血型　若血红蛋白＜80 g/L，除非急诊，建议先纠正贫血。

9. 检查尿常规、乙肝五项和抗体三项。

10. 检查凝血四项　可除外凝血功能异常导致的异常子宫出血。

11. 肝和肾功能、空腹血糖及电解质检查。

12. 尿妊娠检查或血人绒毛膜促性腺素（human chorionic gonadotropin, HCG）检查。

13. 必要时行盆腔磁共振（magnetic resonance imaging, MRI）检查　对于一些特殊的病例，术前可做盆腔 MRI 协助诊断。如对瘢痕妊娠，MRI 可判断孕囊与瘢痕的关系瘢痕部位残存肌层厚度；对纵隔子宫，MRI 可以更精准地测量纵隔的长度以及子宫底部肌层的厚度；对于可疑子宫内膜癌，可以评估病灶侵犯子宫肌层的深度；对于可疑特殊的子宫肌瘤，MRI 不仅可以提供肌瘤与周围软组织的解剖关系，而且可以为鉴别良恶性提供影像学依据等。

四、医患沟通

患者来到医院做手术，有的是源于对医者的信任，有的是患了急症而无法选择，有的是经人介绍，有的是离医院较近……无论通过什么方式，只要患者来到医院，我们就有责任和义务尽其所能为患者提供优质的诊治。在日常工作中，以下情形并不少见：患者 A，从入院到手术，诊治一切很顺利，可到了出院，患者却颇有微词；患有同一种疾病的患者 B，术后出现了各种并发症，麻烦多多，出院时千恩万谢。针对同样的疾病，采用了同样的处理，不同的是患者与医护之间的沟通。所以除了医疗技术的娴熟外，医患沟通也非常重要。不良的医患沟通可能让医护人员集体的工作前功尽弃，而良好的医患沟通不但使我们的工作锦上添花，甚至还可以将不良事件化险为夷。

针对一名入院后拟做妇科宫腔镜的患者，我们采取的医患沟通常包括以下五个方面：入院沟通、术前沟通、术中沟通、术后沟通和出院沟通。在沟通之前，作为医师，我们要从多个方面做充足准备。

健康所系，性命相托。作为医师，我们凭着良知和尊严行医救人。作为健康的守护者，与患者会面，入院时彼此的第一印象非常重要。我们会关注患者是一个什么样的人，是否容易沟通。同样，患者也在打量着我们。所以，我们的外表一定要干净、整洁，符合医师所应具备的形象和气质。在言谈举止上一定要体现自己的人文素养和专业素养。在与患者的沟通中，我们要不卑不亢，利用自己掌握的医学、伦理学、心理学和社会科学（哲学和法律学等）知识，深入浅出地给患者答疑解惑。在面对患者时，我们一定要注意语速、语气、眼神和表情，合理地运用肢体语言。在尊重患者的同时，不忘表达医师对患者和家属的同理心与关爱，获得患者的信任，达到与医师顺利沟通的效果。对于容易激动、对医院有成见的患者，谈吐和举止尤其需要注意。事关诊断、治疗、手术和预后等医疗问题时，沟通时务必留有余地，慎重再慎重，三思再三思，以尽量减少患者的误解。

（一）入院沟通

这是医师与患者的首次沟通。通常患者会对以下问题心存疑虑：诊断、下一步检查及治疗计划、手术方式、手术目的、术中时间、手术疼痛、手术时间安排、住院费用、术前和术后饮食的注意事项、预后，以及医师的专业技术如何，医院对该病的诊疗水平如何，甚至目前国内外的最新诊治进展，等等。所以医患之间应该围绕以上内容进行沟通。入院时医师可根据患者的病史、查体、实验数据、影像结果和病理报告等初步得出主要诊断，并就疾病的治疗、预后及目前需要完善的检查等尽可能向患者介绍清楚，让患者或家属对病情、诊疗和预后有客观的认识，同时有恰当的心理准备和合理的期望，以降低日后发生医患纠纷的风险。

（二）术前沟通

虽然之前在入院沟通中已经大致向患者交代了关于手术的内容，但术前谈话才是关于手术治疗最正式的沟通。术前谈话是手术前必须经历的重要步骤，目的是通过医师的讲解，让患者了解手术的必要性，具体手术的方式和方法，有无替代治疗方案，手术并发症，术中的风险及应对策略，术后的可能的治疗、观察随访等，从而让患者充分知情，自主选择。鉴于宫腔镜手术的特殊性，在与患者的术前沟通中，我们也利用模型、图片示教手术视频等生动讲解疾病和手术，让患者对疾病有更直观的认识，从而对手术可能出现的术中和术后并发症有一定的思想准备。

术前医患沟通内容包括术前病情讲解（明确进一步的诊疗方案，如药物管理、手术决策和期待治疗等）、术后观察（腹痛、出血和体温等）和术后注意事项（如术后并发症）等。在术前，麻醉科医师需要先行麻醉评估，进一步提高患者舒适度和手术特性。

1. 麻醉方式

（1）宫颈管黏膜表面麻醉：适用于宫腔镜检查或宫腔内病变活检等小型宫腔镜手术。

（2）静脉麻醉（丙泊酚 + 阿片类药物）：适用于比较简单的宫腔镜手术。

（3）硬膜外或区域阻滞麻醉：适用于较为疑难、复杂的宫腔镜手术，如直径 > 4 cm 的Ⅰ型和Ⅱ型黏膜下肌瘤以及重度宫腔粘连等。

（4）全身麻醉：主要适用于宫腔镜联合腹腔镜手术。

2. 常规的术后处理及观察

（1）根据手术操作，术后酌情使用抗生素预防感染。

（2）术后记录阴道出血量，酌情选用缩宫剂及止血药物。

（3）适时下床活动，必要时监测术后生命体征，并检查电解质等。

（4）术后 2 周内不能有性生活，禁止盆浴。

（5）酌情选择预防宫腔粘连的方法[4]：术后宫腔注射透明质酸凝胶，宫腔内放置 Foley 导管，或宫腔内放置宫内节育器 (intrauterine device, IUD)。

（6）药物管理：根据术后病理及患者的需求，酌情使用促进或抑制子宫内膜生长的药物。进行雌、孕激素序贯疗法，从而修复子宫内膜。口服短效复方避孕药时，其中的孕激素在周期开始时就可以使子宫内膜的增生受到抑制，表现为腺体萎缩，间质蜕膜样变，子宫内膜变得很薄，子宫内膜剥离完整，从而达到月经血量少以及流血天数少的目的[5]。

（7）特殊患者的需求：例如，对糖尿病患者的膨宫液选择生理盐水；给严重脊柱侧凸患者安排特制的手术床，以方便暴露外阴；取出幼女的阴道异物时，选择无窥器操作，以减少损伤等。

3. 具体沟通　术者应与患者及家属进行当面沟通，并进行个体化的病情告知与知情同意。在宫腔镜的病情告知中，知情同意除了麻醉风险和常规的术后处理及观察外，主要还包括以下几点：各类手术的并发症及其风险。如果手术失败或效果不佳，后续需要二次、多次手术和根治性手术的可能；后续患者的生育要求及避孕问题，以及术后随访、药物治疗等长期管理问题。

综上，在术前沟通第一步中，我们结合患者的症状、查体、实验室检查指标、影像学检查和活检病理结果等，给出患者全面的诊断。其次，围绕疾病的诊断，在遵守保护性医疗制度的同时，结合患者的家庭因素、经济条件和心理意愿等，介绍个体化的手术治疗方案。在谈到手术，围绕疼痛与否、疾病的良恶性、治疗费用、术者的技术水平、手术治疗的彻底性、再次手术的可能和手术并发症等，绝多数患者会表现出紧张和焦虑。我们应该给予充分的理解和关爱。

在交谈中，医师应该注意语气和措辞，结合模型、图片、视频等深入浅出地讲解，让患者觉得自己受到医护人员的重视，同时也了解了自己的疾病和治疗方式，从而消除顾虑，树立信心，并愿意与医师配合，相信医师团队有能力做好这次手术。当然，谈到手术风险、手术意外和手术并发症时，有的患者依旧会感到恐惧和犹豫。这时，我们可以结合既往的案例，用事实向患者传达这样的信息：手术风险的发生只是可能发生，而手术是必须实施的。对于手术风险，我们都有应急预案。绝大部分患者的手术是成功的，通过手术是可以恢复健康的。通过这些讲解，帮助患者树立信心。除此之外，也要向患者交代医学的局限性，比如有些少见的并发症及意外是由于个体差异或由于医学技术本身的限制造成的，并非医师的技术所致。术前沟通是为了让患者理解手术治疗，认可医师与患者在疾病面前是同舟共济的。万一出现大家都不愿意看见的并发症或不良后果，患者及家属也会谅解，从而减少或避免医疗纠纷的发生。

病例分享：患者姚某，47 岁，离异，因“子宫腺肌瘤复发”入院。该患者的子宫腺肌瘤很特别，两次都是长在宫腔，瘤体大小为 5 cm 左右。基底很宽，位于子宫后壁。腺肌瘤下缘脱出至宫颈外口约 3 cm。患者于 3 年前第一次在我院行宫腔镜下子宫腺肌瘤切除手术。手术顺利。术后因个人原因失访，无后续治疗，导致复发并第二次住院。关于第二次住院的治疗，全科进行了讨论，认为患者 47 岁，为子宫腺肌瘤复发，无生育要求，可以考虑切除子宫。但因患者离异，保留子宫的意愿强烈，结合病情——子宫腺肌瘤单发，位置与第一次相同，患者轻度贫血，无感染表现，可以先予 GnRH-a 预处理，待肌瘤缩小后，择期行宫腔镜下子宫腺肌瘤切除术。术中有发生大出血、输血、子宫动脉栓塞止血、必要时切除子宫以及多次手术切除病灶等可能。经过与患者充分的沟通，得到患者的理解，并认同治疗方案，认可手术风险和并发症。遂术前用 GnRH-a 干预 3 个疗程后，择期行宫腔镜下子宫腺肌瘤切除术。尽管已有充分术前准备，术中仍然出血较多，采取球囊压迫止血。为了恢复子宫的正常形态，控制残余病灶，术后再次给予 GnRH-a 处理 3 个疗程，然后宫腔置入左炔诺孕酮宫内缓释系统(levonorgestrel-releasing intrauterine system, LNG-IUS, 曼月乐)，随访至今，患者非常满意。

该病的诊治历经 3 年余，因患者个人原因和疾病的特征，仅能采取保守性手术治疗措施。经充分沟通，患者能够理解与配合，获得满意结局。

（三）术中沟通

由于病情千变万化，虽然术前准备充分，术前沟通到位，也难免术中出现一些意外情况，需要术中再次与患者沟通。一般术中患者处于麻醉状态，所以，对于术中可能出现的意外情况，一定要在术前充分考虑到，同时请患者以文书的形式签署授权委托书，并请被授权人代理患者签字，同意术中发生意外情况时，能够代理患者签署知情同意书。

病例分享：患者李某，78 岁，因“绝经 28 年，节育器嵌顿”入院拟行宫腔镜下节育器取出术。患者无异常阴道流血及白带异常等症状。门诊超声检查提示“节育器嵌顿，肌壁间肌瘤结节”。入院后排除手术禁忌，手术如期进行。术中发现节育器部分嵌顿于合并的Ⅰ型黏膜下肌瘤之中，肌瘤大小约为1.5 cm。在与子宫肌层的解剖关系上，术中发现与术前超声提示的肌壁间肌瘤有较大差别，其余无特殊。术前医患之间并未就肌瘤是否切除进行深入沟通，因为术前超声提示的是肌壁间小肌瘤。术者遂下台向家属说明了术中情况，总结病例特点：绝经女性，节育器嵌顿于Ⅰ型黏膜下肌瘤之中。尽管患者平素并无任何症状，此次在取节育器的同时将肌瘤剥除，向家属交代，虽然手术中有可能出现出血风险、子宫穿孔及术后并发症，但都在可控范围。患者家属了解后，在《手术知情同意书》补充内容上签字，要求宫腔镜下取出节育器并行肌瘤切除术，手术顺利，术后患者恢复较好，如期出院。

（四）术后沟通

术者走出手术室，面对焦急的患者家属，除了常规给家属过目标本外，还应该告知手术的主要经过、手术顺利与否、手术的效果以及术后的初步诊断。另外，还需要告知术后患者需要关注和注意的事项，尤其是手术恢复过程中可能出现的一些并发症，一定要提前告知。应尽量避免发生并发症后再解释，建立医患之间更多的沟通和信任。

（五）出院沟通

手术圆满成功，患者即将如期出院，但诊疗尚未真正结束。如术后随访不当，也可能前功尽弃。所以，我们一定要把好患者诊疗安全的最后一关——出院沟通。一般出院沟通是住院期间最后一次与患者的当面沟通。我们通过面对面的交谈，了解患者对诊疗的疑惑、不满、期待和认可等，从而达到医患之间的相互理解，将潜在的医疗纠纷扼杀在萌芽状态。在讲解出院事宜时，主要是随访的具体时间和内容，某些特殊并发症，以及长期管理及后续治疗。这些一定要在出院总结里详细记录清楚，并打印出来交给患者，而且告知不遵嘱随访后果的严重性。

以上所有沟通结束后，都要及时体现在当日病程记录中。

综上所述，针对不同的宫腔镜手术，对患者及家属的告知也不尽相同，需要更加个体化。除了入院沟通、术前沟通、术中沟通、术后沟通及出院沟通，我们还应该就疾病本身对患者及家属进行简明扼要、通俗易懂的宣教，包括手术的一些关键点。具体见以下几个常见病例：

1. 异常子宫出血（abnormal uterine bleeding，AUB） 在异常子宫出血的诊治中，宫腔镜起着非常重要的作用（图3-13）。使用宫腔镜在诊治异常子宫出血之前，需排除妊娠可能，包括宫内妊娠和异位妊娠；也需要除外宫颈恶性肿瘤。如果术前高度可疑子宫内膜恶性肿瘤，操作中的液体膨宫压力应＜70 mmHg，同时禁止反复操作，取到足够的内膜组织送病理即可。异常子宫出血患者的重点告知之一就是出院后门诊随访，根据病理结果决定后续治疗方案。因为这类患者因为异常子宫出血而来，在进行宫腔镜检查的同时行诊断性刮宫，也能达到止血作用。一些患者以为出血止住，疾病就痊愈了，不再来就诊，导致异常子宫出血近期内频繁复发。所以，出院医嘱须嘱咐患者第一时间拿到病理结果

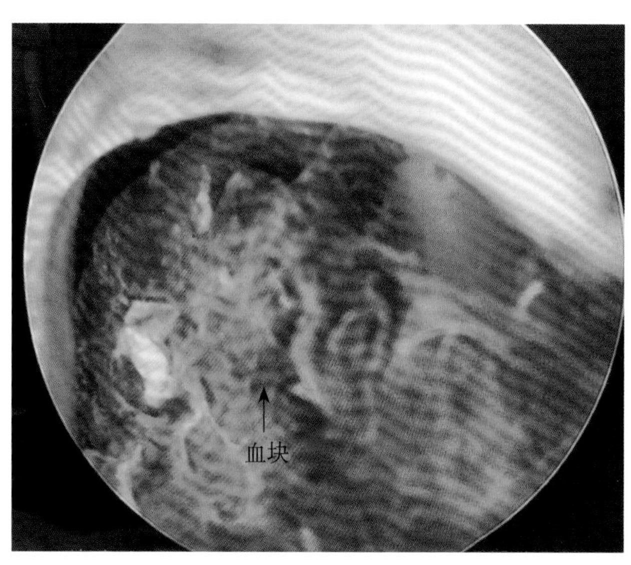

图3-13 围绝经期异常子宫出血，血块堵塞宫颈管

即来院就诊，获得恰当的长期管理方案。

2．子宫内膜息肉切除术　子宫内膜息肉是子宫内膜表面突出的组织，由子宫内膜、腺体及其间质组成，多为良性病变，容易复发。子宫内膜息肉可导致月经过多、不规则阴道出血、绝经后出血或不孕，也可以无症状。对于子宫内膜息肉的手术指征，美国妇科腔镜学会(American Association of Gynecologic Laparoscopists, AAGL)《子宫内膜息肉诊断及治疗实践指南》认为除小的无症状息肉可定期随访外，对于有异常阴道出血的生育期子宫内膜息肉患者、服用他莫昔芬者、不孕症患者、绝经后患者以及息肉较大时（＞1.0 cm）均应予以切除。对于单个体积较小的息肉，在宫腔镜直视下用 3 mm 抓钳（图 3-14、图 3-15）钳夹取出息肉，可减少子宫内膜损伤。

术后告知患者关注病理结果，必要时给予药物治疗；也需告知子宫内膜息肉有复发的可能[6]。

3．黏膜下子宫肌瘤切除术　黏膜下子宫肌瘤外观呈椭圆形或圆形，根据术前超声检查及宫腔镜术中观察，获取肌瘤向宫腔凸出程度的信息，然后采取合适的手术方式予以切除。一般情况下，除了 0 型黏膜下肌瘤外，其他类型的黏膜下肌瘤均有可能需要二次手术。

术后患者需要留院观察，注意有无腹痛，并记录阴道出血量，预防感染，加强子宫收缩，必要时检查血红蛋白和电解质，甚至行心电监护等。另外，出院后需要关注术后病理，定期门诊随访。图 3-16 所示为 2 cm 大小的 Ⅰ 型黏膜下肌瘤。子宫肌瘤切除后，也有复发的可能性，手术前后均须告知。

4．宫腔粘连（intrauterine adhesions, IUA）松解　宫腔粘连是妇科常见病之一。因子宫内膜基底层受损，导致肌层组织裸露而引起宫壁组织相互粘

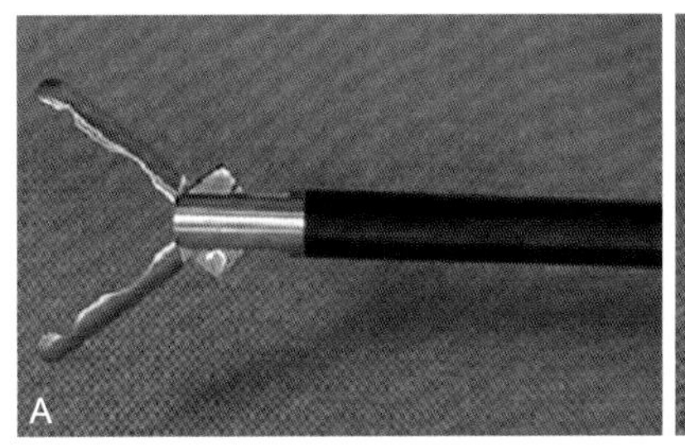

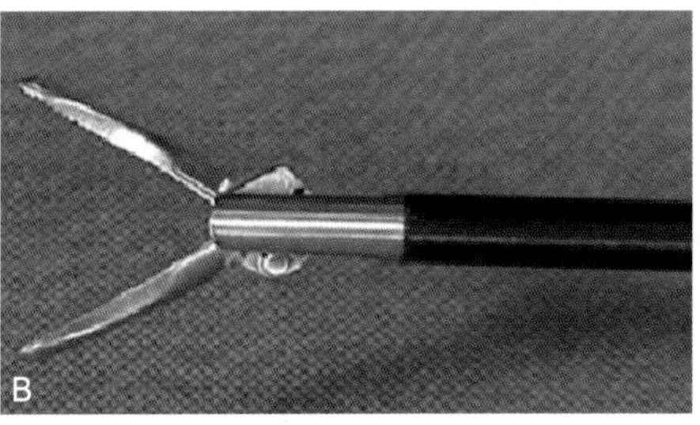

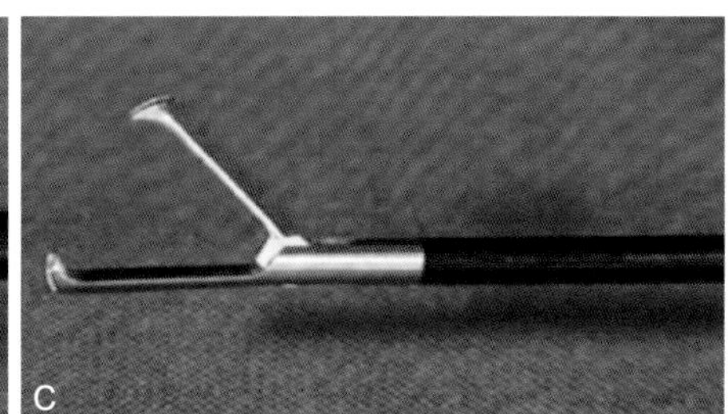

图 3-14　3 mm 抓钳（双开、有齿）

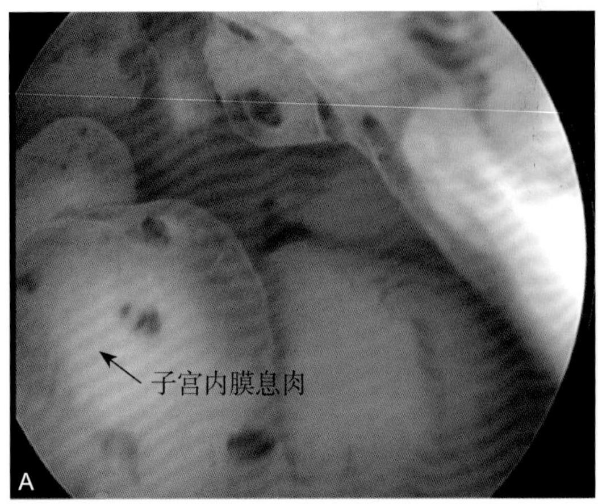

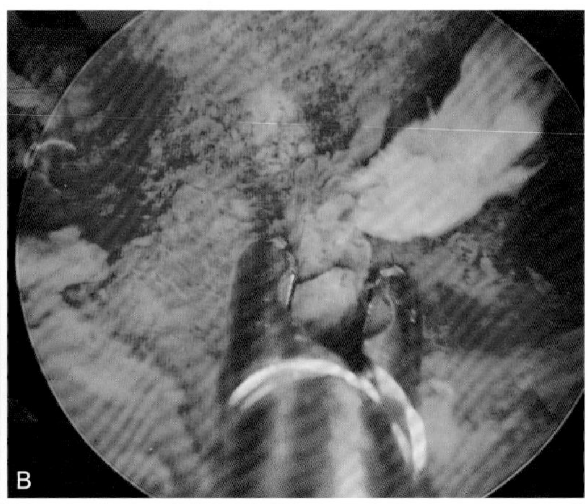

图 3-15　宫腔镜下内膜息肉及用抓钳直接钳取息肉。A. 宫腔镜下内膜息肉；B. 用抓钳直接钳取息肉

连。目前我国宫腔粘连的发病率居高不下，其中多次人工终止妊娠术或刮宫术所致的宫腔粘连发生率高达 25%～30%，并成为月经量减少和继发不孕的主要原因。宫腔粘连一般在宫腔的中央或边缘部较多，可分为膜性粘连、纤维肌性粘连和结缔组织性粘连三种。术中锐性分离粘连后，可在结束手术前酌情向宫腔注入防粘连物质（图 3-17）。宫腔粘连松解术是导致子宫穿孔的最常见原因。术前须充分告知，并做好相应处理预案。

术后务必交代患者随访，注意月经情况，如月经的周期及经期、经色、经量以及有无痛经。必要时需要二次甚至多次宫腔镜检查。

5．纵隔子宫切除术　纵隔子宫是子宫先天发育过程中腔化不全的表现，表现为宫底有一个结缔组织为主的脊凸向宫腔，分为完全纵隔和不全纵隔（图 3-18）。纵隔长度以两侧输卵管口的连线为底线，纵隔凸出部分的长度在 1.5 cm 以内为弓状子宫，长度在 1.5 cm 以上才称作纵隔子宫。纵隔的长度达到宫颈外口为完全纵隔，未达到宫颈外口为不完全纵隔。由于子宫纵隔的脊是以结缔组织为主，所以术中切开时出血通常不会太多。一般情况下术中超声监测所余肌层厚度为 1～1.5 cm 时应停止进一步向宫

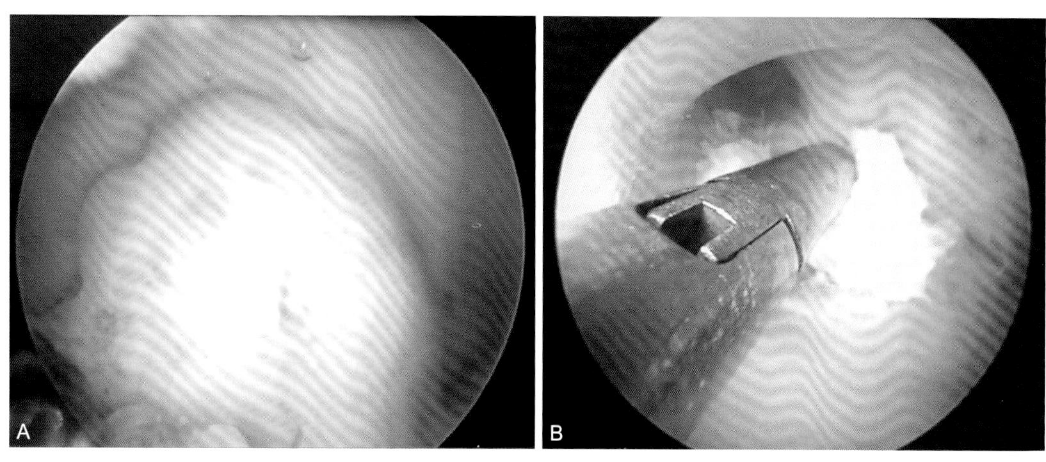

图 3-16　I 型黏膜下肌瘤，在宫腔镜直视下抓钳取出肌瘤

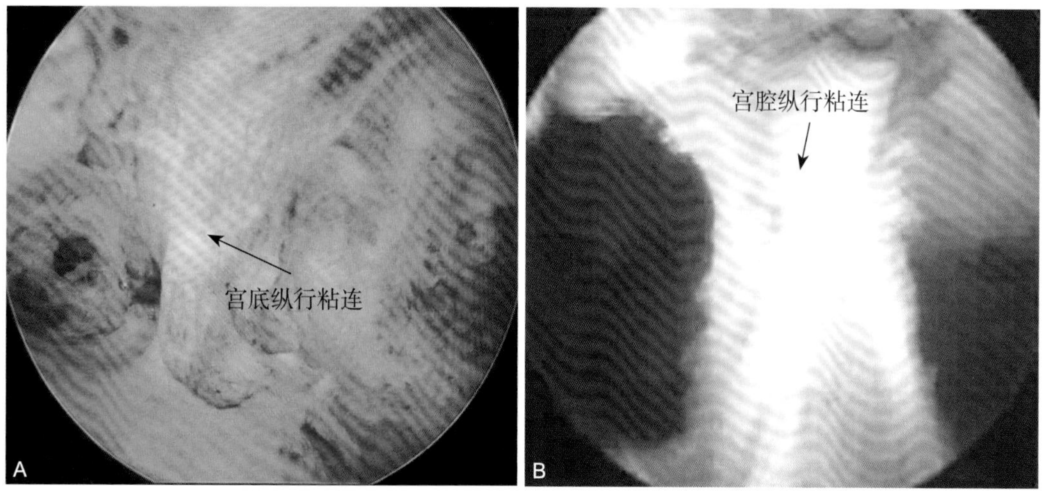

图 3-17　宫腔镜直视下用微型剪锐性松解宫腔粘连

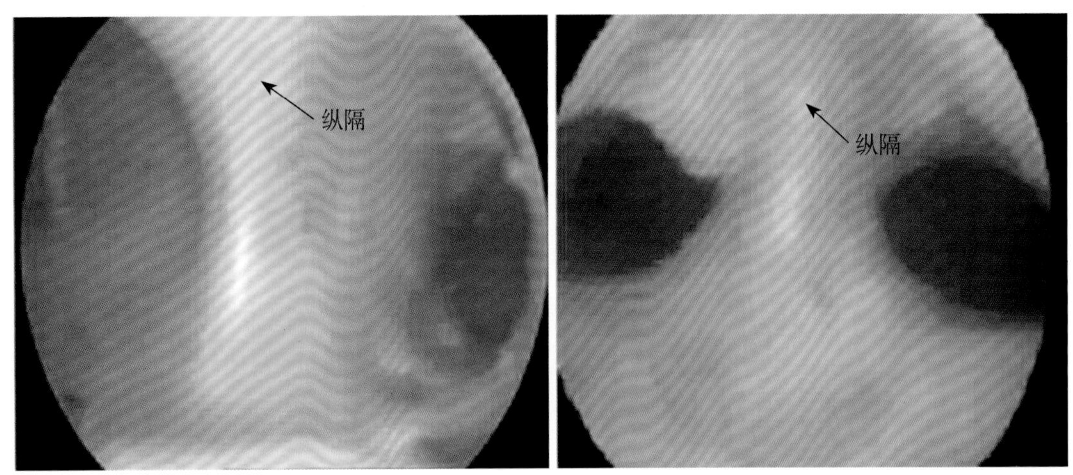

图 3-18 纵隔子宫，宫腔镜下可见有一个结缔组织为主的背凸向宫腔，使宫腔呈“猫眼”征

底方向切开。同时在宫腔镜下切除纵隔的标准是切除至双侧输卵管口水平向宫腔内凸 0.5 cm 即可。

术后交代患者随诊的重点是通过影像学检查了解术后宫腔形态，. 酌情采用人工周期（雌、孕激素序贯治疗）促进创面子宫内膜再生。有生育要求者，一定要在医师的指导下备孕。

6. 输卵管近端梗阻疏通术 术前经影像学诊断因输卵管近端梗阻导致的不孕患者，可在宫腔镜下检查宫腔情况，寻找到患侧输卵管开口，置入一次性输卵管导管（图 3-19），必要时用导丝疏通梗阻的输卵管近端。如果推注亚甲蓝液无阻力，宫腔镜下观察无反流，则提示输卵管通畅。为了防止损伤输卵管壁，术中忌暴力操作。并且要注意无菌操作，以避免发生上行感染。

这类患者通常怀孕的意愿迫切，术前须告知疏通失败的可能性，也须告知疏通后再梗阻的可能性，还须提醒术后必要时复查输卵管通畅性的情况，必要时再次疏通，也需要安排复诊，监测排卵，指导受孕。

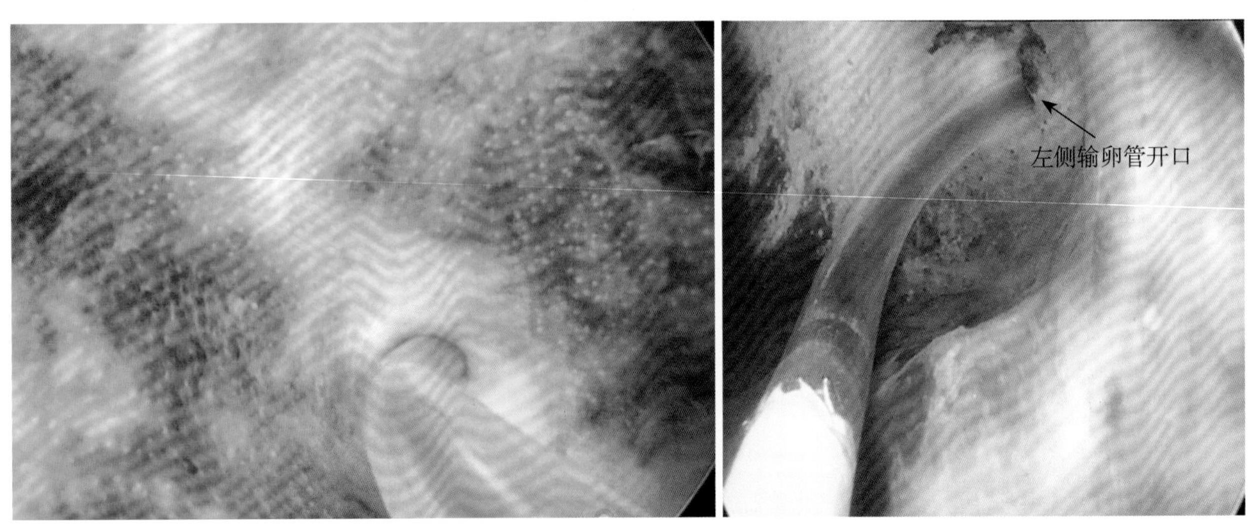

图 3-19 将一次性输卵管导管置入左侧输卵管开口，在直视下推注亚甲蓝液无反流

7．妊娠物残留　术前一定要排除滋养细胞疾病。通常妊娠物残留组织多数已机化，盲目刮宫可能损伤子宫内膜，而残留物仍然留在宫腔。对于残留时间较长的病例，可术前予戊酸雌二醇（补佳乐）口服（3 mg，每日3次，共5～7天）软化组织，减轻组织与宫壁的粘连。然后通过宫腔镜直视下精准地取出妊娠残留物，以减少创伤（图3-20）。

对于这类手术应该告知患者手术失败或二次手术的可能性。术中发生出血、损伤几率较高。术后重点观察出血、HCG变化情况，必要时复查超声，以及应用药物治疗。

8．节育器残留或嵌顿　在宫腔镜下直视操作，可减少盲目操作带来的损伤。如果节育器嵌顿较深（图3-21），术中需要超声监测，减少子宫穿孔及出血。

因此，对于这种手术，术前告知失败风险，术后除了向患者解释术中的情况外，尤其要注意术后有无腹痛，甚至腹痛加剧的症状，以警惕子宫穿孔。术后必要时采取影像学复查，以排除节育器残留。

9．高度怀疑子宫内膜癌　对于术前或术中高度怀疑子宫内膜癌者（图3-22），术中宫腔压力应小于70 mmHg，避免反复操作，术中操作宜轻柔，取得

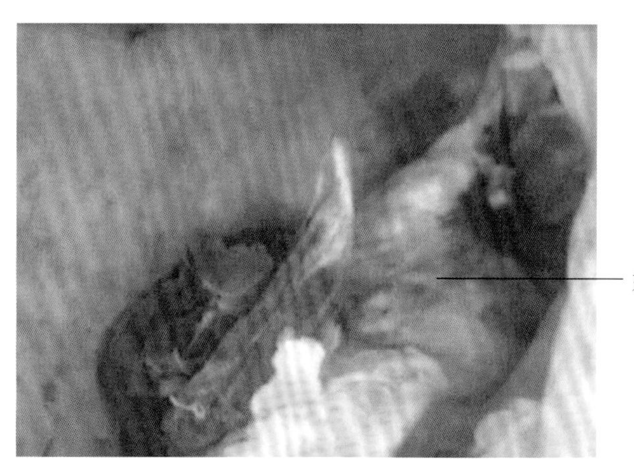

图3-20　妊娠物残留物

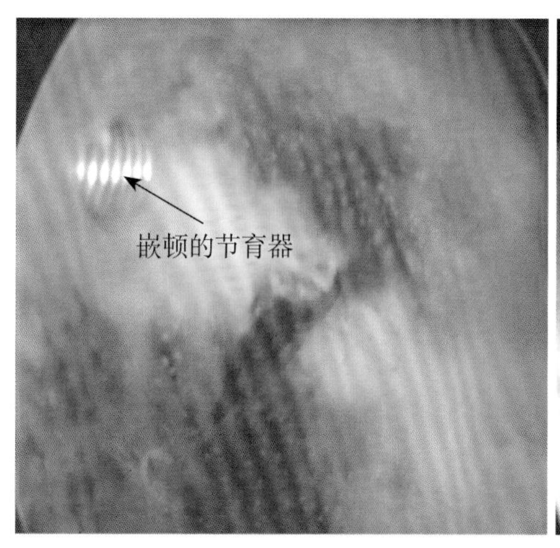

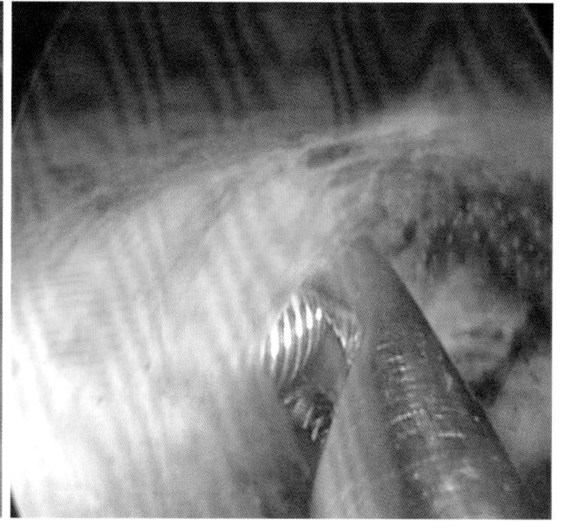

图3-21　在宫腔镜直视下用抓钳取出嵌顿的节育器

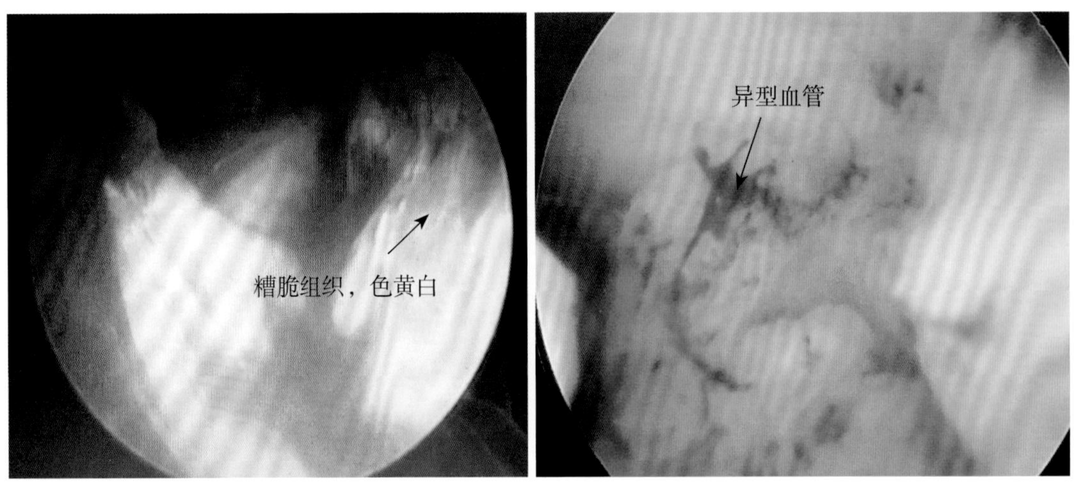

图 3-22　高度可疑子宫内膜癌患者在宫腔镜下可见糟脆组织及异型血管

标本够病理检查即可。术后密切注意病理结果，必要时行平扫 + 增强 MRI 等影像学检查。

这类患者通常有不规则阴道出血，宫腔病灶糟脆，易发生出血，术后嘱咐患者观察阴道出血量，并注意预防感染。

10. 绝经后宫腔镜手术　在绝经女性的宫腔镜手术中，比较常见的问题是由于宫颈萎缩、粘连，组织弹性差（图 3-23），容易产生假道，增加了手术失败和子宫穿孔等的风险。而且绝经后女性的穹隆变浅，手术操作时难以夹持并固定宫颈，增加了手术难度。基于上述生理特点，在术前医师一定要与患者和家属做好充分的沟通。除了常规交代手术并发症和手术风险外，应该特别提醒手术失败的可能。为了便于患者理解，我们可以把绝经女性的宫颈口比作生锈的锁眼。如果钥匙无法通过，锁就打不开。同理，绝经女性由于宫颈口粘连，宫腔器械很难顺利地进入宫腔。若强行暴力为之，就容易造成伤害。所以，术中操作应轻柔、谨慎，尽量避免手术并发症。另一方面，医师也无须过度强调手术的风险，以免患者对手术望而却步。医师在让患者理解手术并发症的同时，也要安抚患者，帮助其树立信心。虽然手术存在风险以及并发症的可能，但是，医师也备有很多预案及应急措施。同时，医院有多学科团队，一起为手术的安全保驾护航。只要医患齐心协力、相互理解，就能够能够战胜病魔。

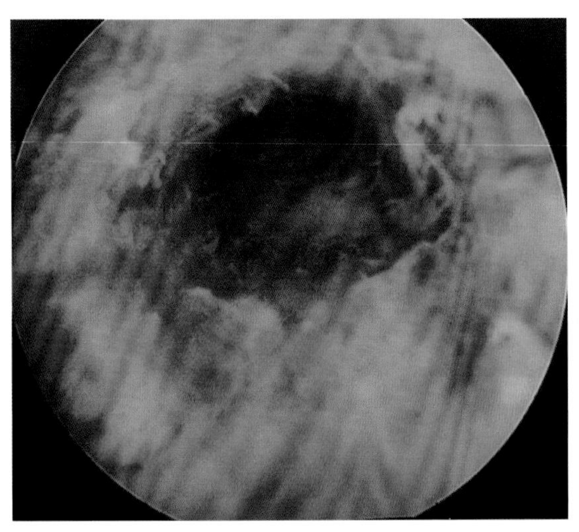

图 3-23　绝经女性宫颈管组织坚韧，弹性差

11. 避孕装置置入　对于需要置入宫内缓释系统的患者，有一点必须先交代清楚，即排除子宫内膜病变，必要时还要对子宫进行预处理。如果子宫体积过大，超过孕 12 周大小，或者宫腔深度大于 12 cm，宫内缓释系统容易发生脱落和移位（图 3-24），所以术前评估十分重要。必要时经予 GnRH-a 治疗缩小子宫后，再置入宫内缓释系统。另

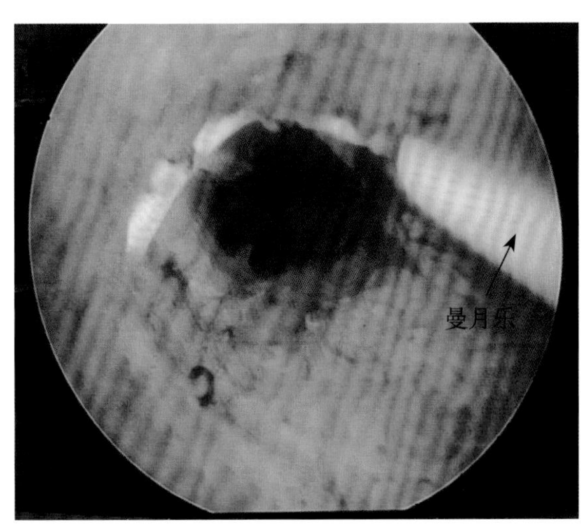

图 3-24　子宫过大，曼月乐下移至宫颈管

外，由于宫内缓释系统含有药物，有别于普通的宫内节育器，兼有避孕及治疗的作用，因此，需要向患者解释宫内缓释系统置入后可能出现的一些症状，如出现闭经，并不代表卵巢功能衰竭。医师需要针对不同问题，对患者进行个体化的解释与沟通，使患者获得充分理解。

参考文献

[1] 郝丽君. 宫腔镜手术前宫颈软化的研究进展. 中国微创外科杂志, 2019, 19(2): 178-179.

[2] Xu D, Zhang X, He JA. Prospective, randomized comparison of intramuscular phloroglucinol versus oral misoprostol for cervix pretreatment before diagnostic hysteroscopy. Int Surg, 2015, 100(7-8): 1207-1211.

[3] 徐艳. 宫腔镜术前宫颈管预处理应用一次性导尿管的安全性评估. 哈尔滨医科大学学报, 2010, 44(5): 516- 517.

[4] 陈灿明, 王奕芳, 顾小燕, 等. 宫腔粘连病因学及治疗研究进展. 国际妇产科学杂志, 2016, 43(3): 250-253.

[5] 中华医学会妇产科学分会. 宫腔粘连临床诊疗中国专家共识. 中华妇产科杂志, 2015, 50 (12): 881-887.

[6] 陈雨柔. 子宫内膜息肉的宫腔镜手术及术后管理. 实用妇产科杂志, 2019, 35(11): 803-804.

第四章

宫腔镜检查术

宫腔镜手术作为一种经自然腔道的手术方式，具有创伤小、恢复快及住院时间短等优点，已经与开腹手术、腹腔镜手术及阴式手术一起成为妇科手术的四大基本技能。正确掌握宫腔镜的适应证并规范操作对妇产科临床疾病的诊治是至关重要的。本章的主要目的是明确宫腔镜检查术的适应证以及操作规范。

第一节 概 况

凡可疑存在影响患者健康的宫腔内病变，都有宫腔镜检查的指征。通过宫腔镜检查，能够明确是否存在宫腔病变，并指导制定下一步诊治方案。宫腔镜检查术是一个承上启下的检查手段，而非盲目操作。需要强调的是，宫腔镜检查之前的初步评估是非常重要的。临床思维越全面完善，越细致缜密，评估就越精准，宫腔镜检查术就会越安全、高效和顺利，对下一步的诊治也就越有帮助。

随着宫腔镜技术的普及和设备的改进，宫腔镜的诊断和治疗也常常联合在一起。2019 年第 13 届欧洲妇科内镜大会（European Society for Gynaecological Endoscopy, ESGE）的主旨发言指出，宫内疾病的即诊即治（See and Treat）在很多医疗机构中已经占 70%，即诊即治的趋势已成为全球宫腔镜手术的发展趋势。所以我们更要重视首次宫腔镜检查的术前评估，以期能够更安全、高效地完成宫内疾病的诊治。

宫腔镜检查术前的评估包括以下内容。

一、详细询问病史

应详细询问年龄和生育情况、目前症状、月经及婚育史（包括避孕史）、既往史（主要指慢性病史、家族史和用药史）。无论病程长短、病情复杂或简单，均须详细询问。

二、月经的临床表现

询问有无异常子宫出血。如果有，详细了解是什么类型的异常出血模式，经过哪些治疗，效果如何。

三、妇科检查

妇科检查包括双合诊以及必要时的三合诊，初步明确盆腔内生殖器官的状态，包括阴道、宫颈、子宫、双侧附件等，对手术路径现状有初步的规划。

四、辅助检查

1. 实验室检查　包括血常规、血生化、凝血功能、血 HCG 及生殖激素检查，必要时加查其他内分泌及代谢指标，如甲状腺功能和胰腺功能评价等。

2. 宫颈细胞学检查　进行液基薄层细胞学检查（thinprep cytologic test，TCT）和人乳头瘤病毒（human papilloma virus，HPV）检查。宫颈是子宫的重要组成部分，所以该检查在宫腔镜操作前是必做的。只有当遇到严重异常子宫出血的患者，并因阴道大量出血干扰宫颈细胞学取材需急诊手术时才暂缓此检查。

曾有一例绝经 10 年不规则阴道出血的患者，宫颈外口光滑，外院 TCT 检查结果不满意。超声提示宫内未见明显异常，子宫内膜厚 0.3 cm。因绝经后阴道出血，考虑为宫腔镜检查的适应证，拟行宫腔镜检查。鉴于宫颈的细胞学检查结果不甚明确，故术前再次仔细检查宫颈并取材行细胞学检查，结果见到腺癌细胞。盆腔 MRI 提示宫颈占位，内生型宫颈癌可能性大。遂行阴道镜下宫颈活检，证实为内生型宫颈腺癌。最后行广泛全子宫切除术，标本见子宫内膜萎缩，证实出血来源于宫颈病灶。

3. 盆腔影像学检查（盆腔超声或 MRI） 可进一步了解内生殖器官的状态。术前针对患者的年龄及临床表现决定影像学检查的类型。超声检查无创并经济实惠，是首选方式，但对于复杂疑难的病例，可以加做三维超声、超声造影甚至盆腔 MRI 平扫 + 增强，综合解读，使评估更为精准。

只有进行充分的评估和完善的鉴别诊断，术前获得较为明确诊断时，才能更有效地通过宫腔镜的检查，分析是单一病因还是多个病因。如果是多因素话，何种因素为主？未来如何管理才能使患者获益最大？通过宫腔镜检查，有效地做到“承上启下”，为进一步诊疗奠定基础。

第二节　检查流程

宫腔镜检查术强调的是检查。如侦察兵一般，主要的目的是为了了解宫腔里的具体情况，尤其是对异常部分进行细节的描述，为明确诊断及下一步决策提供有效的依据。从某种程度上说，宫腔镜检查的意义甚至大于单纯的宫腔镜治疗，因为检查时必须全面、完善、细致。只有检查评估精准到位，治疗时才会更有针对性。如前所述，即诊即治（See and Treat）的趋势已成为全球宫腔镜手术的发展趋势。检查（see）是判断宫内疾病的有效方法。

由此可见，规范的宫腔镜检查流程以及条理清晰的描述对疾病的判断和未来的决策都是非常重要的，其基本的检查流程及内容如下：

一、宫腔形态的观察

在宫腔镜下要观察宫腔的形态是否正常。我们最先需要确定的是双侧宫角的方位以及双侧输卵管开口是否清晰可见。这是我们确定已顺利进入宫腔的标志。观察的顺序是宫底、双侧宫角、宫腔前后侧壁、宫腔下段、宫颈管（组织学内口及解剖学内口）、宫颈黏膜和宫颈外口。如果宫腔形态失常，需要详细描述失常的细节。例如，属于何种形态失常，以及失常的比例和部位等。

1. 正常的宫腔形态　图 4-1 所示为一例绝经早期的宫腔，空间稍小，子宫内膜已萎缩，重点是观

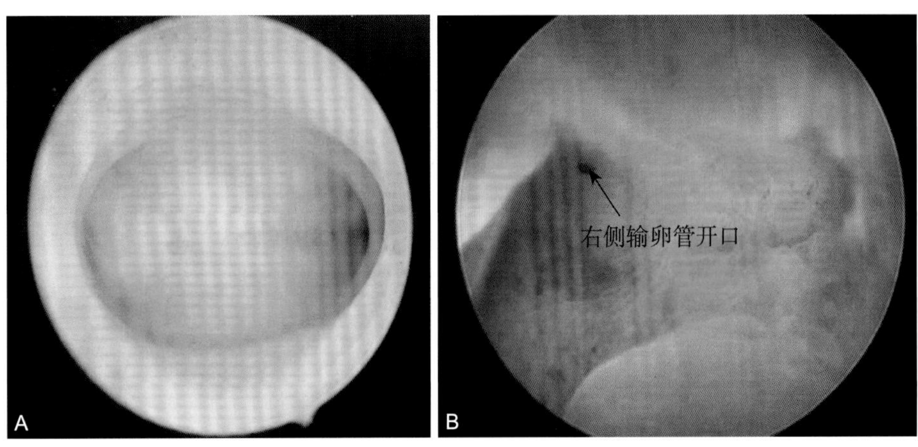

图 4-1　正常宫腔。A. 正常宫腔形态；B. 右侧输卵管开口

察整体宫腔的形态和比例，尚属正常范围，双侧宫角及输卵管开口清晰可见。

2. 宫腔变形　如存在宫腔变形（图 4-2），应判断以下内容：① 是肌壁间肌瘤还是黏膜下肌瘤导致的变形（结合术前超声分析）；② 肌瘤在宫腔所占比例如何，未来是否需要切除？③ 如果切除，怎么选择切除入路，用何种方式切除，预估大概几次手术可以完成；④ 是否需要其他辅助，如超声引导或者宫、腹腔镜联合。

3. 子宫畸形（包括阴道的畸形）　应判断以下内容：① 是否存在子宫畸形？② 是何种子宫畸形？③ 纵隔子宫（完全或不完全）以及厚度；④ 为了更清晰地了解畸形的解剖类型，需要详尽描述畸形的部位（与宫颈、宫角、双侧输卵管之间的关系）；⑤ 畸形组织的质地、长度及宽度等。最好能在超声引导下进行宫腔镜检查，因为内外联合观察有助于清晰地判断畸形的类型，是制订下一步诊疗计划的重要依据。例如，对于完全纵隔子宫，单纯从宫腔镜的角度观察可能存在困难，而通过术前评估以及术中超声的引导会帮助术中判断（图 4-3、图 4-4）。

对于阴道畸形，可在用纱布等暂时封闭阴道口，以膨宫液充盈阴道时，用宫腔镜仔细探查，常常可发现异常所在。详细描述和记录。

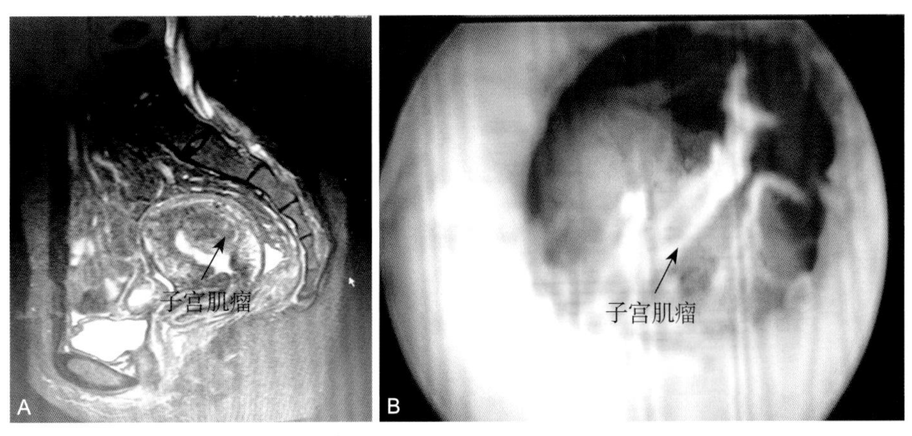

图 4-2　Ⅱ型肌瘤的 MRI（A）及宫腔镜（B）下表现，可见宫腔变形

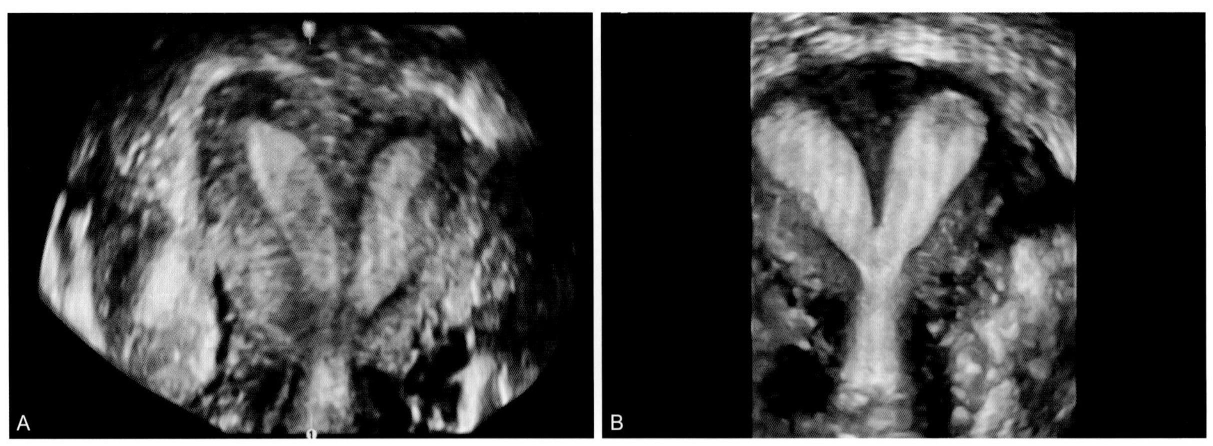

图 4-3 两种子宫畸形的三维超声表现。A. 双子宫单宫颈；B. 不完全纵隔子宫

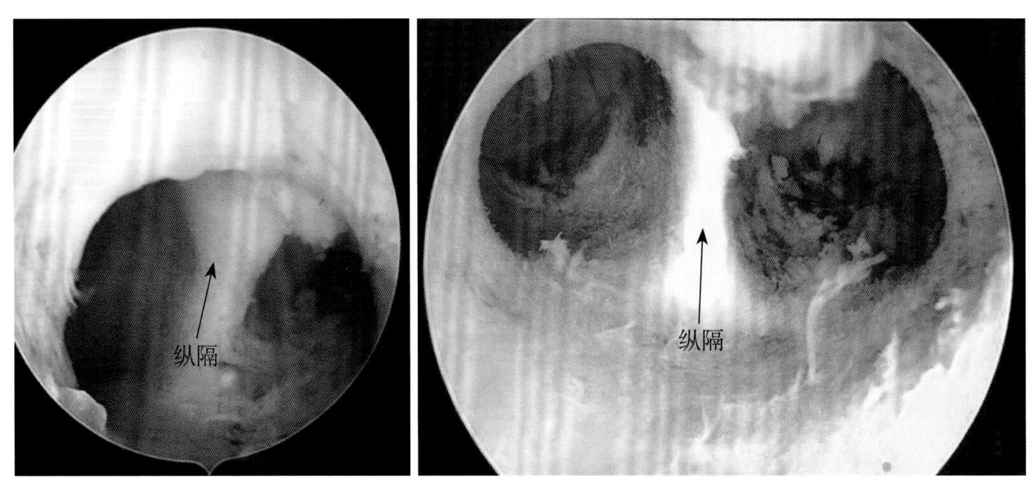

图 4-4 宫腔镜下不完全纵隔子宫

二、子宫内膜的观察

观察子宫内膜时，要注意子宫内膜的外观，如生长是否均匀，分布如何，厚度和血供情况，是否有异型血管，以及子宫内膜腺体状态。除了整体观察外，还要注意局部是否有异常，尤其是宫角的内膜容易被忽略，观察时一定要全面而细致，描述要精准（图 4-5）。

三、宫颈外观及黏膜状态的观察

宫颈的观察往往被忽略。很多医师在查看宫腔形态和内膜时很认真，但在退离宫腔的过程中，尤其是到了子宫下段后常常结束过快，而没有认真观察宫颈管。在此需要强调，宫颈的上皮与宫腔是不同的，在结构上也有自己的特点（解剖学内口和组织学内口），其所患的病变亦有自身特点，因此同样需要重视（图 4-6）。

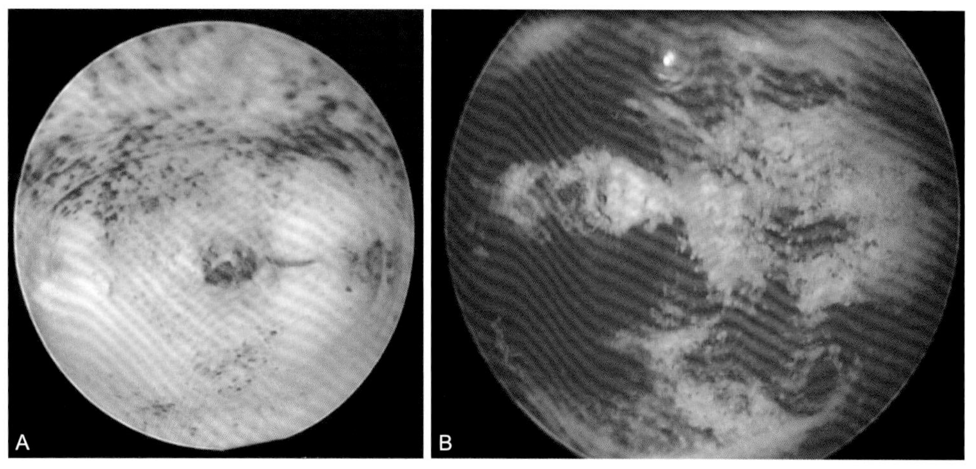

图 4-5　子宫内膜。A. 绝经后萎缩子宫内膜；B. 增殖期子宫内膜（可见均匀一致的腺体）

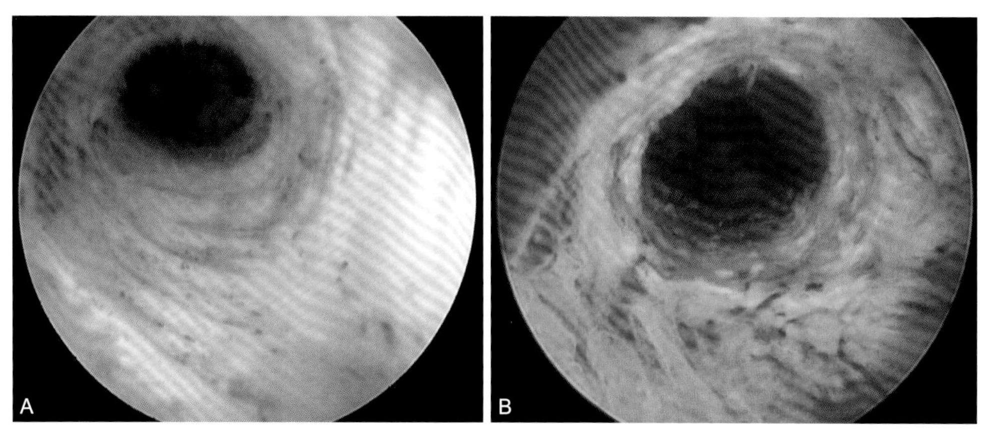

图 4-6　宫颈管所见

第三节　宫腔镜检查术的适应证

宫腔镜检查术的适应证有[1]：① 宫内节育器异常及宫内妊娠物残留（宫内异物）；② 宫腔粘连；③ 异常子宫出血；④ 宫内占位性病变；⑤ 子宫畸形；⑥ 不孕；⑦ 宫腔影像学检查异常；⑧ 宫腔镜术后相关评估；⑨ 可疑子宫内膜病变。本节将对每一种情况详细讲解。

以下分述各类宫腔镜检查术的适应证：

一、宫内节育器异常及宫内妊娠物残留（宫内异物）

（一）宫内节育器异常

1. 概述　宫内节育器异常一般是指宫内节育器残留或嵌顿，尤其是在绝经后老年女性，宫内节育器嵌顿可导致取出困难。这些情况都需要在宫腔镜检查下才能明确并完成。在直视下检查可了解宫内节育器的具体位置以及与宫腔内组织之间的关系（嵌顿的程度），并且可以在直视下使用冷器械分离后取出，具有定位准、创伤小以及安全高效的优点。

2. 病例分享

（1）病例1，患者，女，68岁，绝经18年，因绝经后阴道出血1次入院。患者患冠心病6年，使用药物治疗中；合并糖尿病2年，血糖控制欠满意。盆腔超声提示子宫大小为4.2 cm×4.2 cm×3.2 cm，子宫内膜厚0.25 cm，宫腔内未见明显异常，宫内节育器位置居中（O型）。卵泡刺激素（follicle-stimulating hormone, FSH）68.11 mIU/ml, 黄体生成素（luteinizing hormone, LH）32.6 mIU/ml，雌二醇（estradiol, E_2）22 pg/ml，孕酮（progesterone, P）0.32 ng/ml，睾酮（testosterone, T）0.4 ng/ml，催乳素（prolactin, PRL）7.23 ng/ml。

进行宫腔镜检查时显示宫内节育器大部分嵌顿于肌层中，在直视下使用冷器械（剪刀和分离钳）小心地分离包裹在节育器周围的组织，直至整个节育器全部游离至宫腔内。在直视下取出节育器。过程顺利，术后在宫腔镜下查看无异常（图4-7），患者术后恢复好。

（2）病例2，患者，女，54岁，绝经6年，患糖尿病10余年，因绝经后阴道少量出血来院就诊。盆腔超声检查未提示宫腔及宫内节育器有明显异常，以“绝经后出血”为手术指征行宫腔镜检查。术中见V型节育器（其完整性由三个折角钩固定）。观察到其中的一折角钩已散开并移位，钩体变形，朝向子宫下段并埋入肌层。子宫内膜萎缩（图4-8）。在超声引导下发现变形钩体远端部分嵌顿于子宫下段的深肌层，未穿透浆膜。在直视下分离嵌顿周围的组织，尽量使宫内节育器暴露于宫腔内，并用抓钳缓慢旋转取出埋在肌层内的部分。手术过程顺利。术后患者恢复好，随访至今无异常出血。

3. 小结　对于绝经后女性，无论盆腔超声检查是否提示宫内节育器异常，都应该引起我们充分的重视。根据我院多年宫腔镜检查和治疗的经验，我们认为随着绝经时间的推移，宫腔逐渐萎缩，会显著影响宫内节育器在宫腔中所占的比例，增加发生嵌顿的概率。超声为影像学检查方法，结果会存在一定的局限性。另外，绝经后女性的阴道、宫颈及宫腔均有萎缩，操作困难，易造成损伤，故应做充分的宫颈准备，术中操作也需谨慎小心。必要时可行超声引导下操作。育龄期女性亦会有宫内节育器异常的情况出现，如宫内节育器移位和宫内节育器残留等。虽然育龄期女性的生殖道状态好于绝经后女性，但要警惕由于生殖道的器质性疾病导致的宫内节育器位置异常，如宫腔大息肉和黏膜下肌瘤，或者肌壁间肌瘤压迫导致宫腔变形等。这时的宫腔操作仍然需要高度谨慎，一定要注意以下几点：① 术前充分进

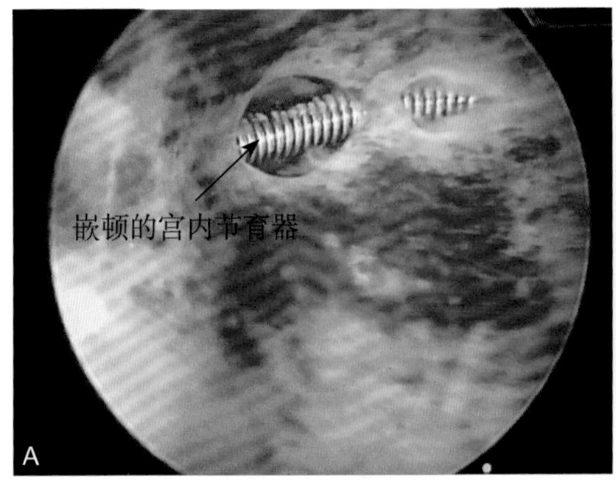

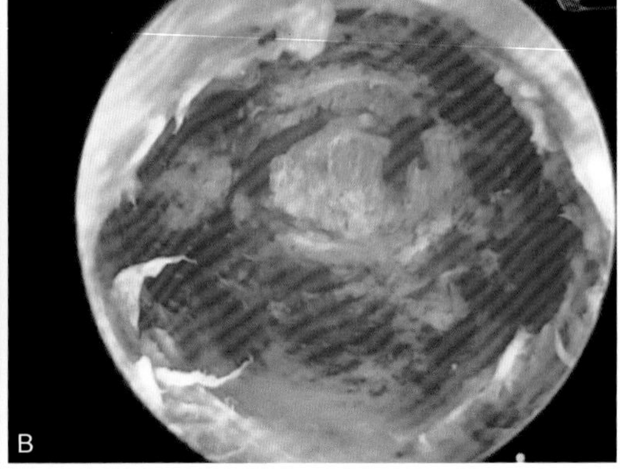

图4-7 宫内节育器嵌顿。A. 术前；B. 术后

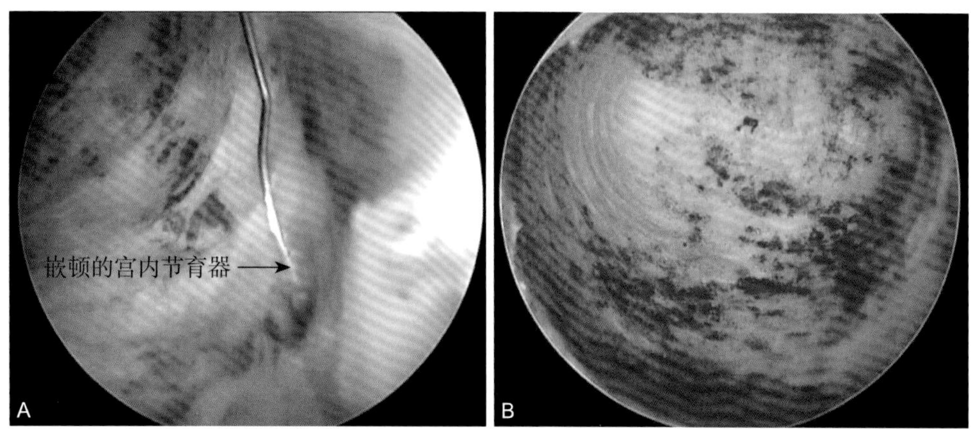

图 4-8 宫内节育器移位并嵌顿。A. 术前；B. 术后

行妇科检查及影像学评估，② 术时在超声引导下操作，辨认清楚解剖关系后，再小心操作。

（二）宫内妊娠物残留（宫内异物）

1. 概述 宫内妊娠物残留常见于宫内孕流产后。临床表现多为不规则阴道出血，伴血 HCG 轻度升高或正常，注意需要与滋养细胞疾病相鉴别。后者往往 HCG 升高明显，伴宫内异常回声以及丰富的血流信号。必要时增加影像学检查的手段，如静脉超声造影或者盆腔 MRI。在宫腔镜检查之前一定要充分考虑可能出现的问题，并制定应对策略。忌盲目操作，减少子宫穿孔、术中大出血风险。

2. 病例分享

【现病史】女，23 岁，因人流术后 3 个月、阴道淋漓出血 1 个月入院。患者于 3 个月前因早孕 7 周行人工流产术，术后 1 周阴道出血停止。术后 1 个月再次出现阴道淋漓出血，并持续 1 个月余。

【既往史】G2P1，1 年前孕足月顺产 1 子。后采用工具避孕，暂无再次妊娠愿望。

【三维超声】子宫前位，大小为 4.8 cm × 5.4 cm × 3.3 cm，子宫内膜厚约 0.23 cm，宫腔线分离 0.41 cm，透声差。于左侧宫底部宫腔内见一偏高回声，与左侧宫角肌壁分界不清，范围约为 3.1 cm × 2.8 cm，距左侧宫角浆膜层约 0.12 cm。CDFI 示其内及周边可见血流信号，RI 0.57。右卵巢内可见一无回声，约 2.9 cm × 1.7 cm。CDFI 示周边可见血流信号（图 4-9）。

【超声造影】经肘静脉团注射超声造影剂注射用

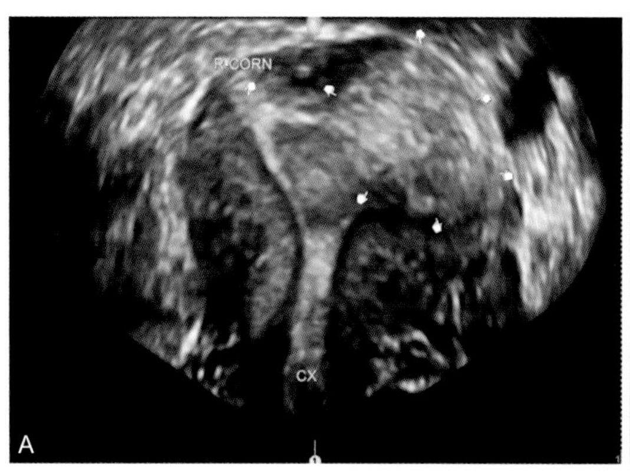

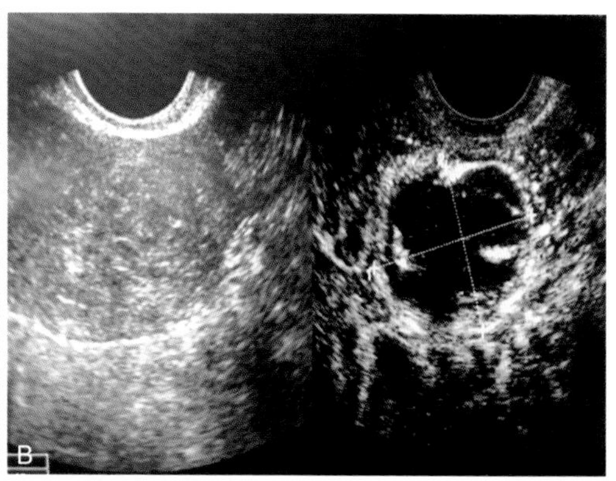

图 4-9 三维超声（A）以及超声造影（B），见靠近宫角部位的偏高回声

六氟化硫微泡（声诺维）3 ml，示左侧宫底部高回声团，大小约 3.4 cm×2.9 cm，显影早于肌层，呈不均匀高增强，周边呈环状，其内大部分呈廓清状，造影剂消退晚于子宫肌层。提示：宫内残留（宫角）。

生殖激素结果见表 4-1。

初步诊断：人流手术后，宫内残留。

完善术前检查后行宫腔镜检查和治疗手术：宫腔镜检查＋宫腔（角）残留物取出术＋诊刮术（图 4-10）。

【术后病理】（宫腔内容物）凝血组织、坏死组织及退变的绒毛，另见少许分泌期子宫内膜组织。

术后恢复好，1 个月后月经复潮，随诊至今无异常。

3. 小结 此例患者的诊断是妊娠物宫腔内残留。术前的三维超声及超声造影清晰地提示宫腔内位于宫角的异常回声，约为 3.5 cm×3 cm。结合患者人工流产史及生殖激素检查的结果，提示可能存在宫腔内残留，影响子宫内膜修复，而导致异常子宫出血。

另外，还应该特别注意的是宫内妊娠物残留需根据 HCG 指标以及影像学提示的宫内占位大小、血流信号以及与宫腔壁的关系来推断手术难易程度。此例 HCG 为 1.59 mIU/ml，RI 为 0.57。虽然影像学提示宫内占位与宫壁肌层界限不清，但根据 HCG 和 RI，考虑出现并发症的概率不高。术中见包块位于左侧宫角、输卵管开口内侧。直视下观两者的界限是清晰的，包块为陈旧机化的组织，血运不丰富。手术顺利，患者术后恢复好。

宫腔镜术前的评估要素有两点：第一是定性，明确是属于哪一类问题；第二是判断难易程度，以做好充分的准备，包括与患者的沟通，制订应急预案，以及手术失败的后续方案等。此患者的诊治过程中有一个特殊的情节，即患者认为宫内残留是医院方面的责任，因此有发生医患纠纷的隐患。我们在详细分析病史及此次的检查结果后认为：① 患者前次妊娠的部位可能偏于宫角，易导致宫内残留；② 患者术后早期未遵医嘱复诊。将这两点与患者充分沟通后，患者表示能够接受，配合治疗。术后将术中所见及时反馈给患者，患者表示理解并满意。由此可见，我们应该在学习手术适应证和禁忌证的

表4-1 内分泌激素检查结果

FSH (mIU/ml)	LH (mIU/ml)	E_2(pg/ml)	P(ng/ml)	T(ng/ml)	PRL (ng/ml)	HCG (mIU/ml)
1.75	0.97	131	9.87	0.84	27.17	1.59

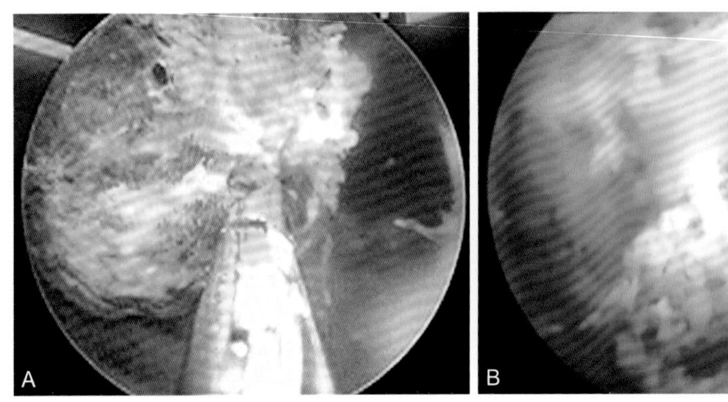

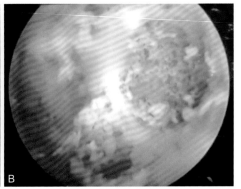

图 4-10 宫腔镜术中清除残留物。A. 术前定位宫角处残留物，在直视下精准取出；B. 术后

同时，针对每一个患者做个体化分析，目的是使患者最大获益。

二、宫腔粘连

（一）概述

宫腔粘连是由于子宫内膜广泛受损后修复不良导致的。中国宫腔粘连诊断分级评分标准见表4-2。宫腔粘连一般有明确的诱因，如反复不规范的宫腔操作等。作为临床医师，我们应该遵循规范正确的宫腔镜操作原则，不应该随意在无适应证时反复进行宫腔操作。一旦损伤达到一定程度，会给患者带来严重且不可逆的后果。

在术前评估中要重视患者的临床表现以及影像学检查结果。患者多有宫腔操作史及术后月经稀发甚至闭经的表现，卵巢周期多是正常的。可动态监测血生殖激素六项的变化，以明确是否有排卵。盆腔超声一般显示宫腔内有异常的高回声带。在此需要强调的是关于宫腔粘连宫腔镜检查术的适应证问题。如果患者的月经是基本规律的，并未出现月经稀发或者闭经的表现，亦无不孕病史，无生育要求，影像学检查只是可疑高回声带但范围小，原则上是可以观察的。应该强调的是，手术是有创检查或治疗，一定要有明确的手术适应证才能进行，包括患者的年龄、病史及目前诉求。术前充分评估非常重要，以避免过度检查。

表4-2　中国宫腔粘连诊断分级评分标准

评估项目	项目标准描述	评分（分）
粘连范围	＜1/3	1
	1/3～2/3	2
	＞2/3	4
粘连性质	膜性	1
	纤维性	2
	肌性	4
输卵管开口状态	单侧开口不可见	1
	双侧开口不可见	2
	桶状宫腔，双侧宫角消失	4
子宫内膜厚度（增殖晚期）	≥7 mm	1
	4～6 mm	2
	≤3 mm	4

（二）病例分享

1．病例1，田某，37岁，主因“人流术后4个月，发现宫腔异常回声5天”入院。

【现病史】患者4个月前于外院行人工流产术，1周后阴道出血止。术后4个月闭经，就诊于我院，无恶心、呕吐、腹痛或腹胀等不适。G1P1，有近期生育计划。

【既往史】平素月经规律，初潮12岁，经期3/30天，量中，痛经（－）。G4P1，2007年足月顺产一女婴。有3次早孕人工流产史。LMP 2017年4月5日。2017年6月10日末次人流。

【经阴道妇科超声】子宫内膜厚0.3 cm，宫腔内见一偏高回声团，大小为0.8 cm×0.6 cm，与后壁子宫内膜相延续。CDFI未见血流信号，宫腔线分离，约0.31 cm。双侧附件未见异常回声。

提示：① 宫腔内稍高回声（子宫内膜局限性增生？）；② 宫腔少量积液（图4-11）。

生殖激素检查结果见表4-3。

【宫腔镜检查术中所见】粘连范围小于1/3，为纤维性粘连。双侧输卵管开口不可见，子宫内膜厚度中等。评7分。在超声引导下宫腔内直视下用微型手术剪剪开各个粘连带，恢复宫腔形态，并取少许子宫内膜样组织（图4-12）。

【术后病理】少许子宫内膜分泌期表现。

【术后管理及随诊】术后使用人工周期（芬吗通1/10剂型，用法1片/日）共3个月。期间月经周期规律，经量逐渐增多，3个月后停药，后月经自行恢复。

2．病例2，患者，女，21岁，G2P0，人工流产后闭经3个月，无发热或腹痛。超声检查提示散在细小宫腔内高回声带，监测生殖激素六项，显示

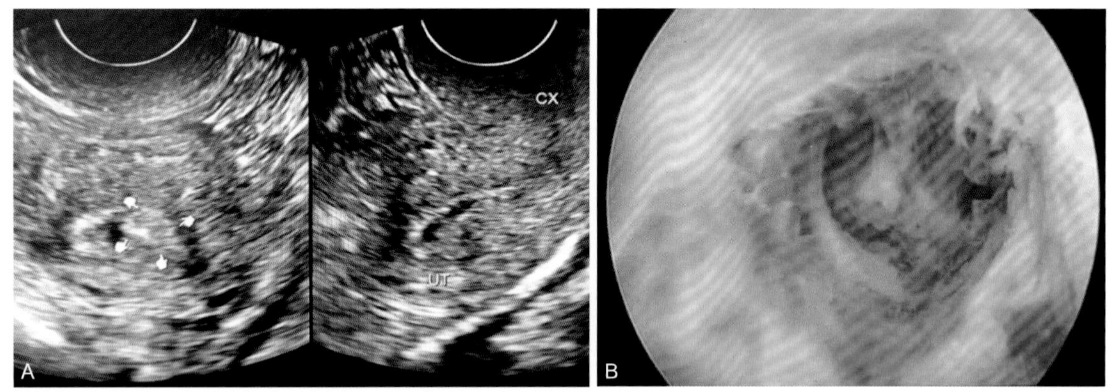

图 4-11 超声（A）以及宫腔镜（B）下图像

表4-3 血生殖激素检查结果

FSH (mIU/ml)	LH (mIU/ml)	E_2 (pg/ml)	P (ng/ml)	T (ng/ml)	PRL (ng/ml)	HCG (mol/ml)
6.37	10.14	141	6.63	0.35	18.57	0.6

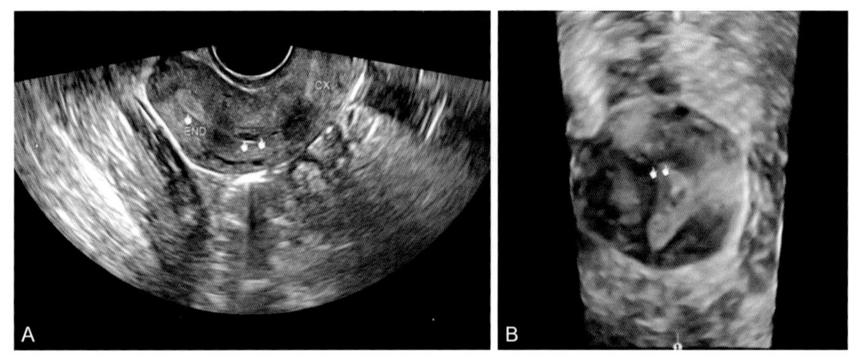

图 4-12 术前二维超声（A）以及三维超声（B）

有排卵周期。

行宫腔镜检查，见宫腔两侧壁间有致密的纤维粘连，宫腔狭长，两侧宫角及输卵管开口不可见。在直视下用微型手术剪逐一分离两侧纤维粘连带，同时采用超声引导，以避免分离过度，过程顺利（图 4-13）。

【术后管理及随诊】结合术前生殖激素结果，术后接着观察月经情况。本拟在下一个早卵泡期开始人工周期治疗，但患者要求暂不用药观察，结果月经自行来潮。开始时月经量较少，但周期正常，后月经量逐渐增多，恢复既往情况。随访至今，月经正常。

其他病例宫腔粘连的超声表现（二维以及三维）见图 4-14。

3．病例 3，患者，女，36 岁，2013 年因“人工流产后闭经 3 个月”就诊。既往月经规律，末次月经 4 个多月前。曾于 2011 — 2013 年共行 4 次早孕人工流产。自述均顺利，末次流产为 3 个月前，之后闭

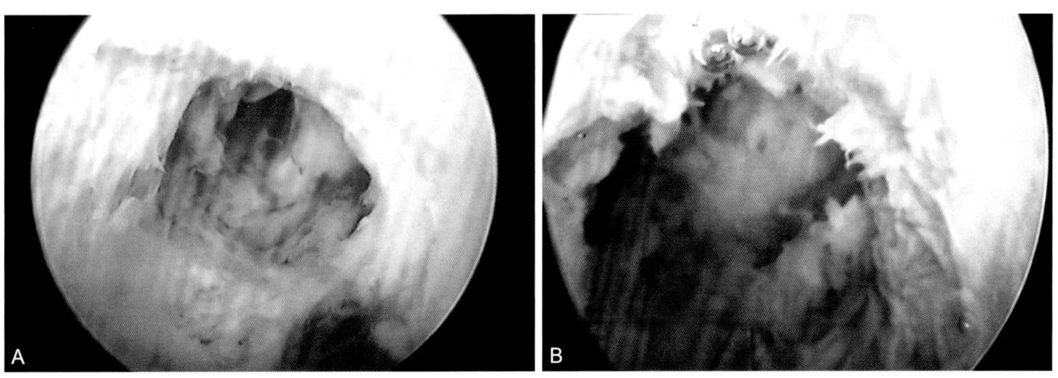

图 4-13　宫腔镜术中所见。A. 分离前；B. 分离后

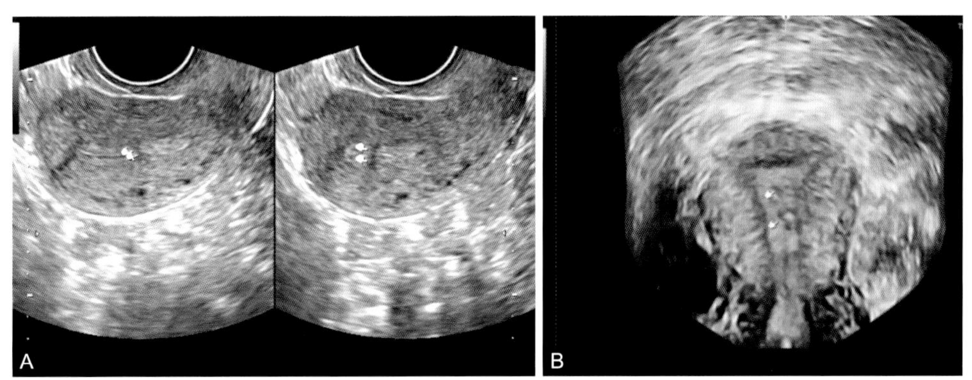

图 4-14　宫腔粘连的二维超声（A）以及三维超声（B）

经至就诊时。超声检查提示子宫内膜线不清晰，生殖激素六项检查提示有排卵。患者诉近期有生育要求。宫腔镜检查见宫腔内大量纤维索状粘连，宫腔形态已被破坏，宫腔及两侧宫角基本闭锁。试图在超声引导下宫腔镜直视下分离粘连，但粘连广泛、致密，且极坚韧，分离困难，故暂停操作（图 4-15）。后患者辗转多家医院，尝试多种方式均失败。

（三）小结

对宫腔粘连的患者诊治时一定要结合患者的年龄、生育情况以及生殖激素的结果综合判断、综合管理、长期随诊才有意义，并且仍需加强科普教育，以预防为主，从而减少发生宫腔粘连的机会。

三、异常子宫出血

（一）概述

异常子宫出血（AUB）是妇科临床常见的症状，指不符合正常月经周期“四要素”（即月经频率、规律性、经期长度和出血量）的正常参数范围，并源自宫腔的出血。AUB 限定于育龄期非妊娠女性，不包括青春发育前和绝经后出血，并排除妊娠和产褥期相关的出血。

AUB 分为慢性和急性：① 慢性 AUB：指近 6 个月内至少出现 3 次 AUB，医师认为不需要紧急处理，但需要进行规范诊疗。② 急性 AUB：指发生了严重大出血，医师认为需要紧急处理，以防进一步

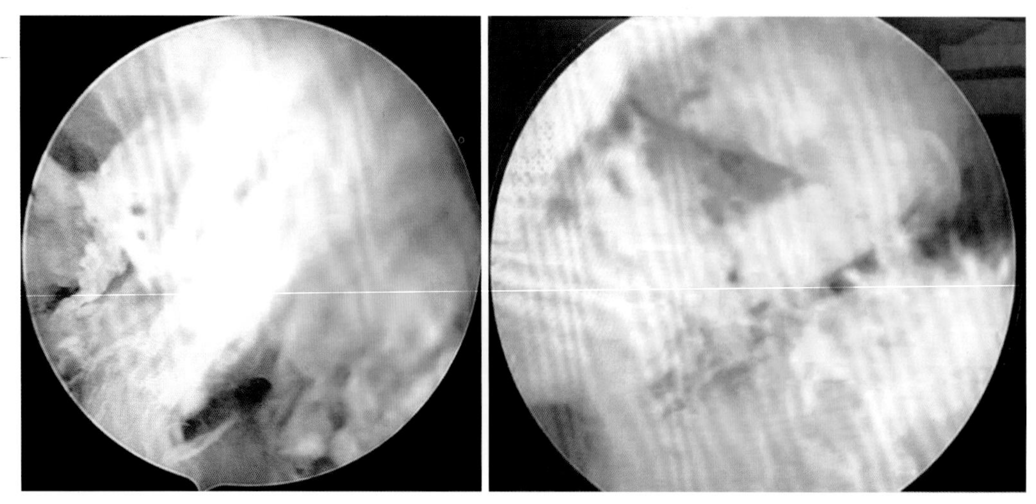

图 4-15 在宫腔镜直视下分离粘连，但粘连广泛、致密，且极坚韧，分离困难

失血的 AUB，可见于有或无慢性 AUB 病史的患者。

AUB 是临床上宫腔镜检查术最常见的适应证，只要是正常月经周期“四要素”出现异常，并通过初步检查已知是源自宫腔的出血，原则上都应该行宫腔镜检查以明确病因。

（二）AUB 的分类

AUB 分类广泛，所以鉴别诊断非常重要。在按图 4-16 进行鉴别诊断的过程中，选择宫腔镜检查能更加明确诊断的方向。在进行宫腔镜检查之前，进行充分的评估亦使检查更有意义。因此，在检查前要充分认识手术的目的和意义，时刻要有 AUB 鉴别诊断的临床思维，这样才能保证宫腔镜检查的有效性和安全性。

（三）术前评估

术前需要评估以下内容：

1. 详细询问病史，包括年龄、生育情况、目前

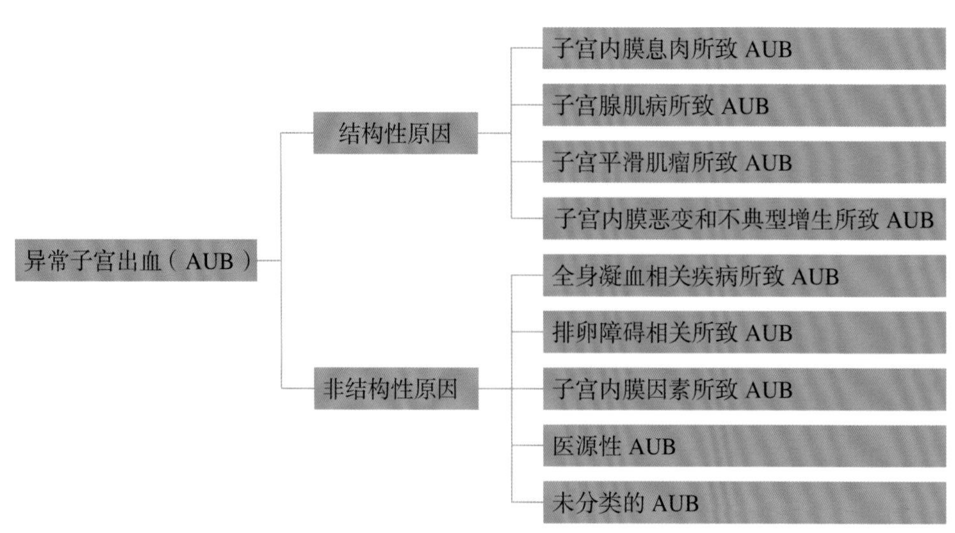

图 4-16 异常子宫出血的诊治流程

诉求、异常子宫出血的诊治过程和效果、月经及婚育史、既往史（慢性病史）和用药史。

2. 通过月经的临床表现（四要素）初步推测为何种 AUB。

3. 通过妇科检查初步了解内外生殖器官的情况。

（四）辅助检查

进行实验室检查（血常规、血生化、凝血功能、血 HCG 及生殖激素）、宫颈细胞学和盆腔超声检查，以进一步了解内生殖器官的状态。

只有进行充分的评估，有了初步的认识（病变为器质性，还是功能性），才能更有效地通过还是宫腔镜的检查判断 AUB 的病因，分析是单一病因或多因素所导致。如果是多因素的话，进一步分析哪个因素是主要因素，并制订使患者最大获益的治疗方案。通过宫腔镜的检查，有效地做到治疗的“承上启下”。在 AUB 的诊断和鉴别诊断中，尤为重要。

（五）病例分享

1. 排卵障碍相关所致 AUB　患者，女，45 岁，因“停经 2 个月后不规则阴道出血 2 个月，乏力、心悸 2 天”于 2019 年 12 月 6 日入院。

【现病史】患者既往月经规律，5～6/30～35 天，量中，无痛经，7 月及 8 月月经未来潮，未予重视。2 个月前（2019 年 10 月 1 日）无明显诱因出现阴道淋漓出血，量少，色鲜红，用护垫即可。出血 20 天后（2019 年 10 月 20 日）量增多，约为既往月经量的 2 倍，卫生巾 4～5 片 / 日，完全浸透。持续 10 天后出血减少，用护垫可，淋漓不尽。12 天前（2019 年 11 月 24 日）出血再次增多，未予重视。2 天前开始出现乏力和心悸，今日来我院就诊。查血红蛋白 67 g/L，超声检查提示子宫内膜厚 1.66 cm。急诊以“AUB”收入院。

【既往史】无慢性病史，无血液病史。

【月经及婚育史】初潮 12 岁，月经正常，5～6/30～35 天，量中，无痛经，25 岁结婚，G1P0，1999 年人工流产 1 次，之后未避孕，未怀孕，未行系统诊治。家庭和睦，配偶体健，子女体健。

【妇科检查】外阴呈已婚型；阴道通畅，黏膜光滑，可见少量鲜红色血液自宫口流出；宫颈正常大小，光滑、质中，接触性出血（－），举痛（－）；宫体前位，正常大小，质硬，活动可，无压痛；双侧附件区未及异常包块及压痛。

【辅助检查】

① 血常规：白细胞 6.66×10^9/L，红细胞 2.56×10^{12}/L，血红蛋白 67g/L，血小板 448×10^9/L。

② 尿 HCG：阴性。

③ 超声：子宫前位，大小 6.6 cm×6.4 cm×5.9 cm，肌壁回声欠均匀。后壁可见一低回声结节，大小约 2.2 cm×1.7 cm×1.7 cm。CDFI 未见血流信号。子宫内膜厚约 1.66 cm，回声不均。CDFI 未见明显血流信号。宫颈可见数个无回声结构，较大者直径约为 0.7 cm。左侧卵巢大小 2.7 cm×1.8 cm×1.8c m。右侧卵巢大小 2.8 cm×2.3 cm×1.8 cm。其边缘可见一无回声，大小约 0.9 cm×1.0 cm×1.1 cm（图 4-17）。

④ 宫颈 TCT，HPV 未提示异常。

于 2019 年 12 月 6 日在静脉麻醉下行宫腔镜检查 + 诊刮术。术中见宫腔深度为 10 cm，宫颈内膜正常，宫腔形态正常，子宫内膜增厚，宫底呈蜂窝状增厚，子宫内膜不均质，可见陈旧性血块，未见丰富血运及异型血管，双侧宫角清晰可见，双侧输卵管开口可见。予诊刮术。刮出子宫内膜样组织约 50 g，质脆。

【术后病理】子宫内膜单纯性增生。

【术后诊断】排卵障碍相关所致 AUB，继发不孕，贫血。

【术后管理】予 3 个月长周期孕激素治疗。期间月经规律，贫血改善。3 个月后置曼月乐长期管理。

【小结】此病例有典型的 AUB 表现，伴贫血，宫腔镜检查的适应证非常明确。

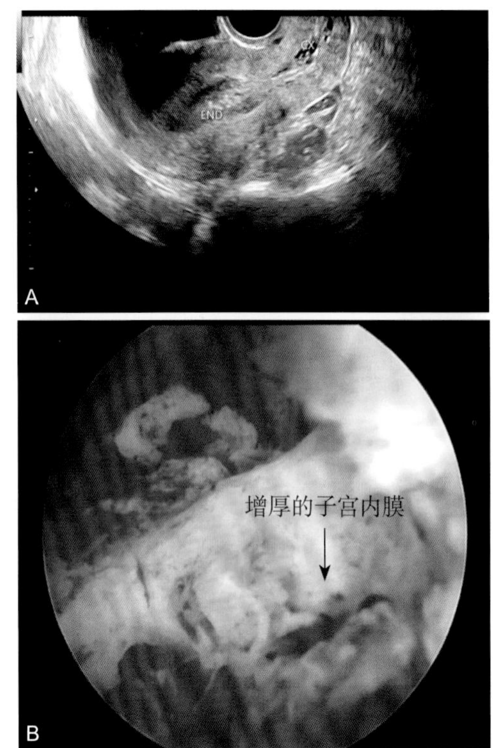

图 4-17 超声及宫腔镜下的子宫内膜形态。A. 超声可见子宫内膜增厚；B. 宫腔镜下见子宫内膜增厚，组织质脆

初步考虑问题主要出在宫腔，影像学检查没有提示宫腔内占位，可能是子宫内膜来源，要考虑以下问题：① 要除外子宫内膜的恶变；② 如果不是恶变，根据子宫内膜的组织学诊断可以判断是何类型的问题。宫腔镜与超声检查的侧重点是不同的。超声是对盆腔生殖器官的整体影像评价，而宫腔镜主要定位在宫腔内，能够细致全面地观察宫腔内情况。

所以对宫腔内需要仔细探查，每个部位和角落都要观察到，必要时取材。“看”也就是“直视”，这是宫腔镜的优势。有了细致的观察，描述才能清晰明确，取材才能精准。当然，对诊断和鉴别诊断就更有帮助。这是临床思维中的重要依据。

2. 子宫内膜息肉所致 AUB

（1）育龄期

1）病例 1：患者女，34 岁，因“经期延长 5 年余，发现子宫憩室、子宫内高回声 4 个月余”于 2020 年 1 月 7 日入院。

【现病史】患者既往月经规律，初潮 12 岁，经期 7/26 天，量中，痛经（－），未规律体检。2014 年月经经期延长，淋漓不尽至 15 天，经量及周期无改变，无腹痛、腹胀、尿频或尿急等不适主诉。2015 年患者就诊于外院，予以去氧孕烯炔雌醇（妈富隆）口服 3 个月，症状无好转，未再复查。2016 年开始连续 3 年口服中药，未见明显好转，遂于 2019 年 10 月就诊于我院。妇科超声示宫腔内可见一高回声。门诊以“子宫内膜息肉”收入院。病程中患者精神好，饮食、睡眠佳，二便如常，无明显体重变化。

【既往史】无高血压、糖尿病、冠心病或脑卒中病史，无肝炎、结核病史及其密切接触史，无外伤史，无血制品输注史，无高脂血症史。

【月经及婚育史】既往月经规律，初潮 12 岁，经期 7/26 天，量中，痛经（－），LMP 2019 年 12 月 20 日。G2P1，2011 年自然流产一次。2013 年剖宫产一男活婴，约 3400 g，现体健。既往工具避孕，家庭和睦，配偶体健，孩子体健。

【体格检查】T 36.5 ℃，P 80 次 / 分，R 20 次 / 分，BP 120/75 mmHg。

【妇科检查】外阴呈已婚经产式。阴道通畅，黏膜光滑、完整，有少量白色分泌物，无异味。宫颈中度糜烂样改变，正常大小，接触性出血（+），无举痛及摇摆痛。宫体后位，正常大小，质中，无压痛，活动度可。双侧附件区无增厚及压痛。

【辅助检查】

① 生殖激素检查六项结果见表 4-4。

② 妇科彩超（2019 年 10 月 9 日）：子宫前位，大小为 5.8 cm × 5.6 cm × 4.8 cm，肌壁回声均匀，内膜厚约 0.6 cm，冠状面示宫腔形态正常，宫腔内可见一高回声，大小约 1.2 cm × 1.8 cm × 0.9 cm，CDFI 示其内可见血流信号，于子宫左前壁近宫角处相交通。RI 为 0.58。双侧宫角可见。子宫剖宫产瘢痕处可见一无回声，大小约 1.2 cm × 1.3 cm，内透声差。双侧附件区未见异常回声。提示：①宫腔内高回声

表4-4　生殖激素六项检查结果

FSH (mIU/ml)	LH (mIU/ml)	E_2 (pg/ml)	P (ng/ml)	T (ng/ml)	PRL (ng/ml)
2.2	0.89	202	11.21	0.32	14.38

（内膜息肉可能）；②子宫剖宫产瘢痕憩室形成（图4-18）；③宫颈 TCT、HPV 未提示异常。

【入院诊断】异常子宫出血，子宫内膜息肉；剖宫产后子宫切口愈合不良；剖宫产个人史。

【诊疗经过】入院后完善相关检查，于 2020 年 1 月 8 日在静脉麻醉下行宫腔镜检查。用探针探查示宫腔深 9 cm，镜下见宫腔形态正常，双侧宫角显示清晰，双侧输卵管开口可见。子宫内膜中等厚度。宫腔左侧壁可见多发息肉，较大者直径为 2 cm。表面光滑，未见丰富血运及异型血管。在宫腔镜直视下使用分离钳将息肉逐一摘除后行诊断性刮宫。手术顺利，术后再探宫腔，无异常（图 4-19）。

【术后病理】（宫腔内容物）分泌期子宫内膜；子宫内膜息肉。（子宫内膜息肉）子宫内膜息肉。

2）病例 2：患者，女，40 岁，主因“阴道不规则出血 2 个月”于 2020 年 1 月 19 日入院。

【现病史】患者既往月经规律，3 ~ 5/30 天，量中，无痛经。患者规律体检无异常。2 个月前（2019 年 11 月 7 日）患者无明显诱因出现阴道出血，量同既往月经量的 1/2，且淋漓不止，持续 20 天血自止。2019 年 11 月 27 日患者就诊于我院。超声检查（2019 年 11 月 27 日）示子宫内膜厚约 1.21 cm，宫腔内可见一偏低回声，范围约为 1.3 cm × 1.3 cm × 0.9 cm。CDFI 示其内可见血流信号，似与左侧壁相通，考虑黏膜下肌瘤可能，建议手术治疗。患者拒绝。患者 2 周前再次出现阴道出血，量少，用护垫可，持续 4 天后出血增多，约为既往月经量的 1.5 倍。1 周前就诊于我院，查血红蛋白正常，建议行宫腔镜手术。病程中患者无发热、腹痛、腹胀、尿频、排尿困难或便秘等不适，饮食、睡眠可，二便正常，近期体重无明显变化。

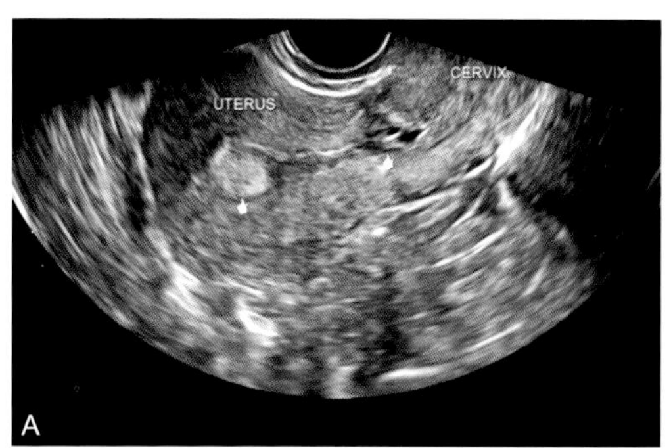

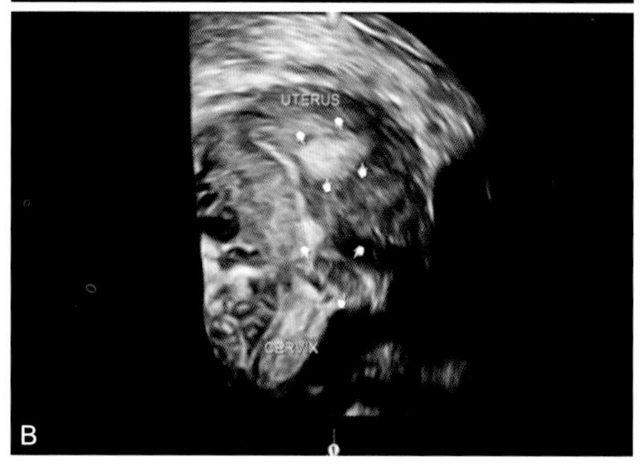

图 4-18　超声可见宫腔内占位

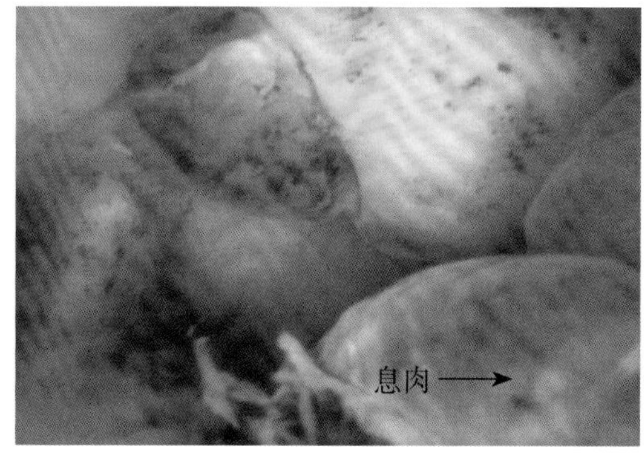

图 4-19　宫腔内多发息肉

【既往史】体健。

【月经及婚育史】14 岁初潮，3 ~ 5/30 天，痛经（ − ），末次月经 2019 年 12 月 13 日。29 岁结婚，家庭和睦，爱人体健，G3P1。2015 年足月顺产 1 男婴，现体健。自然流产 2 次，末次流产时间为 2014 年。否认近 1 年性生活史。

【体格检查】T 36.5 ℃，P 80 次 / 分，R 18 次 / 分，BP 120/77 mmHg。

【妇科检查】外阴呈已婚型。阴道通畅，黏膜光滑，可见少量白色分泌物，无异味。宫颈正常大小，光滑、质中，接触性出血（－），举痛（－）。宫体后位，如孕 6 周大小，质中、活动可，无压痛。双侧附件区未触及异常包块及压痛。

【辅助检查】

① 生殖激素六项检查结果见表 4-5。

② 妇科三维超声（2019 年 12 月 18 日）：子宫后位，大小为 5.7 cm × 6.0 cm × 4.8 cm，肌壁回声欠均匀，以左前壁为著，子宫内膜厚约 0.87 cm，回声欠均。宫腔内可见一低回声，范围约为 1.4 cm × 0.9 cm × 0.9 cm。CDFI 示其内可见血流信号，似与左侧壁相通。RI 为 0.62。另于宫腔内见低回声带。冠状面示宫腔形态尚正常，双侧宫角可见。左侧卵巢大小 2.5 cm × 2.2 cm × 1.6 cm，右侧卵巢大小 2.2 cm × 1.9 cm × 1.8 cm。双侧附件区未见异常回声。诊断：① 子宫肌壁回声欠均；② 子宫内膜回声欠均，合并宫腔内低回声（黏膜下肌瘤可能）；③ 宫腔内低回声带（粘连带？）（图 4-20）。

【诊疗经过】入院后完善相关化验检查，排除手术禁忌，于 2020 年 1 月 21 日在静脉麻醉下行宫腔镜检查。术中见宫腔深度为 9 cm，宫颈内膜正常，宫腔形态正常，双侧宫角清晰可见，双侧输卵管开口可见。子宫内膜部分区域厚薄不均。宫腔内可见

表4-5　生殖激素六项检查结果

FSH (mIU/ml)	LH (mIU/ml)	E_2 (pg/ml)	P (ng/ml)	T (ng/ml)	PRL (ng/ml)
5.22	25.51	169	1.04	034	26.6

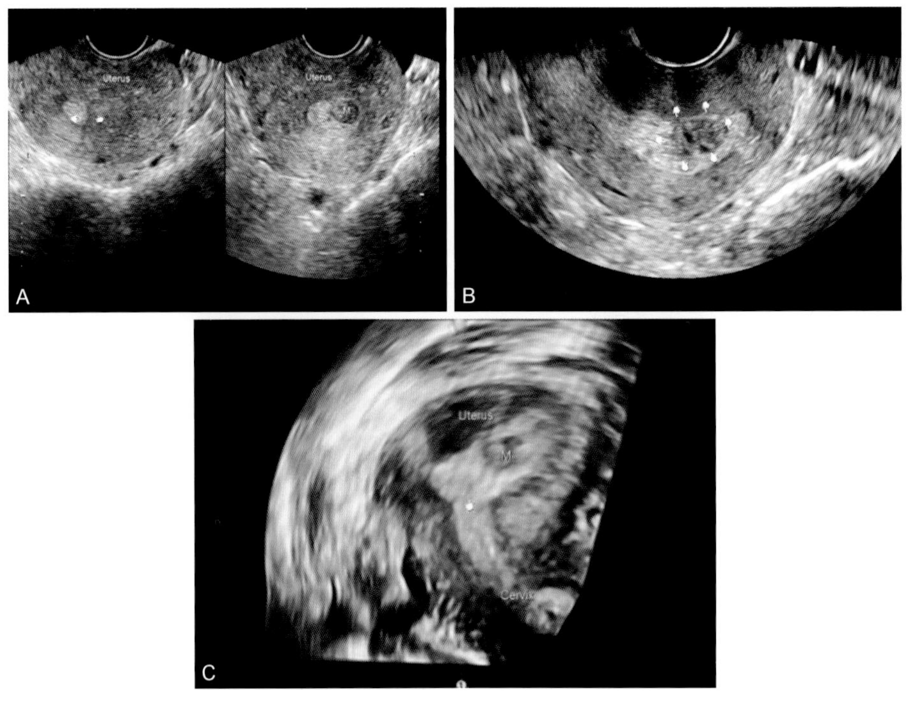

图 4-20　超声检查可见宫腔内低回声，考虑黏膜下肌瘤

一狭长的息肉样赘生物，大小约 3 cm × 1 cm，远端达子宫下段，蒂部位于子宫右侧壁近右侧宫角。摘除息肉后视野较前扩大。继续仔细查看宫腔，见子宫后壁近左侧宫角处可见一“O”形黏膜下肌瘤，大小约 1.5 cm × 1 cm，未见丰富血运及异型血管，再行黏膜下肌瘤摘除术 + 诊刮术，过程顺利（图 4-21）。

【术后病理】①（子宫内膜）不规则增殖期子宫内膜，局灶息肉样增生；②（子宫肌瘤）黏膜下平滑肌瘤；③（子宫内膜息肉）子宫内膜息肉伴出血。

（2）围绝经期

患者，女，44 岁，主因“发现子宫内膜息肉 2 年，经间期阴道出血 2 年”于 2019 年 12 月 30 日入院。

【现病史】患者既往月经规律，5/26 天，量中，痛经（－），未规律体检。2 年前月经干净后 5 ~ 6 天发生阴道出血，出血量似月经量，持续 1 ~ 2 天（需用卫生巾）。患者就诊于外院，发现子宫内膜息肉，直径约为 1 cm。3 个月后复查，息肉无明显变化。上述症状持续 2 年。1 个月前患者就诊于外院，查妇科超声示宫腔内高回声结节，考虑内膜息肉；左侧卵巢囊性包块，考虑黄体囊肿，建议手术治疗。遂于 6 天前就诊于我院。门诊妇科超声检查示子宫内膜厚约 1.1 cm，回声欠均匀，宫腔内可见一偏高回声，大小约 2.8 cm × 1.0 cm。提示：宫腔内偏高回声（考虑子宫内膜息肉样病变，图 4-22）。遂以“子宫内膜息肉”收入院。病程中患者精神好，饮食、睡眠佳，二便如常，无明显体重变化。

【既往史】体健。

【月经及婚育史】平素月经规律，5/26 天，量中，痛经（－），G4P2。2001 年顺产一女活婴，约 3600 g。2009 年顺产一女活婴，3500 g。有过一次人工流产，一次药物流产，末次时间为 2004 年。工具避孕，家庭和睦，配偶体健，子女体健。

【体格检查】T 36.5 ℃，P 80 次 / 分，R 20 次 / 分，BP 120/75 mmHg。

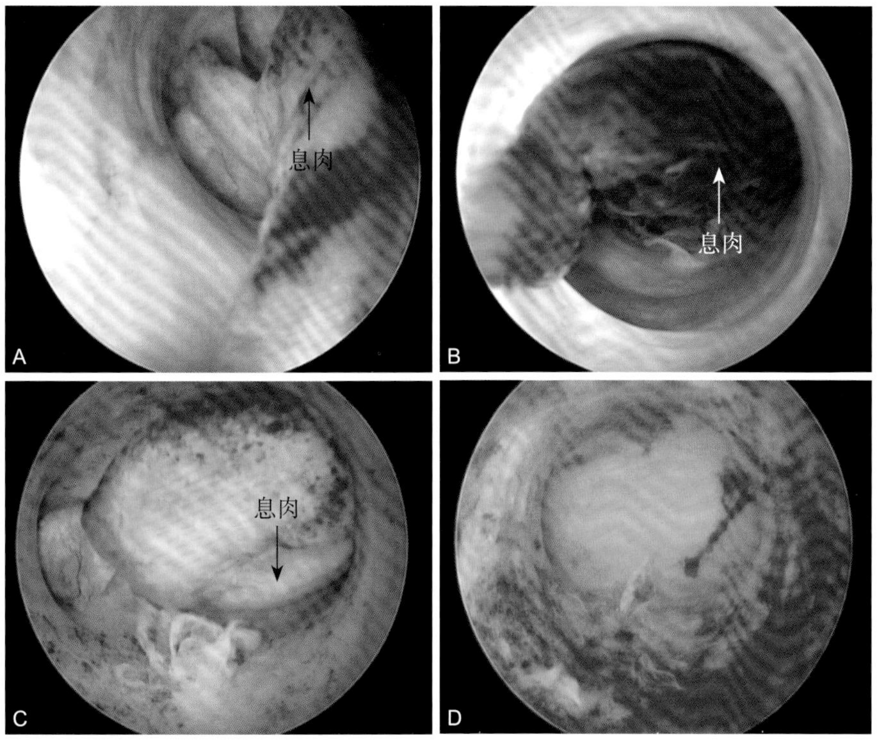

图 4-21 宫腔镜术中可见息肉。A – C. 息肉样赘生物；D. 宫腔镜术后图像

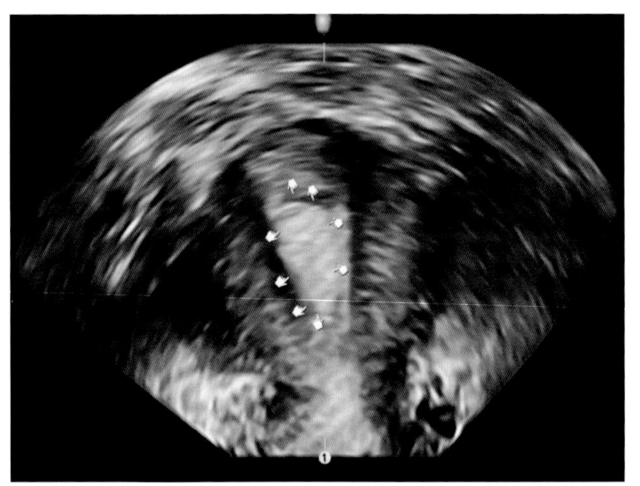

图 4-22 妇科彩超提示宫腔内偏高回声（考虑内膜息肉样病变）

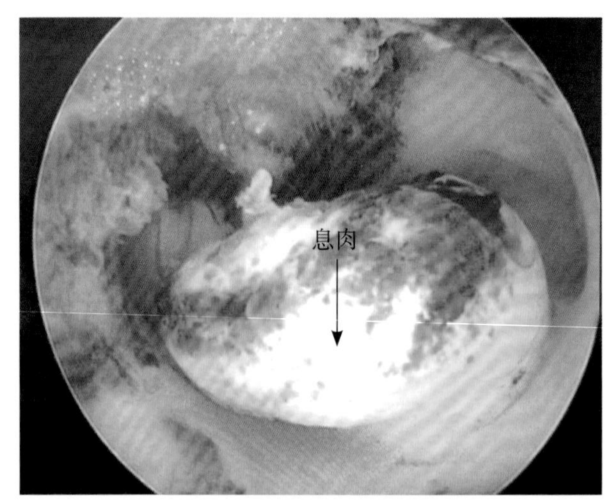

图 4-23 宫腔镜术中见宫腔内息肉样赘生物

【妇科检查】外阴呈已婚经产式。阴道通畅，黏膜光滑、完整，有少量白色分泌物，无异味。

宫颈呈中度糜烂样改变，正常大小，接触性出血（+），无举痛及摇摆痛。宫体后位，正常大小，质中、无压痛，活动度可。双侧附件区无增厚及压痛。

【辅助检查】生殖激素六项检查结果见表 4-6。宫颈 TCT 和 HPV 检查未见异常。

【入院诊断】宫腔占位，子宫内膜息肉。

【诊疗经过】入院后完善相关检查，并排除手术禁忌，于 2019 年 12 月 31 日在静脉麻醉下行宫腔镜检查 + 子宫内膜息肉摘除术 + 诊刮术。用探针探宫腔深 8.5 cm。镜下见子宫内膜中等厚度，色暗红，右侧壁一直径约 2 cm 的息肉，表面光滑，未见丰富血运及异型血管（图 4-23）。遂予以息肉摘除和诊断性刮宫。再次置镜探查，示宫颈管未见异常，宫腔形态正常。双侧宫角显示清楚，双侧输卵管开口可见。

【术后病理】（宫腔内容物）破碎子宫内膜组织呈增殖期表现，局灶为子宫内膜息肉。

（3）绝经后

患者，女，79 岁，主因“绝经 29 年，阴道不规则出血 13 天”于 2019 年 10 月 12 日入院。

【现病史】患者既往月经规律，50 岁自然绝经，无绝经后阴道出血或流液。每年规律体检，未见明显异常。13 天前无诱因出现内裤血迹，粉色，少量，外阴无瘙痒，无尿频、尿急或尿不尽，大便正常，无腹痛、腹胀、腰酸或头晕等不适。次日就诊于我院门诊。妇科查体示阴道内无血迹。查尿液常规未见异常。妇科超声提示子宫内膜厚 0.67 cm。现患者为求进一步治疗来我院。门诊以“绝经后出血、子宫内膜增厚”收住院。患者饮食、睡眠可，二便正常，体重无明显变化。

【既往史】确诊高脂血症 2 余年，隔日口服瑞舒他汀片 1 片，后复查血脂正常。确诊高血压 30 余年，血压最高达 200/100 mmHg，现口服苯磺酸左旋氨氯地平片 1 片，每日 1 次，控制血压在 120/80 mmHg。2007 年确诊冠心病，住院治疗一次，目前病情稳定。

表4-6 生殖激素六项检查结果

FSH (mIU/ml)	LH (mIU/ml)	E_2 (pg/ml)	P (ng/ml)	T (ng/ml)	PRL (ng/ml)
4.86	3.89	106	0.27	0.42	16.86

【月经及婚育史】17 岁月经初潮，既往平素月经规律，周期 4/28～30 天，无痛经。已婚，既往工具避孕，G3P3。1963 年 10 月 30 日顺产双胎女婴，现体健。1968 年 10 月 10 日顺产一男活婴，现体健。1976 年人工流产一次。家庭和睦，爱人体健。

【体格检查】T 36.5 ℃，P 80 次 / 分，R 20 次 / 分，BP 110/70 mmHg。

【妇科检查】外阴呈已婚式。阴道通畅，有少量白带，无异味。宫颈光滑、萎缩。宫体呈前位，萎缩、质中，无压痛，活动度可。双侧附件区无增厚及压痛。

【辅助检查】

① 肿瘤标志物：未见异常。

② 妇科彩超（2019 年 9 月 30 日）：子宫后位，大小 3.1 cm × 3.2 cm × 3.2 cm，肌壁回声均匀，内膜增厚，厚约 0.67 cm，回声不均，其内可见多发小囊样结构，宫腔内未见明显异常。左侧卵巢似可见，大小约 1.8 cm × 0.8 cm；右侧卵巢似可见，大小约 1.7 cm × 0.8 cm。双侧附件区未见异常回声。提示：① 萎缩子宫；② 子宫内膜增厚，回声不均，请结合临床（图 4-24）。

【入院诊断】① 绝经后出血；② 子宫内膜增生；③ 高血压 3 级（很高危组）；④ 高脂血症；⑤ 冠心病。

【诊疗经过】入院后完善相关检查，排除手术禁忌，于 2019 年 10 月 12 日在静脉麻醉下行宫腔镜检查。用探针探宫腔困难，逐步扩张宫颈外口至 9.5 号，将宫腔镜置入宫颈管内，见宫颈内口粘连，完全封闭。在宫腔镜直视下钝性分离宫颈粘连。用探针探查宫腔深 6 cm，逐步扩张宫颈口至 9.5 号。置镜探查，示宫颈内膜正常，宫腔形态正常，子宫内膜薄，双侧宫角清晰可见，双侧输卵管开口可见，子宫右侧壁近宫角处可见息肉样赘生物，大小约 1 cm × 0.8 cm，予完整摘除后行诊刮术。未刮出明显内膜组织，过程顺利，再探宫腔无异常（图 4-25）。

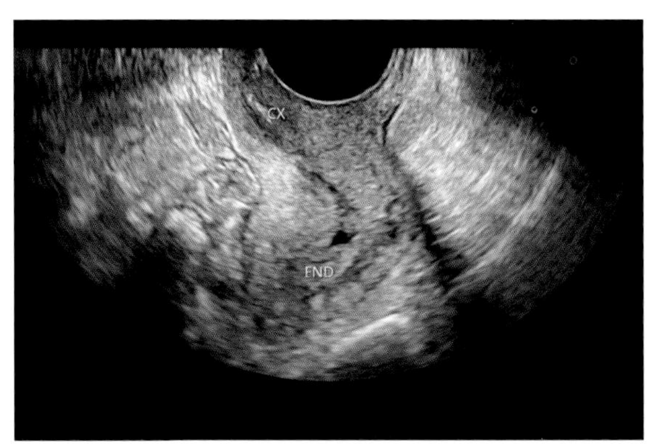

图 4-24　妇科超声提示萎缩子宫以及子宫内膜增厚，回声不均

【术后病理】子宫内膜息肉，腺体囊性萎缩。

3．子宫平滑肌瘤所致 AUB

患者，女，45 岁，继发性痛经半年，发现宫腔内异常回声 20 天。

【现病史】月经规律，近半年出现痛经，无进行性加重，无月经量增大。

【既往史】平素体健，2000 年行剖宫产手术。

【月经及婚育史】12 岁初潮，5/26 天，G3P1，2000 年剖宫产一巨大儿，1998 年和 2006 年人工流产。否认家族肿瘤史和遗传病史。工具避孕。

【妇科检查】外阴呈已婚型。阴道通畅，黏膜光滑，有少量分泌物。宫颈正常大小，接触性出血（－）。子宫正常大小，无压痛。双侧附件区未触及包块和压痛。

【辅助检查】2018 年 10 月 19 日我院三维超声检查示子宫前位，大小 5.0 cm × 5.6 cm × 5.1 cm，肌壁间见多个低回声结节，冠状面示宫腔形态正常。宫腔内可见一低回声团，范围约 2.7 cm × 2.3 cm，CDFI 示周边及其内可见血流信号，RI 为 0.72。提示：①子宫肌壁间结节；②宫腔内低回声（考虑黏膜下肌瘤）（图 4-26）。

【入院诊断】① 子宫黏膜下平滑肌瘤；② 继发性痛经；③ 剖宫产个人史。

【宫腔镜检查术】宫腔镜检查见后壁来源 Ⅰ 型肌瘤结节，大小约 3 cm × 2 cm，基底宽大（图 4-27）。行超声引导下宫腔镜下黏膜下肌瘤电切 + 冷刀联合

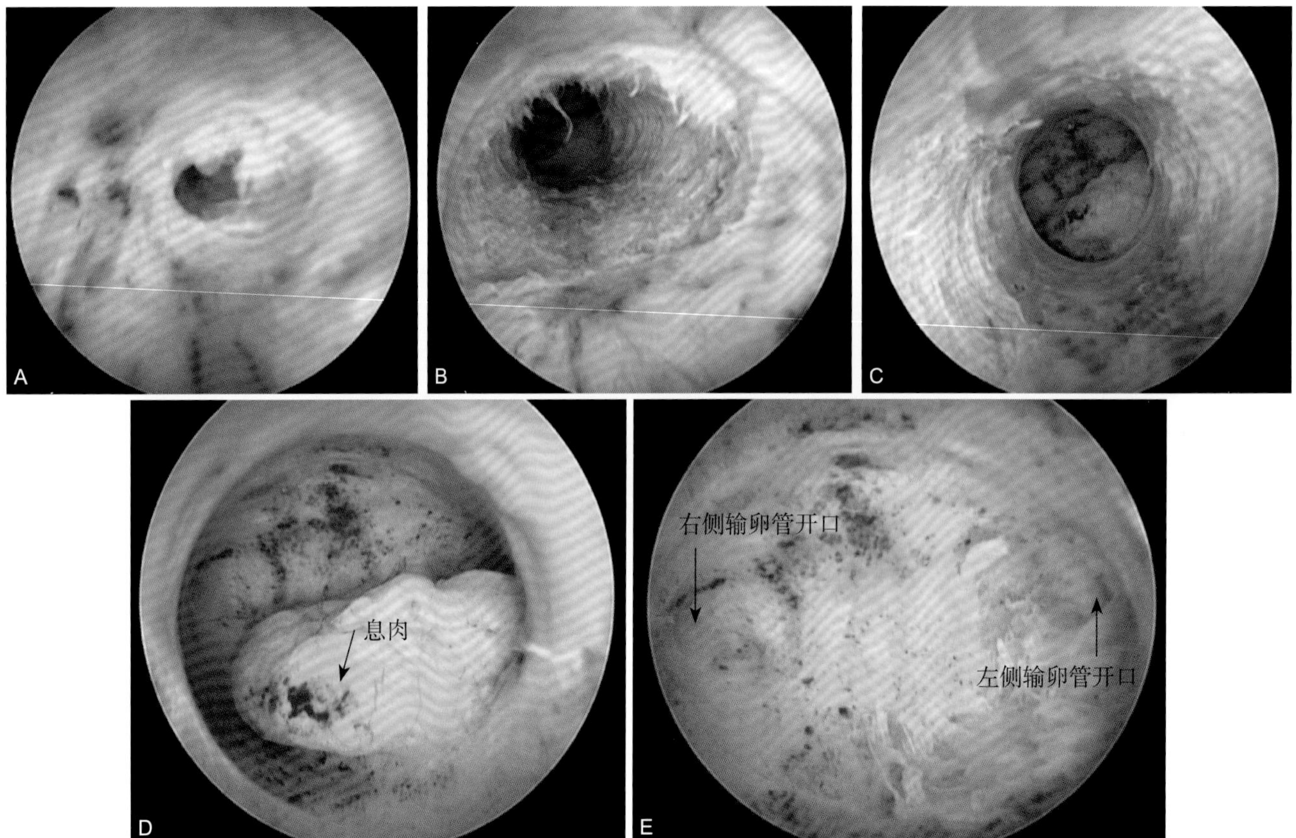

图 4-25　宫腔镜术中所见。A–C. 宫颈粘连；D. 宫腔内息肉摘除术前；E. 宫腔内息肉摘除术后

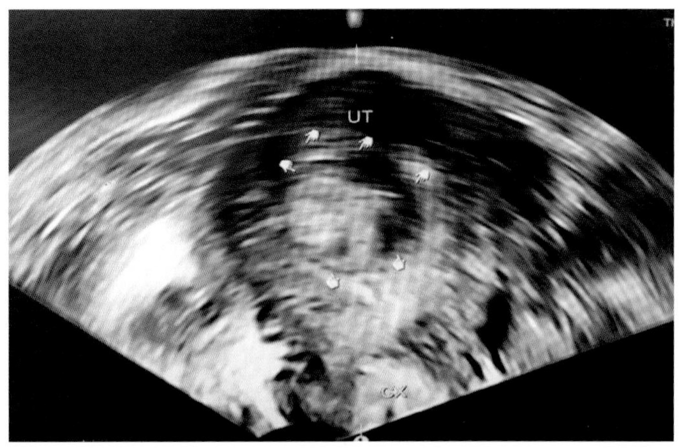

图 4-26　妇科超声提示子宫肌壁间结节，宫腔内低回声（考虑黏膜下肌瘤）

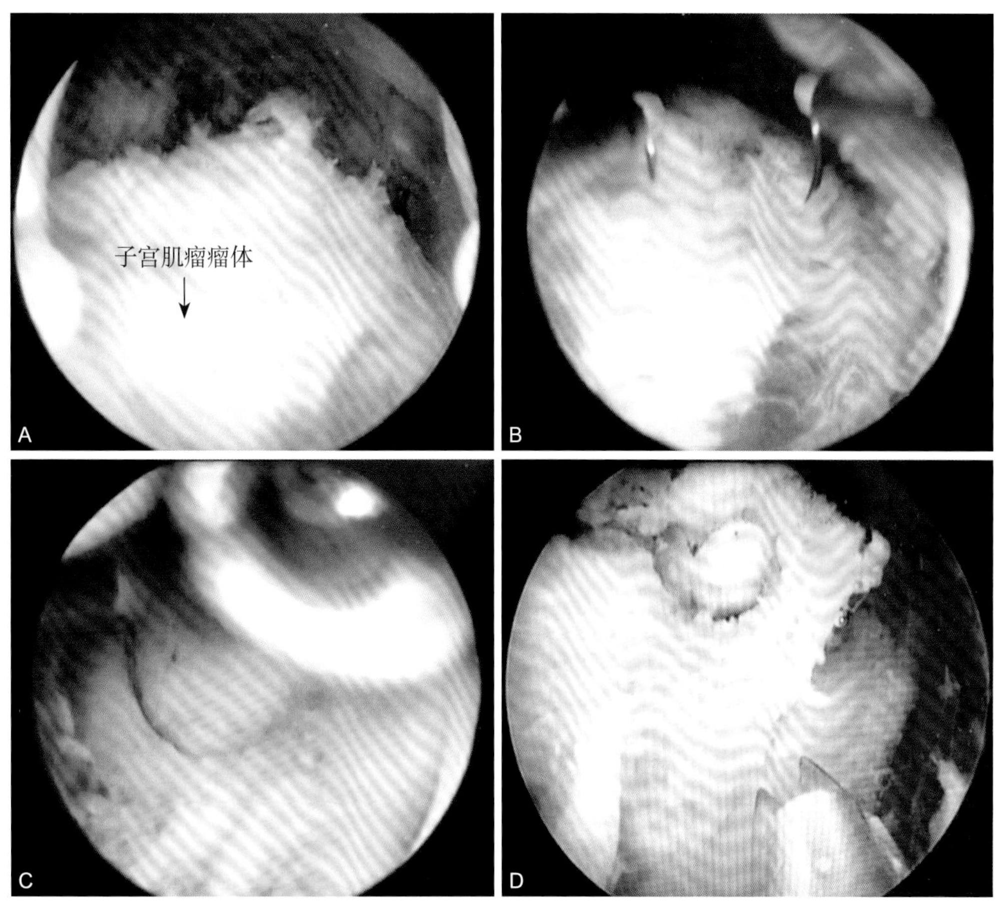

图 4-27　宫腔镜下所见。A – B. 电切肌瘤瘤体；C. 分离瘤体包膜；D. 用微型剪锐性分离肌瘤包膜

手术 + 诊刮。

【术后病理】平滑肌瘤，少许增殖期子宫内膜。

【出院诊断】① 子宫平滑肌瘤，Ⅰ型；② 继发性痛经；③ 剖宫产个人史。

【术后随访】月经正常，痛经缓解。

4．子宫内膜恶变和不典型增生所致 AUB

患者，女，27 岁，主因“剖宫产术后 10 个月，阴道不规则出血 44 天”于 2019 年 5 月 23 日入院。

【现病史】患者既往月经规律，5 ~ 6/30 天，量中，无痛经。于 2018 年 7 月 18 日于山东枣庄市妇幼保健院行剖宫产术，产后 42 天复查超声未见异常。产后 4 个月余（2018 年 12 月）月经来潮，经期及周期同既往。2019 年 4 月 9 日月经来潮后出现持续淋漓出血至今，量时多时少。量多时需每日使用 10 片夜用卫生巾，伴下腹部坠胀感，无头晕、乏力或心慌不适。于 2019 年 4 月 22 日就诊于枣庄市妇幼保健院，行超声检查，提示宫腔内可见低回声团，大小约 3.1 cm × 3.4 cm × 2.8 cm，边界欠清，与前壁分界不清。CDFI 于其内探及少量血流信号，建议进一步完善检查，予地屈孕酮 10 mg 每日 2 次及五加生化胶囊口服。患者于 2019 年 5 月 5 日就诊复查。因出血量增多，嘱其暂口服云南白药止血治疗，服药后出血量逐渐减少，遂于 2019 年 5 月 13 日复查超声。提示宫腔内不均质低回声团，大小 3.1 cm × 3.4 cm × 2.7 cm，边界欠清，与前壁分界不清，建议行宫腔镜检查，于 2019 年 5 月 15 日行宫腔镜检查。术中见宫腔深 8 cm，宫腔近右侧宫底部和前壁见赘生物凸起，表面可见粗大血管（图 4-28）。诊断“宫

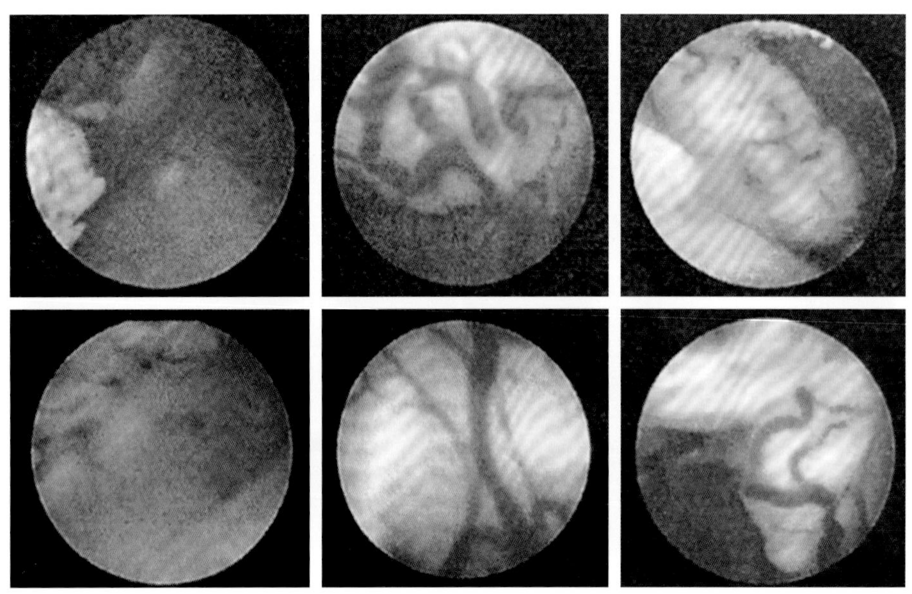

图 4-28 当地宫腔镜下所见

内占位，性质待查”，建议就诊于上级医院。患者为进一步治疗，于 2019 年 5 月 21 日就诊于我院。行三维超声检查，提示宫腔内不均质混合回声团。进一步完善造影检查，考虑宫腔内团块为良性病变，子宫黏膜下肌瘤可能性大。查 HCG 示阴性，遂以“宫腔内占位，子宫黏膜下肌瘤？”收入院。发病以来，患者神志清、精神可，饮食、睡眠可，二便同前。

【既往史】2018 年 7 月 18 日于枣庄市妇幼保健院行剖宫产术，手术过程顺利。患者有头孢和青霉素类抗生素过敏史，患有“乙肝小三阳”病史二十余年。

【月经及婚育史】初潮 14 岁，月经规律，5～6/30 天，量多，痛经（－），末次月经 2019 年 4 月 9 日。适龄结婚，G2P2。2015 年顺产 1 次，2018 年剖宫产 1 次。平素工具避孕。

【家族史】舅舅患有胃癌。

【体格检查】T 36.5 ℃，P 80 次 / 分，R 18 次 / 分，BP 110/70 mmHg。

【妇科检查】外阴呈已婚型。阴道通畅，黏膜光滑，可见少量暗红色血迹。宫颈正常大小，光滑，接触性出血（－）。子宫前位，正常大小，质中、活动可，无压痛。双侧附件区未触及异常包块和压痛。

【辅助检查】

① 三维超声（2019 年 5 月 21 日本院）：子宫前位，大小 4.1 cm × 2.9 cm × 3.1 cm，肌壁回声均匀，子宫内膜厚约 0.22 cm，回声欠均匀，宫腔内可见不均质混合回声团，范围约 4.5 cm × 2.8 cm。宫底偏右侧宫角处呈偏高回声。CDFI 示其内可见较丰富的静脉血流信号，宫腔中下段部分呈低回声，CDFI 未见明显血流信号。左侧卵巢大小 3.1 cm × 1.7 cm，右侧卵巢大小 3.6 cm × 2.0 cm。双侧附件区未见异常回声。提示：宫腔内混合回声团（宫底部分内见较丰富的静脉血流信号）（图 4-29）。

② 超声造影（2019 年 5 月 21 日本院）：经肘静脉注入超声造影剂声诺维 2.0 ml，宫底后壁肌壁于第 12 s 首先强化，宫腔内团块于第 13 s 开始强化，与右侧宫角部关系密切，于第 17 s 达到峰值强度，呈稍高增强，范围约 3.9 cm × 3.7 cm。造影剂消退略早于子宫肌层，右侧宫角部子宫肌壁最薄处厚约 0.15 cm。超声造影提示：宫腔内团块，考虑良性病变，子宫黏膜下肌瘤可能性大（图 4-30）。

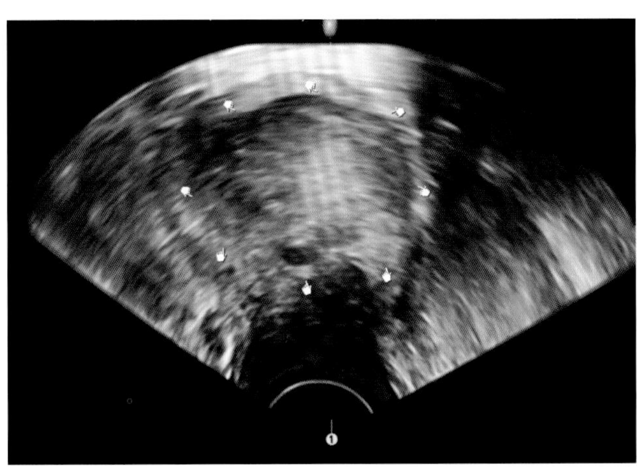

图 4-29　三维超声提示宫腔内混合回声团（宫底部分内见较丰富的静脉血流信号）

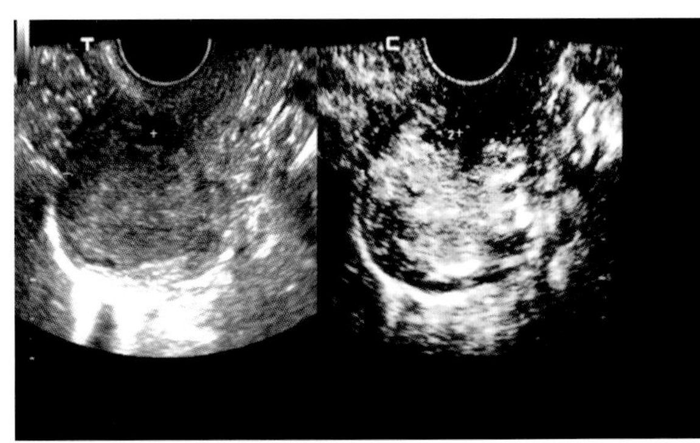

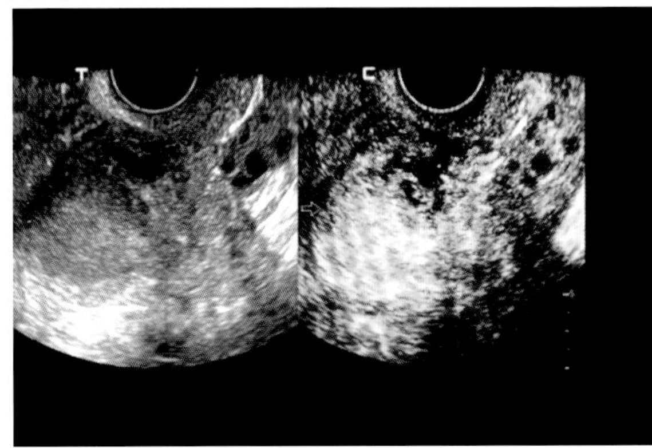

图 4-30　超声造影检查

③ 血常规（2019 年 5 月 21 日本院）：血红蛋白 107 g/L。

④ 生殖激素六项（2019 年 5 月 22 日）检查结果见表 4-7。

⑤ 甲状腺功能：未见异常。

⑥ 肿瘤标志物：CA125 73.2 U/ml，余无异常。

⑦ 盆腔 MRI（图 4-31）：子宫增大，呈前屈位，宫腔区呈不均匀稍长 T1、稍长 T2 异常信号，范围约 4.7 cm × 2.5 cm，前壁结合带不连续，相邻肌层 T2WI 信号可疑稍增高，子宫浆膜面光整。双侧附件区见多个小圆形长 T1、长 T2 信号改变，较大者直径约为 1.4 cm。直肠子宫陷凹见多发结节状稍长 T1、稍长 T2 异常信号。较大者直径约为 2.0 cm × 2.1 cm，DWI 呈高信号。膀胱充盈好，腔内未见异常信号。盆腔底部见少许液性异常信号，骨质未见明显异常信号。诊断：A. 宫腔区异常信号，直肠子宫陷凹内见多发肿大淋巴结，建议行动态增强 MRI 扫描；B. 双侧附件区多发囊性改变，考虑生理性；C. 盆腔少许积液。

⑧ 宫颈 TCT 和 HPV 未提示异常。

【入院诊断】① 宫内占位（子宫内膜病变？）；② 剖宫产个人史；③ 恶性肿瘤家族史；④ 乙型病毒性肝炎病原携带者；⑤ 药物过敏史；⑥ 轻度贫血。

【治疗经过】入院后完善相关化验检查，排除手术禁忌，于 2019 年 5 月 27 日在静脉麻醉下行宫腔镜检查 + 诊刮术。用探针探查宫腔深 9 cm，逐步扩张宫颈口至 9.5 号。置镜探查，示宫颈管正常，宫腔形态正常，子宫后壁近右侧宫角及宫底处可见范围约 4.5 cm × 3 cm 的广泛不规则质韧息肉样凸起。在超声引导下分次钳夹取出，过程顺利。残存低回声范围约 1.7 cm × 1.1 cm。超声检查提示右侧宫角肌壁最薄处仅为 0.18 cm。遂暂停操作，探查双侧宫角

表4-7　生殖激素六项检查结果

FSH (mIU/ml)	LH (mIU/ml)	E_2 (pg/ml)	P (ng/ml)	T (ng/ml)	PRL (ng/ml)	HCG (mIU/ml)
5.76	20.69	70	0.49	0.43	4.69	＜0.6

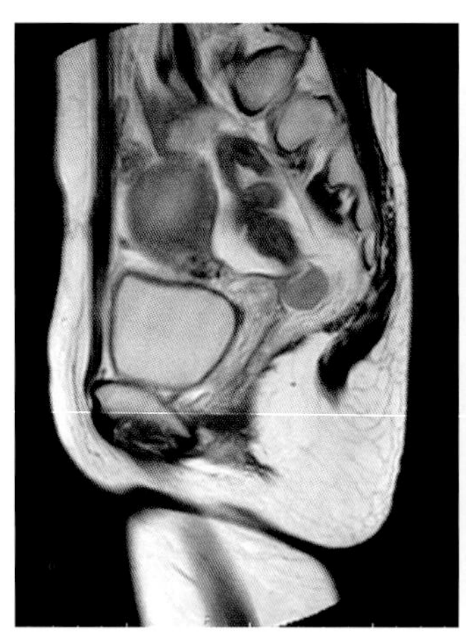
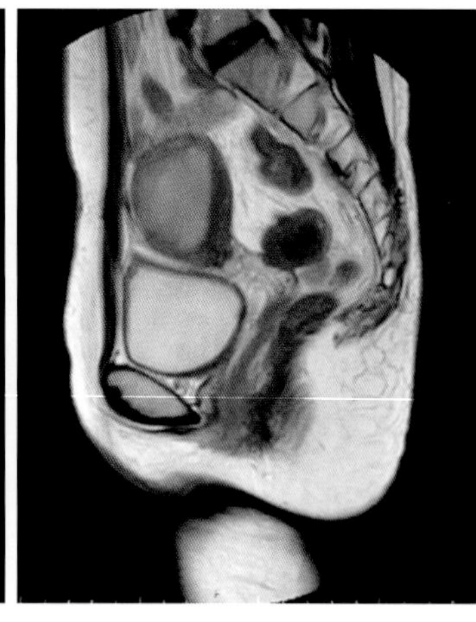
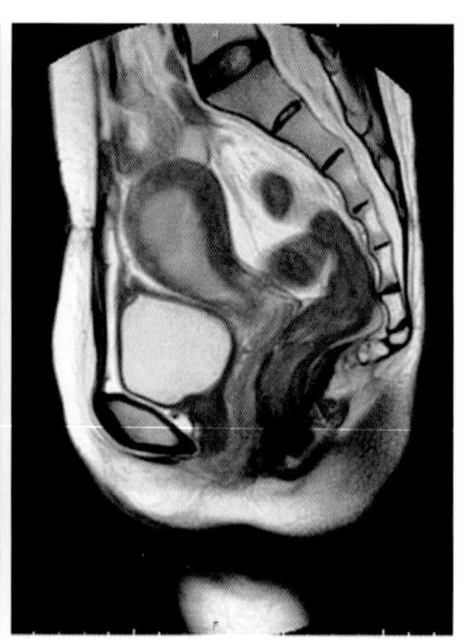

图 4-31 盆腔 MRI 提示宫腔区异常信号

清晰可见，双侧输卵管开口可见，取出组织约 20 g，予家属过目后留送病理。术毕，患者安返病房。术中出血 5 ml。

【术后病理】子宫内膜腺体呈增殖期，部分呈分泌期改变，间质可见巢片状肿瘤组织浸润性生长，肿瘤组织细胞质少。结合免疫组化标记结果，符合间叶源性恶性肿瘤，倾向未分化肉瘤。

【初步诊断】子宫内膜间质来源恶性肿瘤？经全科讨论并与家属充分沟通后决定进一步手术治疗。最终诊断子宫内膜恶变和不典型增生所致 AUB（AUB-M）。

于 2019 年 7 月 1 日在全身麻醉下行腹腔镜检查。行下盆腔粘连松解术 + 全子宫和双侧附件切除术 + 盆腔淋巴结清扫术 + 腹主动脉旁淋巴结取样术 + 部分直肠切除术 + 肠吻合术。术中见子宫正常大小，表面光滑，子宫前壁与腹壁肌性致密粘连，与膀胱广泛粘连，与左侧结肠广泛致密粘连，双侧卵巢及输卵管外观未见异常，直肠子宫陷凹及直肠前壁可见多发病灶。最大病灶位于左侧盆壁与直肠间，直径约 2 cm，盆腔散在肿大淋巴结，因患者直肠指检时可触及直肠阴道间隙质硬结节，活动差，遂切除部分直肠。

【术后病理】（右侧术中见子宫圆韧带）纤维脂肪血管组织未见肿瘤。（左侧子宫圆韧带）纤维脂肪血管组织未见肿瘤。（腹主动脉旁淋巴结）淋巴结未见转移癌（0/1）。（左侧盆腔淋巴结）淋巴结未见转移癌（0/11）。（右侧盆腔淋巴结）淋巴结未见转移癌（0/10）。（子宫双侧附件）镜检：恶性肿瘤，未分化，高度恶性，倾向未分化子宫内膜肉瘤（免疫组化 CD56 阳性提示原始神经外胚层肿瘤分化）；肿瘤大小 4 cm × 2 cm × 1 cm，侵及浅肌层，并侵及右侧输卵管伞端和右侧卵巢表面，可见脉管内瘤栓，双侧子宫旁未见肿瘤，慢性宫颈及宫颈内膜炎，左侧输卵管未见显著病变，左侧卵巢囊性滤泡。（直肠）直肠黏膜未见肿瘤，两侧断端及环周切缘未见肿瘤。肠周淋巴结转移性肿瘤（2/15）。补充报告：补充免疫组化结果：CD117（部分 +），DOG-1（—），Cyclin D1（部分 +），未分化子宫内膜肉瘤，侵及附件，肠周淋巴结转移性肿瘤，可见脉管内瘤栓。

【术后诊断】未分化子宫内膜肉瘤Ⅲ C 期。

术后于 2019 年 7 月 25 日予以紫杉醇（紫素）210 mg+ 异环磷酰胺 2 g 静脉化疗。化疗后出现Ⅳ度骨髓抑制，改为顺铂单药化疗（3 周疗）。遂于 2019 年 8 月 15 日行顺铂 80 mg 静脉化疗，后改为 TC 化疗。后患者回当地继续治疗。

【血 CA125】6 月 17 日 73.2 mIU/ml，8 月 12 日 35 mIU/ml，9 月 3 日 21.5 mIU/ml。

【小结】此病例符合两个宫腔镜检查的适应证，

其一为宫内占位，其二为异常子宫出血。重点是在术前评估时三维超声提示宫腔内混合回声团（宫底部分内见较丰富的静脉血流信号）；超声造影提示宫腔内团块考虑良性病变，子宫黏膜下肌瘤可能；MRI提示宫腔内异常信号，直肠子宫陷凹内见多发肿大淋巴结。宫腔镜检查见多发息肉样赘生物，表面血运丰富，伴异型血管，考虑宫内占位范围广，宫角局部组织浸润深，加之血运丰富，故在超声引导下分次完成，术中超声提示右侧宫角肌壁最薄处仅为0.18 cm，遂暂停操作。

术后病理证实为晚期子宫内膜肉瘤（未分化），（生物学行为极恶）。说明：① 符合检查适应证的患者应尽快在完善评价的前提下实施检查术，以明确诊断；② 影像学评估是有局限性的，在临床思维上需要多维度延展，特别强调的就是我们在术前根据当地提供的宫腔镜下图像已高度可疑恶性肿瘤，故术中操作很谨慎，并在超声引导下实施，提高了手术的安全性。

四、宫内占位性病变

（一）概述

宫内占位是一种很广义的手术适应证。宫内占位提示宫内有赘生性新生物的可能。如持续存在或增大，并伴随临床症状，应该引起高度重视，通常需要在术前行多种影像学评估，形成基本的诊断，即“占位”的性质和部位。依据初步诊断，制订检查方案以及未来的医疗干预措施，同时也做手术安全性的评价。比如，根据“占位”的部位及性质，预先考虑宫腔镜检查中可能遇到的困难，做好特殊器械或者超声等辅助措施准备。如果评估不到位就盲目操作，除了可能无法达到检查的目的外，有可能会出现安全隐患。

（二）病例分享

患者，女，67 岁，主因“绝经 8 年，阴道不规则出血 5 年多”于 2019 年 11 月 14 日入院。

【现病史】患者既往月经规律，59 岁自然绝经。目前绝经 8 年，无绝经后阴道出血或流液，每年规律体检，未见明显异常。

2014 年 10 月出现阴道少量出血，于北京医院查妇科超声，提示子宫内膜厚 0.47 cm，回声均匀。TCT 及 HPV 检查未见异常。建议行宫腔镜检查，未遵医嘱，后出血自止。

2015 年 1 月再次出现阴道少量出血。查超声提示宫腔线分离，宽 0.6 cm。2015 年 2 月 4 日就诊于北京医院并行诊刮术。术后病理提示凝血块中可见少量子宫内膜呈增殖期改变。未干预，约 1 周后血止。

2019 年 4 月 20 日再次出现阴道少量出血，无其他不适，就诊于当地医院（具体不详）。2019 年 7 月 18 日再次出现阴道间断出血，量少，伴间断排液，无异味，就诊于黑河市第二人民医院。查妇科超声，提示宫腔内不均匀回声，可见肌壁间结节，大小约 4.3 cm × 3.1 cm，考虑子宫肌瘤，予以抗感染治疗 3 天。2019 年 10 月 16 日复查妇科超声，提示子宫前壁及宫腔低回声（考虑黏膜下肌瘤可能），大小约 4.8 cm × 3.9 cm，RI 为 0.70，子宫内膜厚约 0.50 cm。10 月 22 日行超声造影，提示符合子宫内膜及子宫前壁间病变超声造影表现（不排除间质性肿瘤或肉瘤），大小约 4.8 cm × 3.9 cm。2019 年 11 月 1 日我院盆腔 MRI 检查示宫腔及前壁肌层占位性病变（伴丰富血运），大小约 3.1 cm × 4.4 cm，考虑黏膜下富于细胞性平滑肌瘤，建议行宫腔镜检查。患者为求进一步治疗来我院，门诊以“绝经后出血”收入院。

【既往史】患原发性高血压 4 年，口服药物治疗，血压控制在 120 ~ 140/70 ~ 80 mmHg。1988 年行输卵管结扎术。

【月经及婚育史】18 岁月经初潮，平素月经规律，5 ~ 6/45 天，无痛经，59 岁自然绝经。26 岁结婚，1978 年顺产一男活婴，因肺炎夭折。1982 年和 1986 年分别顺产一活女婴，现体健。1988 年行输卵管结扎术。G4P3，1989 年人工流产一次。

【家族史】母亲患贲门癌，妹妹患原发性高血压。

【体格检查】T 36.5 ℃，P 80 次 / 分，R 20 次 / 分，BP 110/70 mmHg。

【妇科检查】外阴呈已婚式。阴道通畅，有少量白带，无异味。宫颈光滑、质中，接触性出血（－），无压痛、举痛及摇摆痛。宫体前位，如孕 6 周大小，质中、无压痛，活动度可。双侧附件区无增厚及压痛。

【辅助检查】

① TCT 检查：未见上皮内病变和恶性肿瘤细胞（表皮细胞萎缩）。

② HPV 检测：未发现 HPV 感染，高危型（－），低危型（－）。

③ 肿瘤标志物：CA199、CA125 及癌肽抗原（carcinoembryonic antigen, CEA）均正常。

④ 生殖激素六项检查结果见表 4-8。

⑤ 二维超声（2019 年 10 月 16 日）：子宫前位，大小 5.5 cm × 5.3 cm × 4.7 cm。肌壁回声不均匀。于前壁及宫腔内可见一低回声结节，大小约 4.8 cm × 3.9 cm。CDFI 示周边及其内可见血流信号。RI 为 0.70。子宫内膜厚约 0.50 cm。左侧卵巢大小 2.0 cm × 1.5 cm，右侧卵巢大小 1.8 cm × 1.3 cm。双侧附件区未见异常回声。提示子宫前壁及宫腔低回声（考虑黏膜下肌瘤可能），建议行静脉超声造影（图 4-32）。

⑥ 超声造影：经肘静脉团注超声造影剂声诺维 2.0 ml，前壁至宫腔内低回声团于增强早期造影剂微泡呈快速不均匀性灌注，早于子宫肌层，范围约 5.1 cm × 3.8 cm，形态不规则，边界与前壁间界限不清。在增强晚期造影剂呈不均匀性快速消退，早于子宫肌层，内部分无增强表现。超声造影提示：符合子宫内膜及子宫前壁间病变超声造影表现（不排除间质性肿瘤或肉瘤）（图 4-32）。

⑦ 盆腔 MRI 平扫 + 增强：子宫呈前屈位，于宫腔内及前壁肌层见大小不一的结节状、团块状稍短 T2 异常信号，宫腔病变大小约 3.1 cm × 4.4 cm，信号较均匀，经静脉注入适量对比剂，病变早期呈显著增强，较大者强化不均匀。随时间延长，对比剂部分洗脱，子宫浆膜面光整（图 4-33）。宫颈区未见明显异常增强。双侧附件区未见明显异常信号。膀胱充盈好，腔内未见异常信号。盆腔内

表4-8 生殖激素六项检查结果

FSH（mIU/ml）	LH（mIU/ml）	E_2（pg/ml）	P（ng/ml）	T（ng/ml）	PRL（ng/ml）
38.08	23.5	37	0.3	0.79	4.14

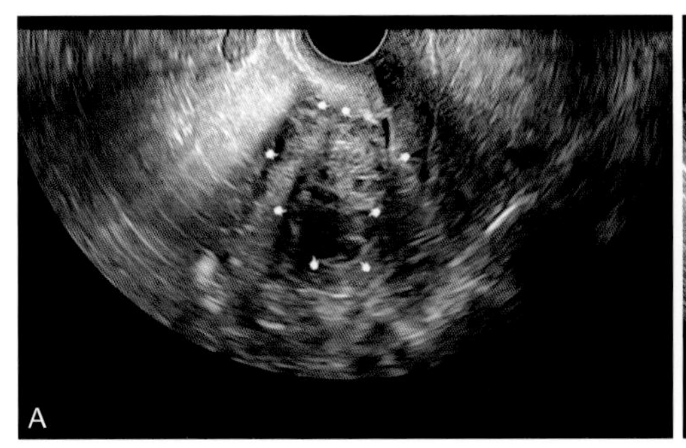

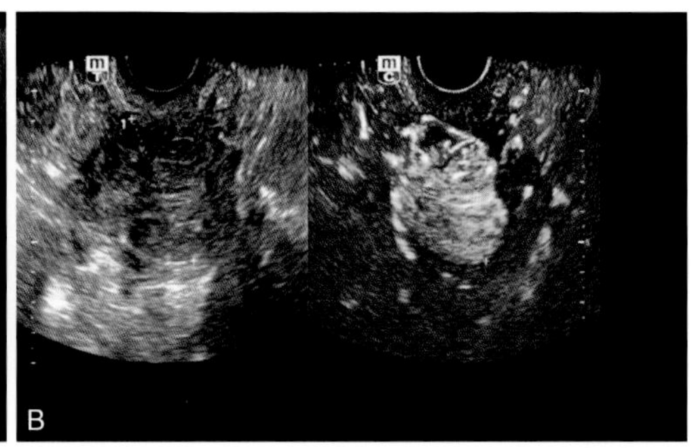

图 4-32 二维超声与超声造影。A. 二维超声提示子宫前壁及宫腔低回声；B. 超声造影提示符合子宫内膜及子宫前壁间病变超声造影表现

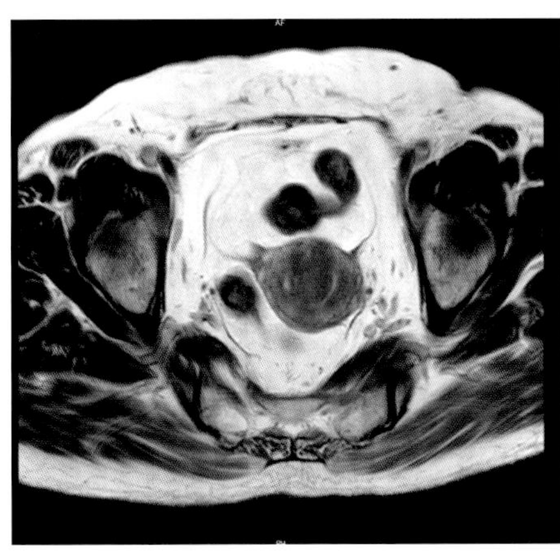
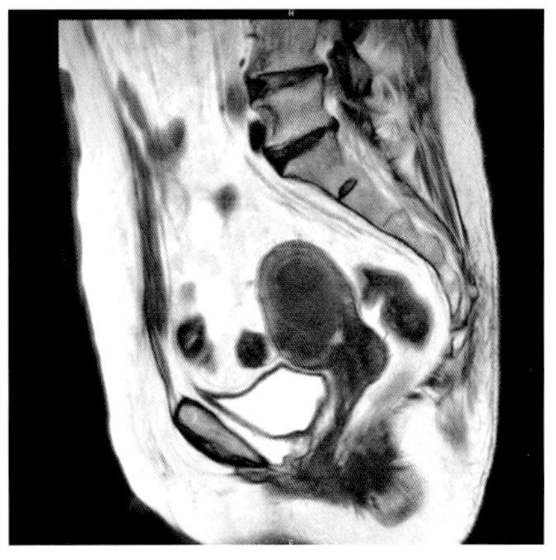

图 4-33 盆腔 MRI 提示宫腔及前壁肌层占位性病变

未见肿大淋巴结。诊断：宫腔及前壁肌层占位性病变（富血运），考虑黏膜下富于细胞型平滑肌瘤，建议采用宫腔镜进一步检查。

【宫腔镜检查】于 2019 年 11 月 18 日在静脉麻醉下行宫腔镜检查 + 宫腔内肿物活检术 + 诊刮术。探针探查宫腔深 7.5 cm。置镜探查，示宫颈管萎缩，外观未见异常。宫腔内见肿物占据整个宫腔，表面血运丰富，肿物边界清晰，蒂较宽，位于子宫前壁、部分宫底及部分右侧壁。子宫内膜菲薄，内膜表面未见明显赘生物。左侧输卵管开口可见，右侧输卵管开口因肿物阻挡不可见。继续扩张宫颈口至 9.5 号，在直视下行肿物活检术，示组织质韧。之后行诊刮术，未刮出明显子宫内膜样组织（图 4-34）。

【术后病理】（宫腔内容物）平滑肌组织和子宫内膜间质，未见子宫内膜腺体，未见明确核分裂象，见小灶坏死。免疫组化：CD10（+），SMA（+）。倾向：平滑肌瘤。建议随访。

以上是整个病例特点以及宫腔镜检查的结果。过程是规范的，初步考虑应该可以除外宫腔内恶性病变，那么是不是就到此为止，随诊即可呢？我们再仔细回顾一下病例特点及宫腔镜检查提供的依据，发现两个问题：① 患者于 59 岁绝经，属于晚绝经女性，属于肿瘤高危人群。绝经后反复出现阴道出血，虽诊刮无恶性证据，包括本次宫腔镜检查亦无恶性依据，但是我们注意到宫腔内的赘生物是绝经后新生的组织，并且逐渐生长，影像学检查均提示此赘生物血运丰富。对于绝经后女性这种现象应该高度重视。虽然活检提示平滑肌瘤，但有小灶坏死，为什么？是否取材不够充分？如果是取材的问题，可能是什么原因导致的？② 再来看宫腔镜下所见：宫

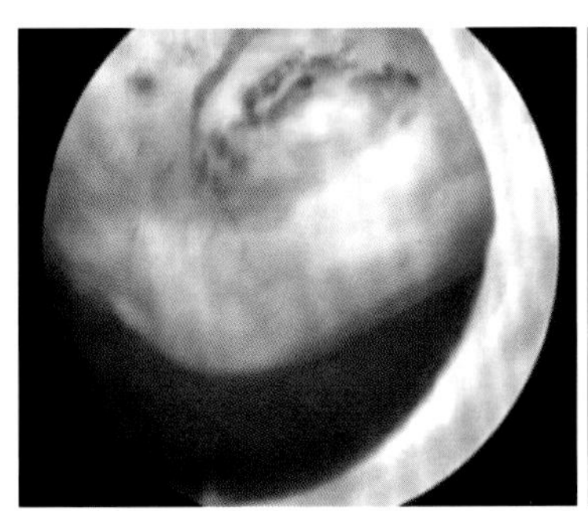
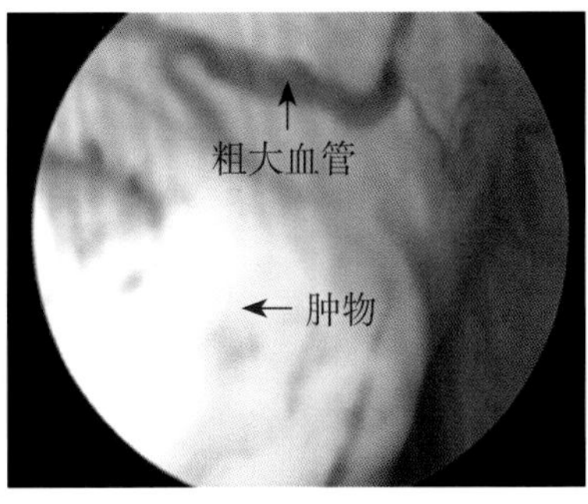

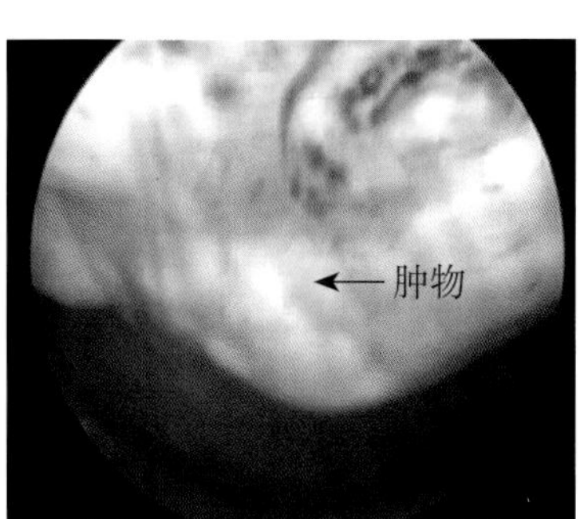

图 4-34 宫腔镜术中见宫腔内肿物占据整个宫腔，表面血运丰富

腔镜下见肿物占据整个宫腔，表面血运丰富，肿物边界清晰，蒂较宽，位于子宫前壁、部分宫底及部分右侧壁。子宫内膜菲薄，表面未见明显赘生物。对于绝经后女性，如存在宫腔内不断增长的新生赘生物并伴丰富血运，则不能掉以轻心。还有一点值得关注并思考：在宫腔镜下左侧输卵管开口可见，右侧输卵管开口因肿物阻挡不可见。说明由于宫腔内赘生物占据整个宫腔，探查的视野和诊刮的范围都可能受限。

基于以上两大问题，经过全科反复讨论，决定进一步手术，行全子宫及双侧附件切除术。手术适应证仍是基于：① 绝经后反复阴道不规则出血；② 绝经后出现宫腔内新生物并且血运丰富。尽管宫腔镜活检的结果未提示恶性，但考虑到绝经后女性的特点以及此例宫腔镜探查视野和操作受限的情况，决定扩大手术范围，主要目的是为了进一步明确诊断。但是在全科做出进一步手术的决定后，需要跟患者及家属沟通病情及下一步治疗方案。当说明全子宫及双侧附件切除术的手术方案后，患者表示不愿接受更大范围的手术，认为没有恶性证据就不需要继续手术。我们反复向患者和家属说明手术的目的和意义，而且依据其年龄及症状以及各种检查的提示，均不能除外恶性病变，患者终于同意手术。

于 2019 年 12 月 6 日在全麻下行腹腔镜下全子宫及双侧附件切除术 + 盆腔粘连松解术。术中见子宫如孕 6 周大小，子宫前壁饱满，左侧输卵管、乙状结肠与腹部腹膜粘连。充分分离粘连后，左侧卵巢和输卵管外观未见异常，右侧卵巢和输卵管外观未见异常。台下剖视标本示宫腔内右前侧壁来源黏膜下肌瘤（图 4-35），占据大部分宫腔，肌瘤剖面可见漩涡结构，其内可见陈旧出血灶。子宫内膜肉眼观未见明显异常，宫颈对合完整，双侧卵巢和输卵管外观未见异常。送冰冻病理（子宫及双侧附件），示子宫平滑肌肿瘤，伴变性，等待石蜡多处取材，以明确性质。

【术后病理】（子宫及双侧附件）子宫内膜样癌，组织学分级 1 级，病变位于右侧宫角处，散在分布。肿瘤大部分局限于黏膜内，局灶累及子宫浅肌层（浅肌层 < 1/2，肿瘤厚度 0.9 cm）。大体标本外观略增厚，厚约 0.2 cm，范围 4 cm × 3 cm，未见坏死。子宫下段近颈管内膜腺体呈宫颈腺上皮内瘤样病变改变，小灶倾向高分化子宫内膜样癌（局限于黏膜内）。脉管瘤栓（－），神经侵犯（－），未侵及浆膜，双侧宫旁组织未见癌累及。双侧卵巢及输卵管未见癌累及。（宫腔内赘生物）子宫黏膜下平滑肌瘤，核分裂象 4/50HPF。免疫组化结果：CK（＋），CEA（灶状＋），Vim（灶状＋），WT-1（－），p16（＋），ER（＋），PR（＋），Ki-67 指 数（30%＋），P53（－），MLH1（＋），MSH2（＋），MSH6（＋），PMS2（＋），PD1（UMAB199，－），PD-L1

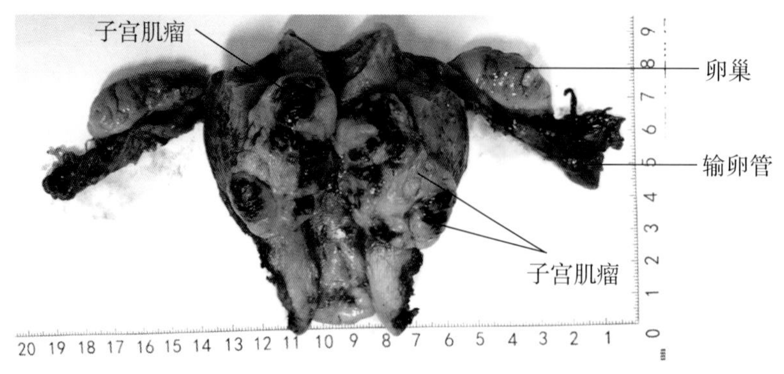

图 4-35 术后剖视标本

（SP142，TC-，IC-），CD10（－）。

【术后诊断】子宫内膜样癌 IA 期 G1 级。经科室讨论，患者为 67 岁，存在高危因素，建议行阴道近距离放疗。后续如期完成放疗。

【小结】本病例的诊治过程稍为曲折。首先经过病例特点及初步的影像学检查，提示考虑宫腔内恶性病变可能性大，但在行宫腔镜检查后局部取材及诊刮时未发现恶性病变，令人疑惑。再次仔细分析患者的病情后决定继续手术，相当于扩大取材范围，结果发现了散发局灶的子宫内膜癌。如果治疗停止于宫腔镜，则后果不堪设想。在这里，我们特别强调，对任何检查结果都要予以全面细致的分析，绝不能流于表面。平时临床思维的训练是非常重要的，只有通过深厚的积累，才能练就完善的分析和判断能力。

五、子宫畸形

（一）概述

女性生殖器官发育异常多无症状，易被忽略，通常因不孕或妊娠期并发症引起关注。女性生殖器官的分化和发育是一个复杂的过程性。在分化之前，胚胎原始性腺以及生殖器官始基已初步形成，其后的分化和发育取决于性染色体。女性生殖器官不仅与泌尿系统在解剖上比邻，而且两者均起源于体腔上皮——内胚层和外胚层。泌尿器官的发育可能影响生殖器官的发育，生殖器官的先天异常可伴有泌尿器官的异常或部分缺如。

子宫畸形中以纵隔子宫最为常见，纵隔子宫又包括完全纵隔子宫和不完全纵隔子宫（图 4-36）。

（二）病例分享

【主诉】患者，女，26 岁。发现子宫发育异常 8 个月。

【现病史】患者平素月经规律，6～7/30～31 天，量中，痛经（－），末次月经 2019 年 12 月 1 日。患者因有生育要求，于 8 个月前来我院就诊。妇科超声可见一条索样结构将宫腔分为左右两部分，接近宫颈外口，考虑完全纵隔子宫，向患者及家属解释病情及对生育的影响。1 个月前患者复查三维超声，仍可见一条索样结构将宫腔分为左右两部分，至宫颈内口，考虑完全纵隔子宫。患者现求进一步治疗，

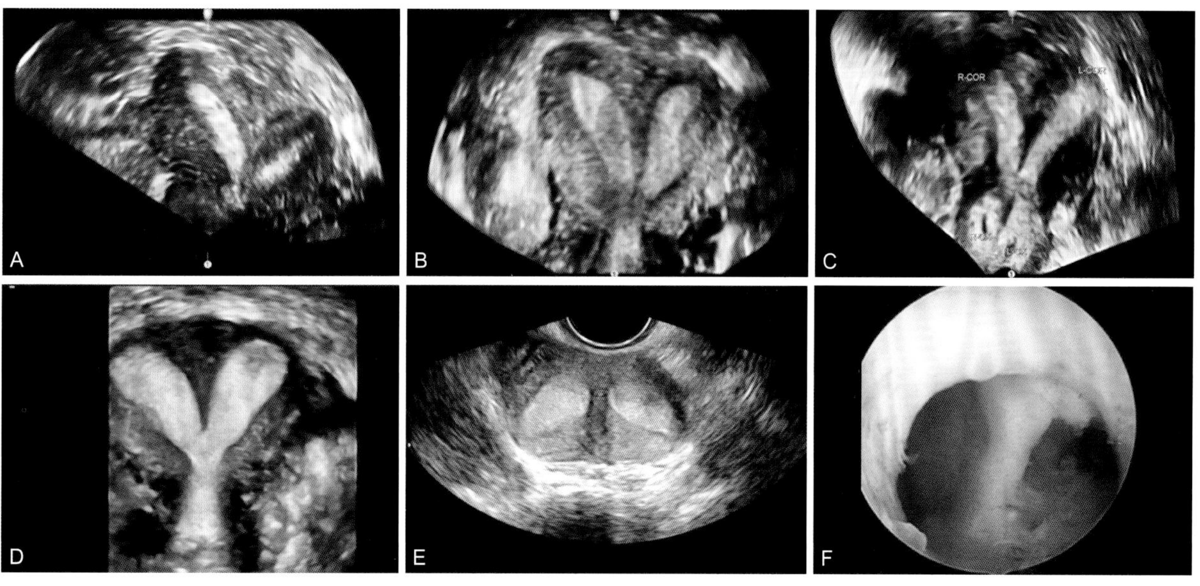

图 4-36　常见子宫畸形的影像学检查。A–C. 完全纵隔子宫，伴双宫颈；D–F. 不完全纵隔子宫

收入院。病程中患者饮食、睡眠好，精神佳，二便正常，近期体重无明显变化。

【既往史】体健，无慢性病、传染病、外伤及手术史。

【月经及婚育史】12 岁初潮，月经规律，6 ~ 7/30 ~ 31 天，量中，痛经（ - ），末次月经 2019 年 12 月 1 日，26 岁结婚，G0P0，工具避孕。

【体格检查】T 36.7 ℃，P 78 次 / 分，R 18 次 / 分，BP 116/65 mmHg。

【妇科检查】外阴呈已婚型。阴道通畅，黏膜光滑，可见少量白色分泌物，无异味。宫颈正常大小，光滑，质中，接触性出血（ - ），举痛（ - ）。宫体前位，正常大小，质中，活动可，无压痛。双侧附件区未触及异常包块及压痛。

【辅助检查】

① 生殖激素六项检查结果见表 4-9。

② 三维超声：子宫前位，大小 4.7 cm × 3.8 cm × 3.0 cm，肌壁回声均匀。冠状面可见一条索样结构将宫腔分为左右两部分，至宫颈内口，右侧内膜厚约 0.43 cm，左侧内膜厚约 0.75 cm，宫腔内未见明显异常回声。左侧卵巢 3.0 cm × 1.5 cm × 2.3 cm，右侧卵巢 3.0 cm × 2.1 cm × 1.4 cm。双侧附件区未见异常回声。诊断：子宫发育异常（考虑完全纵隔子宫，图 4-37）。

【诊疗经过】2019 年 12 月 16 日在我院行静脉麻醉下宫腔镜检查术 + 超声引导下子宫部分纵隔切除 + 诊刮术 + 富血小板纤维蛋白（platelet-rich fibrin, 简称 PRF）置入术。探宫腔深 8 cm，逐步扩张宫颈至 9.5 号。置宫腔镜检查，示宫颈管未见异常，距宫颈内口 3 ~ 4 cm 处至宫底可见一肌性隔状组织纵行将宫底腔分为左右两部分，长约 2.5 cm，厚约 1 cm（图 4-38）。表面较光滑，未见丰富血运及异型血管。双侧输卵管开口可见，双侧宫角显示清晰。遂按术前讨论在超声引导下，宫腔镜下以微型剪切除部分纵隔组织至距宫底 1.5 cm 处，后行诊刮术 +PRF 置入，手术顺利。

于 2020 年 1 月 15 日再次在静脉麻醉下行宫腔镜检查术 +PRF 置入术。术中见宫腔深度 7 cm，宫颈内膜正常，宫腔形态正常。于宫底正中可见长约 1.0 cm、宽约 0.8 cm 的不完全纵隔。在纵隔下方可见长约 1.5 cm 纵隔切除后的痕迹。子宫内膜中等厚度，未见丰富血运及异型血管。双侧宫角清晰可见，双侧输卵管开口可见。予 PRF 置入，手术过程顺利。

【小结】此患者的诊治过程体现了宫腔镜下即诊

表4-9 生殖激素六项检查结果

FSH（mIU/ml）	LH（mIU/ml）	E_2（pg/ml）	P（ng/ml）	T（ng/ml）	PRL（ng/ml）
5.74	15.7	340	0.8	0.4	36.25

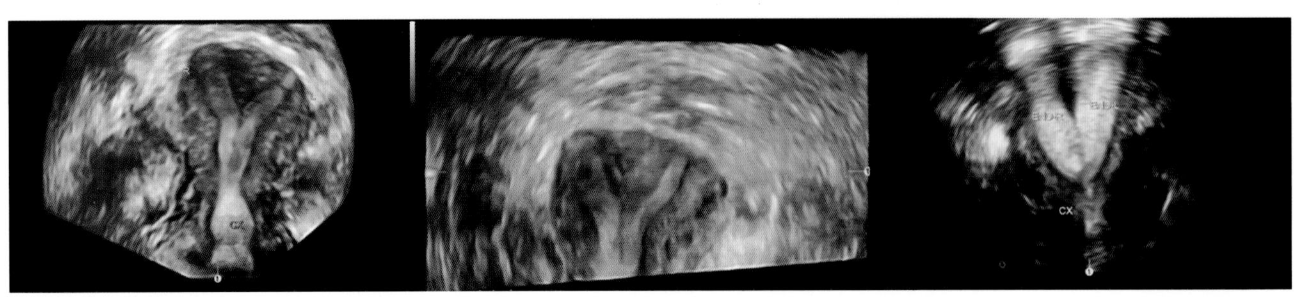

图 4-37 妇科超声提示子宫发育异常

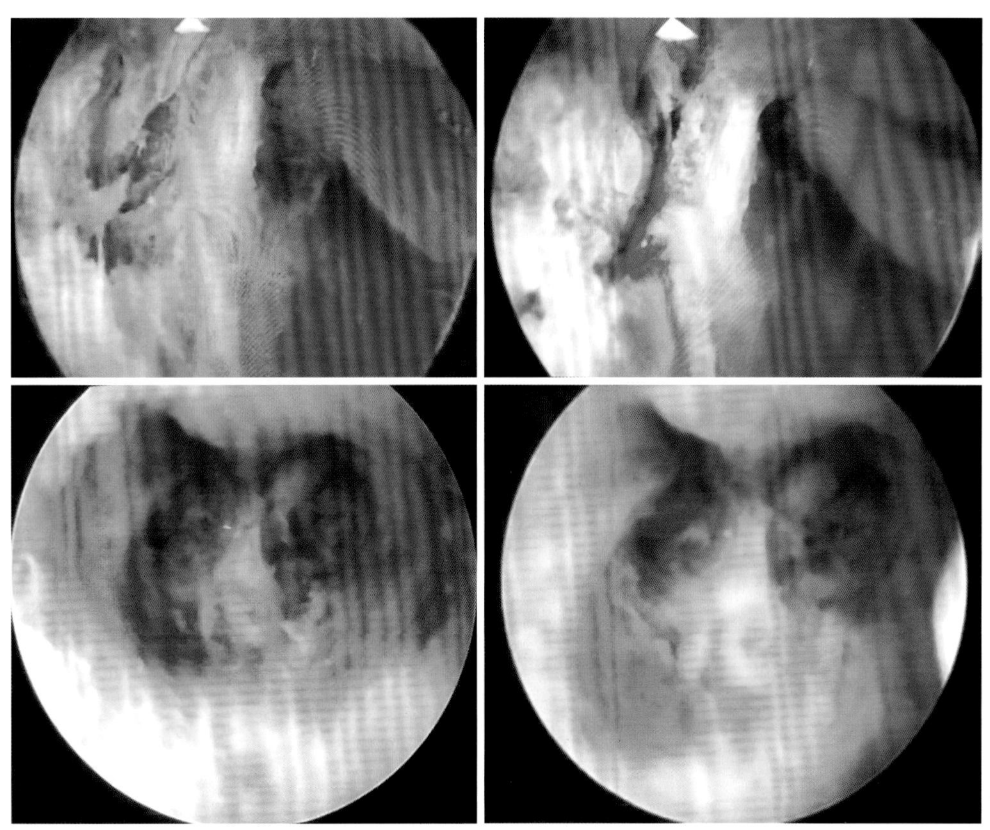

图 4-38　完全纵隔子宫宫腔镜术中所见

即治的理念。我们根据术前详细的影像学检查，已判断出子宫畸形的种类，那么就可以考虑在宫腔镜下检查的同时进行治疗（纵隔切除）。术中情况与术前判断一致，故直接在超声引导下行冷刀切除，过程顺利。术后月经如期来潮，经量正常。月经后再次行宫腔镜检查，见前次创面恢复佳，宫腔形态恢复。

此类患者存在子宫发育不良，在纵隔切除的过程中一定要注意适度，因为多数此类患者的宫底呈马鞍形（苗勒管在融合过程中出现异常偏差导致融合不全），所以宫底不可能完全平整，一定要在超声引导下操作，以保证安全。一般切除到距宫底浆膜面 1 ~ 2 cm 即可。避免过度切除组织后导致副损伤，如子宫穿孔甚至周围脏器损伤等。

六、不孕

（一）概述

宫腔是孕育胚胎和胎儿的场所。评估不孕患者宫腔状况，具有重要意义。主要如下：

1. 明确不孕和反复性流产的子宫性病因，如宫腔粘连和纵隔，或者不同部位的宫腔占位、息肉和肌瘤等，图 4-39。联合腹腔镜检查更能全面地了解不孕的原因，并给予相应的治疗。

2. 在宫腔镜直视下行输卵管插管，加压，通过插管注入有色液体（亚甲蓝溶液）。如是宫腹腔镜联合手术，可在腹腔镜下观察注液端输卵管的走行及其伞端是否有液体流出。如单纯为宫腔镜检查，可行超声引导，观察盆腔直肠子宫陷凹是否有逐渐增多的液体聚积（图 4-40）。

3. 在直视下明确是否存在宫腔粘连，同时在直视下分离粘连。我们特别强调，直视下操作，保证诊断的精准度及治疗的安全性。

4. 对宫腔息肉或子宫黏膜下肌瘤进行诊断及治疗。这两种宫内占位会影响子宫受孕的功能。体积较大的宫内占位，通常通过术前的影像学检查就已经提示。但在较小的占位，患者并无月经改变及影像学提示，但合并有不孕。宫腔镜检查时，直视下可以观察到此类小的病变，经过清理后往往会改善子宫内膜的功能，提高生育力。

（二）病例分享

【主诉】患者，女，36 岁，主因“未避孕未孕 1 年多”入院。

【现病史】平素月经规律，为 6 ~ 7/30 天，末次月经 2017 年 7 月 1 日。1 年多前开始备孕，有正常性生活，一直未孕。基础生殖激素六项及甲状腺功能正常。监测排卵正常。输卵管超声造影提示双侧输卵管不通（远端）。丈夫精液检查正常。

【既往史】平素身体健康，无慢性疾病及传染病史，无手术史及外伤史，无输血史，无药物及食物过敏史。

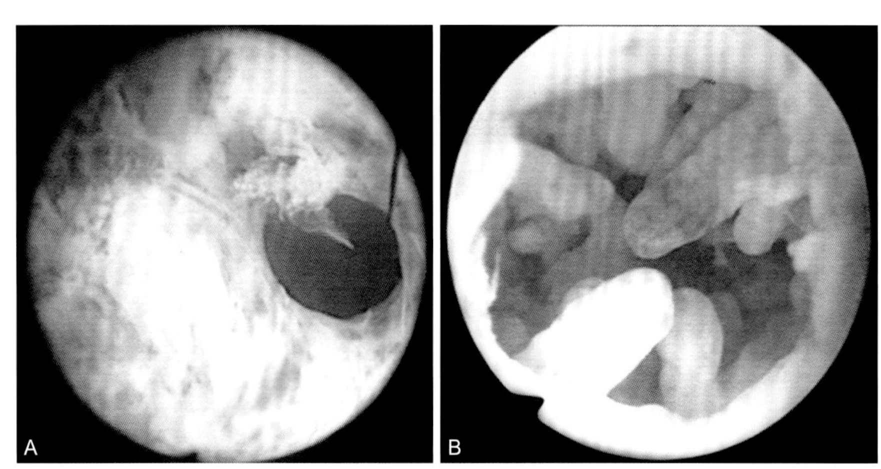

图 4-39　不孕患者的宫腔镜检查。A. 宫腔粘连；B. 宫腔息肉

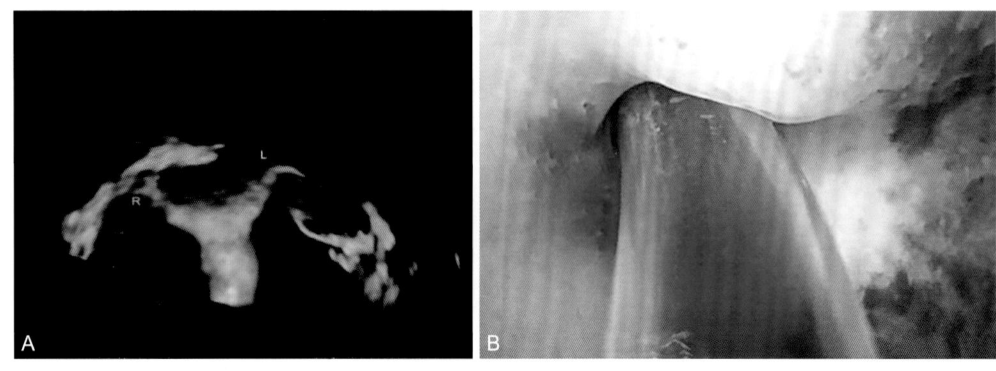

图 4-40　输卵管通畅性检查。A. 超声造影下观察输卵管；B. 经宫腔镜插入宫角插管

【月经及婚育史】初潮12岁，平素月经规律，6～7/30天，量中等，痛经（－）。末次月经2017年7月1日。35岁结婚，爱人体健，G0P0。

【妇科检查】外阴呈已婚型，发育正常。阴道通畅。宫颈光滑，无接触性出血。子宫前位，正常大小，质中，活动可，无压痛。双侧附件未触及异常包块及压痛。

【辅助检查】

① 妇科三维超声（2017年5月5日）：子宫前位，大小4.9 cm×4.1 cm×3.5 cm，肌壁回声欠均匀，后壁可见低回声结节，大小约0.6 cm×0.5 cm，子宫内膜厚约0.60 cm，回声均匀，宫腔形态正常，内未见异常回声，双侧宫角可见。子宫与盆腔组织间移动度好。左侧卵巢大小2.2 cm×1.6 cm，位于宫体中外侧，临近宫角，移动度好。右侧卵巢大小3.2 cm×1.6 cm，位于宫体中外侧，邻近宫角，移动度好，其内可见较大卵泡，大小约1.2 cm×1.4 cm。双侧附件区未见异常回声。

② 输卵管造影（2017年5月8日）：双侧输卵管远端梗阻。

【初步诊断】双侧输卵管梗阻，原发不孕。

【处理】完善相关检查后，行宫腹腔镜联合检查。

【腹腔镜检查】于子宫左后壁可见一约0.5 cm的肌瘤结节，凸向浆膜层。双侧输卵管外观迂曲，双侧卵巢未见异常。遂行输卵管通液。经宫腔置管顺利，由导管内注入亚甲蓝液，未见反流。在腹腔镜下见左侧输卵管伞端亚甲蓝液缓慢流出。右侧输卵管蓝染，亚甲蓝液延迟流出。加压后见左侧输卵管亚甲蓝液顺畅流出，右侧输卵管亚甲蓝液缓慢流出。

【宫腔镜检查】宫颈管黏膜外观正常。宫腔形态正常。子宫内膜外观未见异常。双侧输卵管开口清晰可见。分别于双侧输卵管开口处置入子宫角导管，注入亚甲蓝液体。反复加压通液后，于腹腔镜下见双侧输卵管亚甲蓝液顺畅流出（图4-41）。同时行诊刮术，刮出少量内膜组织。冲洗腹腔，检查无出血，予医用防粘连液分别置于双侧输卵管、宫腔内及腹腔内以防粘连。台下将宫内刮出物予家属过目后送病理。

【术后病理】增殖期子宫内膜。

【术后管理】术后1个月月经自然来潮，之后月经正常，3月后自然妊娠，足月剖宫产一女，体健。

七、宫腔影像学检查异常

（一）概述

宫腔影像学检查异常是一个很广义的适应证，与很多其他适应证是有交叉的。目的就是及时发现宫内病变，尤其是在临床无症状的情况下。影像学异常往往是一个非常重要的提示。换言之，对于有临床症状的患者，不管是从患者的自身角度，还是

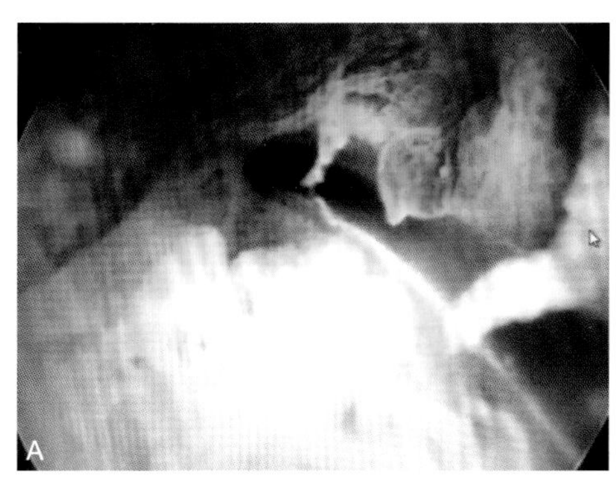

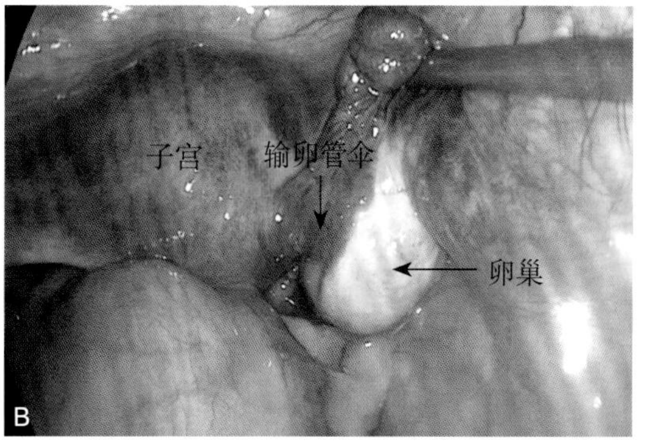

图4-41 宫腹腔镜联合输卵管通液。A. 宫腔镜下插管显示亚甲蓝液无反流；B. 腹腔镜下见输卵管伞端亚甲蓝液流出顺畅

医师层面都会重视；而对于无症状、仅有影像学异常者总是会忽略，可能延误进一步的检查和治疗，错过治疗的最佳时机。现举例说明。

（二）病例分享

【主诉】患者，女，60岁，主因“超声提示子宫内膜增厚2年”就诊。

【现病史】患者于50岁绝经。绝经后每年体检，至2年前均未提示异常。2年前妇科体检提示子宫及卵巢萎缩，子宫内膜厚0.9 cm，建议妇科进一步就诊。患者自述无任何症状，无阴道排液及出血，无腹胀、腹痛，故未遵医嘱就医。之后亦无任何不适症状。2020年妇科体检时超声提示宫腔线分离，见子宫萎缩，有少量宫腔积液，子宫内膜厚1.5 cm，回声不均。建议妇科进一步就诊。

【月经及婚育史】初潮13岁，5/28天，量中，痛经（－），50岁自然绝经。25岁结婚，爱人体健，G1P1。1980年顺产一男婴，现体健。

【既往史】患糖年病10年，血糖控制佳，BMI正常。无其他慢性病史。

【妇科检查】符合老年萎缩表现，无阴道异常分泌物及出血，阴道萎缩，宫颈萎缩明显。宫颈外口未见液体或血性分泌物排出。内诊示子宫稍萎缩，无压痛或反跳痛，双侧附件区未触及异常。

【辅助检查】盆腔彩色多普勒超声检查，示子宫和卵巢萎缩，宫腔线分离，有少量积液，子宫内膜不均质增厚，血流信号丰富，RI为0.35。建议进一步检查。其余生化指标及肿瘤标志物均未显示异常。

鉴于患者绝经10年，虽无症状，但连续2年宫腔影像学异常，并且有进展，因此，为明确宫内情况，决定行宫腔镜检查。

【宫腔镜检查】可见宫颈外口粘连。行粘连松解后探及宫颈内口亦粘连。以5 mm探查镜由宫颈外口进入探查，并以活检钳小心分离，在直视下逐渐分离宫颈内口粘连并缓慢进入宫腔，见宫腔内有混浊液体流出。继续进宫腔探查，显示子宫内膜呈广泛弥漫增生，局部呈菜花样，伴丰富血运及部分异型血管（图4-42）。子宫下段及宫颈管内膜外观未见明显异常。全面取材后留送病理检查。

【术后病理】（宫腔内组织物）高分化子宫内膜样腺癌。

【治疗】术后2周行子宫内膜癌分期手术。手术病理分期为子宫内膜样腺癌Ⅰ期。根据指南，未加后续治疗，严密监测，终身随访。随访至今2年，未见异常。

【小结】该患者的病例特点是60岁绝经后女性，除了宫腔影像学异常外，没有主观症状，所以导致她并未能及时就诊。宫腔镜检查显示宫颈粘连和宫

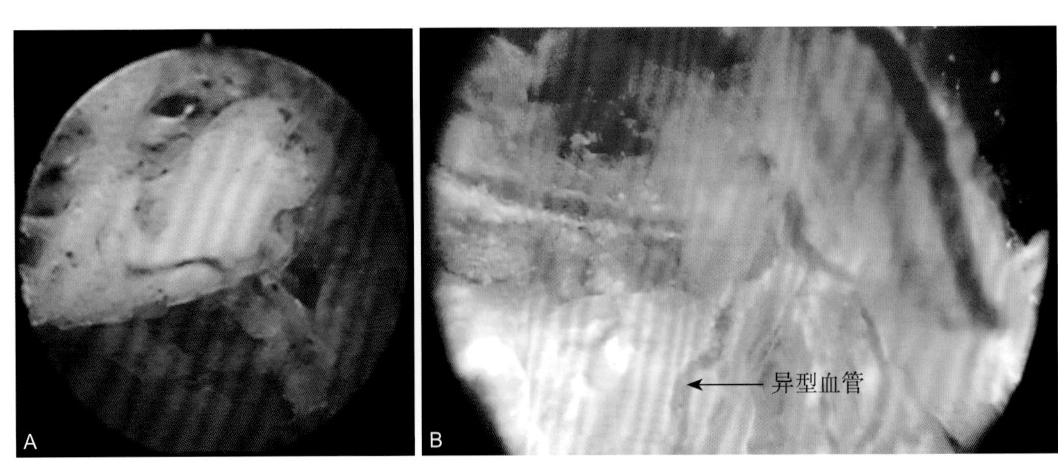

图4-42 宫腔镜下见子宫内膜广泛增生。A. 局部呈菜花样；B. 伴丰富血运及部分异型血管

腔积液，有子宫内膜呈广泛弥漫增生，局部呈菜花样，伴丰富血运及部分异型血管。最后组织病理证实为子宫内膜癌。一般情况下，子宫内膜癌会导致异常子宫出血。而绝经后妇女常常会发生绝经后出血，但该患者并无任何症状，为什么？回顾宫腔镜检查术中所见，考虑无出血可能与宫颈管粘连有关，所以我们要重视宫腔影像学异常的提示，尤其对于有进展的情形需高度重视。

八、宫腔镜术后相关评估

（一）概述

宫腔镜术后评估是为了更直观、更精准地了解宫腔镜手术的效果。治疗是一个过程，通过多方位的动态评估才能准确地判断疗效。除了患者的临床表现以及影像学的复查评价外，通常还需要更直观的复查评价，以明确治疗的效果，并决定下一步治疗方案以及随诊的注意事项等。

（二）病例分享

【主诉】患者，女，34 岁，已婚，G2P1。

【诊治经过】2014 年 11 月 21 日开腹行宫颈肌瘤剔除术。肌瘤结节大小约为 10 cm × 8 cm，位置深在，剥除肌瘤结节时穿透宫颈管。手术困难，过程尚顺利。

术后病理提示子宫内膜间质结节。

术后继发闭经，伴周期性下腹坠痛，超声提示宫颈闭锁（图 4-43）。

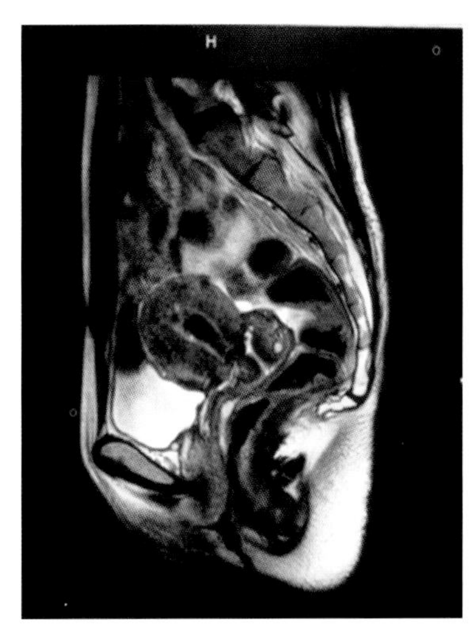

图 4-43　宫颈再通重建术前影像学检查，超声检查示宫颈闭锁

2015 年 2 月 11 日，尝试超声引导下宫腔镜检查，但多次分离均失败。

为缓解宫腔压力，予口服米非司酮 3 个月。

2015 年 5 月 19 日，MRI 提示宫颈扭曲畸形、封闭。

2015 年 5 月 22 日，再次尝试超声引导下宫颈再通术，失败。

术后继续予米非司酮 12.5 mg，每日 1 次，口服 3 个月。

2015 年 8 月 21 日，MRI 提示宫腔粘连合并宫腔积血。

2015 年 12 月 21 日，经全院讨论，制订治疗方案，在宫腹腔镜联合下行宫颈再通重建 + 置管术（3.5 号新生儿气管导管）。

【手术经过】2015 年 12 月 25 日，患者术前在膀胱镜下行双侧输尿管 D-J 管置入术。腹腔镜探查示宫颈管形态正常，顶端呈瘢痕样封闭。超声探测示宫腔内膜线与宫颈管成 90°。在腹腔镜下切开宫体后壁进入宫腔后，在宫腔镜光源的引导下剪开宫腔下段的瘢痕组织，可见膨宫液流出。更换 6 号扩宫棒，经子宫颈进入宫腔。用探针作指引，将 3.0 号新生儿气管导管放入宫腔，用可吸收缝线连续缝合子宫后壁切口。由宫颈外口取出探针，并向导管气囊内注入生理盐水 1 ml，将其固定于宫腔内，尾端离宫颈外口外 2 cm。通过超声再次确定导管位于宫腔内。在膀胱镜下取出 D-J 管。手术顺利（图 4-44）。

2016 年 1 月 25 日，患者月经复潮，月经规律，6 ~ 7/28 ~ 30 天，痛经（+），可忍受。

2016 年 2 月 4 日，在 B 超监测下置换宫腔导管。

2016 年 3 月 4 日、4 月 1 日、4 月 27 日、5 月

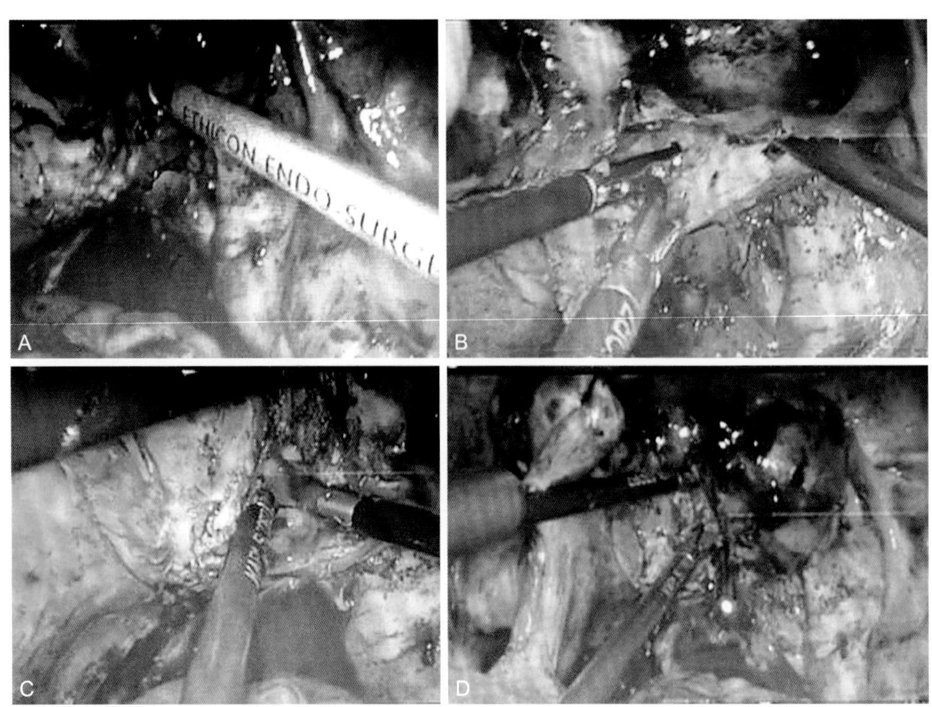

图 4-44　宫、腹腔镜联合手术过程（瘢痕切除及宫颈管重建）。A. 宫颈顶端呈瘢痕样封闭；B、C. 腹腔镜下切开宫体后壁进入宫腔后，在宫腔镜光源引导下剪开宫腔下段的瘢痕组织；D. 更换 6 号扩宫棒进入宫腔

12 日和 6 月 3 日，在 B 超监测下置换宫腔导管。

2016 年 6 月 23 日，取出导管。

在放置导管期间预防感染。

2016 年 7 月 28 日，复查宫腔镜，示宫颈管与子宫下段连接处内膜覆盖良好（图 4-45）。

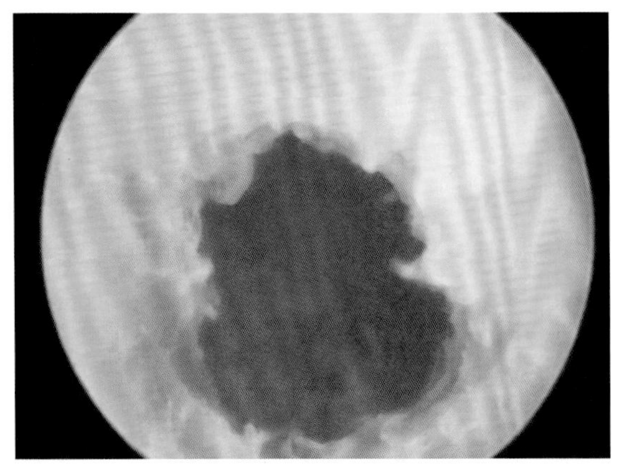

图 4-45　宫颈重建术后宫腔镜所见

2019 年 7 月开始出现痛经并进行性加重，月经规律。

2019 年 12 月 19 日，三维超声示“子宫腺肌病、子宫内膜息肉和巧克力囊肿（图 4-46A、B）？”CA125 为 92 U/ml。

2020 年 1 月 14 日，MRI 提示子宫底部偏右侧腺肌瘤（图 4-46C）。血 CA125 为 124.5 U/ml。

2020 年 1 月 14 日，复查宫腔镜。探查宫腔深 8 cm，示宫颈内膜外观正常，宫腔形态正常，子宫内膜厚度中。右侧宫角可见一直径约 0.8 cm × 0.6 cm 息肉，未见丰富血运及异型血管，双侧宫角清晰可见，双侧输卵管开口可见。予摘除息肉后行诊刮术，刮出少许内膜组织送病理（图 4-47）。

【术后病理】增殖期子宫内膜，子宫内膜息肉。

【小结】结合患者的病史、症状、体征和影像学检查，诊断：① 宫颈重建术后；② 子宫肌腺病；③ 盆腔子宫内膜异位症；④ 卵巢子宫内膜异位症

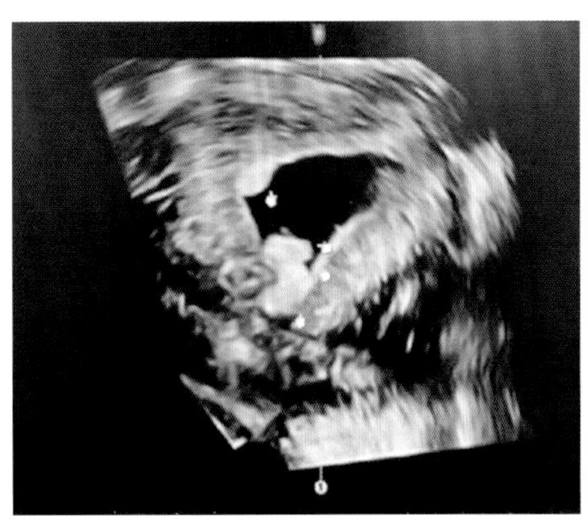
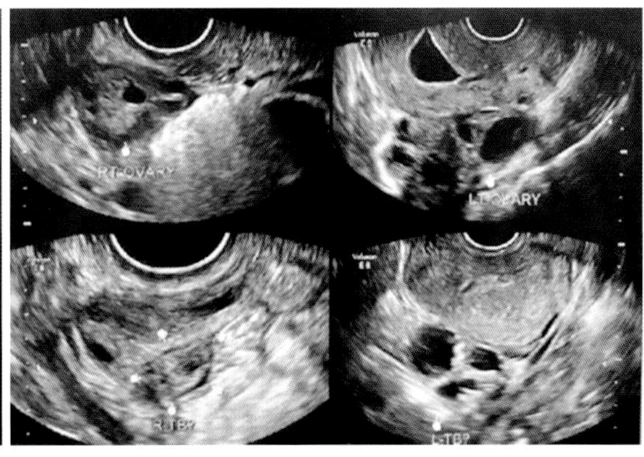

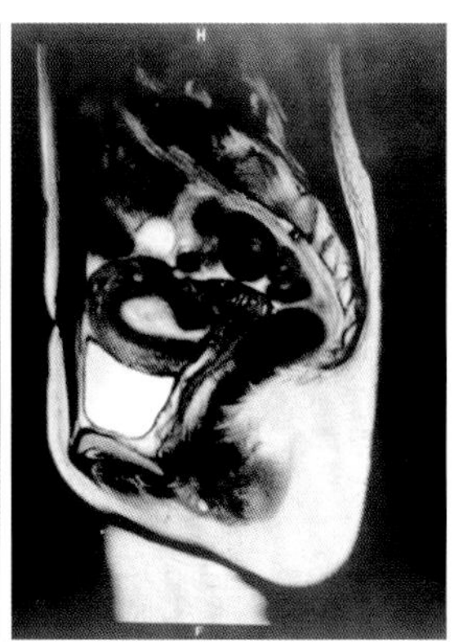

图 4-46　妇科超声及盆腔 MRI 提示子宫腺肌病

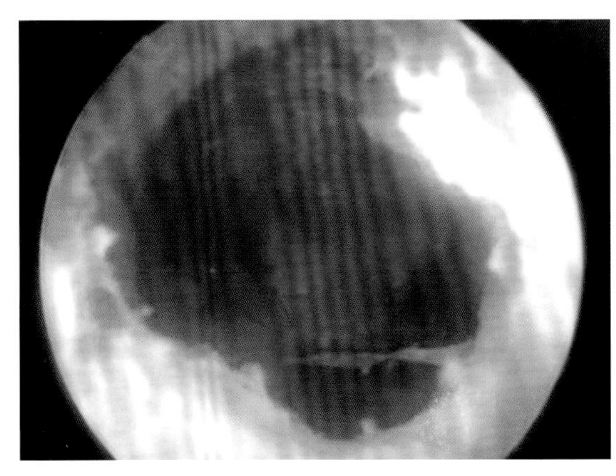

图 4-47　宫腔镜术中所见

（巧克力囊肿）。

本次宫腔镜检查术再次充分评估了宫腔大小、形态及子宫内膜状态，结论无明显异常，为之后的治疗方案提供了依据。全科讨论后决定术后先予 GnRH-a 3 个周期，经影像学及实验室检查再次评估，拟之后再次评估，以便进行长期管理。

本病例历时 6 年，临床经过是很曲折的。我们在这里分享的目的是为了说明宫腔镜在治疗后随诊评估的意义，体现了临床思维的系统性和完整性。

九、可疑子宫内膜病变

可疑子宫内膜病变是宫腔镜检查术的适应证，尤其是绝经后异常子宫出血以及合并有子宫内膜病变高危因素的患者。

回到我们曾经解读过的两个病例，其一是在“宫内占位”一节，67 岁绝经 8 年的老年女性，阴道不规则出血 5 余年，宫腔镜取材未显示恶性病变，但我们认为根据其年龄及病史的发展还是可疑，最后通过全子宫切除术证实是子宫内膜癌。其二是“宫腔影像学检查异常”一节中一个 60 岁绝经后女性。患者无任何症状，仅超声提示子宫内膜不均质增厚，伴进展及血流信号丰富，最后亦证实为子宫内膜癌（宫颈粘连至无症状）。请务必注意，尽管临床上已经有很多先进的手段和技术协助诊断和治疗疾病，但是临床医师的思考，即综合的临床思维判断能力才是最重要的。所有的临床检查手段都是为了帮助我们更完善、更全面地思考和判断，而不是束缚我们的思维，因为任何手段都是有局限性的。所以在诊断中遇到有疑惑及难以解释的问题时一定不能轻言放弃，必须继续思考、追踪及反复推敲。这个过程就像侦探，我们要找到证据，分析证据，最后得到最合理的判断，即疾病的诊断，最终达成最安全、有效的治疗，使患者获益最大化。

（二）绝经后宫腔积液可疑子宫内膜病变 1 例

【主诉】患者，女，77 岁，主因“绝经 15 年，阴道排液2个月”于2020年8月12日入院。

【现病史】既往月经规律，5/30天，无痛经。15年前患者自然绝经，绝经后无阴道出血及排液，未行规律体检。自诉2017年体检未发现异常。2个月前无诱因出现阴道流液，并伴有腹痛和腹胀，无阴道出血、发热或下腹坠胀等不适。阴道分泌物发黄，无异味，自行口服抗生素后好转。2020年7月24日我院经阴道盆腔三维超声示子宫前位，大小4.7 cm×4.1 cm×3.8 cm，肌壁回声均匀，子宫内膜厚约0.19 cm，宫腔线分离，直径约1.59 cm。CDFI示子宫及宫颈未见明显异常血流信号。提示：宫腔积液；阴道中上段粘连？盆腔MRI提示：A.宫颈黏膜可疑异常信号并宫腔信号异常（积液？）。B.子宫颈腺囊肿（宫颈纳囊，图4-48）。CA125 25.3 U/ml，其余正常。门诊以“阴道粘连，绝经后阴道排液，原因待查”收入院。

【初步诊断】绝经后阴道排液待查、宫腔积液、宫颈病变？阴道粘连、高血压1级、肺结节待查。

【辅助检查】

① 妇科检查：外阴呈已婚型。阴道上段粘连，阴道中下段黏膜光滑、萎缩，无出血点，宫颈不可见。子宫萎缩，质中，无压痛，双侧附件未触及异常包块及压痛。

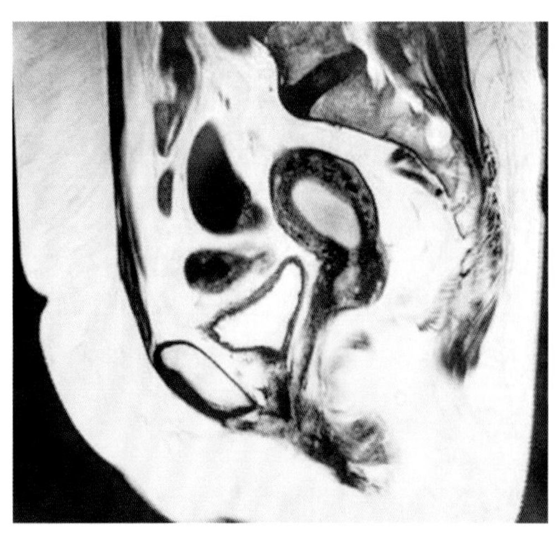

图4-48 盆腔MRI所见

②（2020年7月胸部X线）：左肺上叶前段结节，建议进一步检查。右肺中叶、左肺上叶舌段及右肺下叶少许条索。双肺透亮度不均匀。小气道病变不除外。

③ 2020年7月24日盆腔三维超声检查见现病史。

④（2020年8月，我院）HPV未提示异常。TCT示不典型腺细胞。

⑤（2020年8月25日，我院）PET-CT：A.宫颈内膜处代谢增高，延迟显像较常规显像稍增高，不除外恶性病变可能，请结合专科检查；右侧髂外血管旁及左侧腹股沟区淋巴结代谢轻度增高，考虑为炎性增殖性改变可能性大，建议随诊。B.左肺上叶前段结节，代谢增高，考虑恶性病变可能性大，建议进一步检查；纵隔4、5区少许稍高密度淋巴结，代谢未见增高，考虑为炎性增殖性改变；双肺少许纤维索条。C.肝右叶钙化灶。D.脊柱退行性改变。

【宫腔镜检查】（2020年8月17日，我院）常规消毒铺巾。见外阴萎缩，大小阴唇及阴道口、尿道口黏膜未见异常。放置小号窥器，置入尚顺利。打开困难，无法完全打开，见阴道上段粘连。钝性分离部分阴道粘连，置小号窥器，未见宫颈外口及明显阴道穹窿。在B超引导下，将HEOS细检查镜沿阴道逐渐进入宫颈管。见宫颈管内有一个0.5 cm息肉样赘生物。循宫颈管逐渐缓慢进入宫腔，可见宫腔内大量脓性黏液，伴有臭味。引流宫腔内脓液并送病原体培养。后再次探查宫腔，可见双侧宫角显示欠清，双侧输卵管开口略可见，宫底部可见粘连，宫腔形态失常，子宫内膜菲薄，子宫左侧壁可见2 cm×2 cm棉絮样赘生物，表面未见丰富血运及异型血管。再次更换HEOS直角镜，沿阴道进入宫腔，再次检查宫腔。在B超引导下通过宫腔镜取出宫颈管内赘生物，并以小号刮匙搔刮宫腔四周，刮出少量内膜组织，过程顺利。取出组织予家属过目后留送病理。再探宫腔，无异常。

【宫腔镜术后病理】

（宫腔内容物）少许子宫内膜组织呈复杂性增生伴不典型增生改变，部分癌变为子宫内膜癌，子宫内膜样型（高分化）。

（宫颈管组织）少许破碎的宫颈内膜组织及小灶游离破碎的不典型腺上皮细胞，不除外肿瘤细胞。

【宫腔脓液培养】大肠埃希氏菌，予抗感染治疗。

【宫腔镜术后诊断】子宫内膜样腺癌（IA 期 G1 级）、盆腔炎、宫腔积脓、阴道粘连、肺结节待查、高血压 1 级。

【腹腔镜手术】2020 年 8 月 28 日于我院行腹腔镜下全子宫及双侧附件切除术。剖视子宫，未见肉眼病灶（图 4-49）。

【术后病理】

①（子宫双侧附件）镜检：见萎缩的子宫内膜，小灶高分化子宫内膜样腺癌，病变跳跃，共有 4 灶（分布在 3 张切片中）。其中病灶最大者最大径为 4 mm（内膜全部取材共 20 块，其中在 3 块内发现癌变，共有 4 灶）。子宫内膜内浸润，未见侵犯肌层，肌壁未见显著病变。子宫下段未见病变累及。见慢性宫颈及宫颈内膜炎。左右宫旁血管及阴道残端未见病变累及。游离组织可见子宫颈腺囊肿。两侧输卵管和卵巢未见显著病变。

② 免疫组化：Pax8（+），CA125（+），ER（80%+），PR（30%+），p16（+），WT-1（－），CK7（+），CK20（－），NapsinA（－），p53（5%+），Ki-67 指数（5%+），MLH1（+），MSH2（+），MSH6（+），PMS2（+），CD3（T 淋巴细胞+），PD-1(UMAB199)（30% 肿瘤间质淋巴细胞+），PD-L1(SP142)（肿瘤细胞－，10% 间质免疫细胞+）。

【术后诊断】子宫内膜样腺癌（IA 期 G1 级）、盆腔炎、宫腔积脓、阴道粘连、肺结节待查、高血压 1 级。

基于以上多个病例，我们可以体会到，宫腔镜检查的适应证并非单一的条条框框。我们应结合患者的情况进行具体分析，以严谨完善的临床思维规范开展诊疗工作，并不断总结和提高。

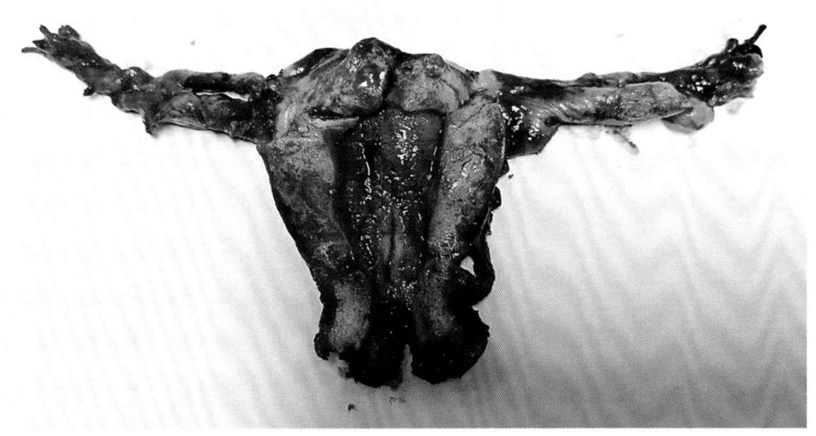

图 4-49　术后离体标本

第四节　宫腔镜检查的禁忌证

宫腔镜检查尚无明确绝对的禁忌证，以下为相对禁忌证。

一、术前体温≥ 37.5 ℃

关于术前体温，应该注意以下事项：

1. 注意避免干扰因素的影响，至少两次测量体温大于 37.5℃。

2. 体温处于临界值 37.2~37.5 ℃时要谨慎应对。

二、急性或亚急性生殖系统炎症

凡对于急性或亚急性生殖系统炎症患者，手术操作会加重炎症的程度和范围，因此术前务必评价清楚。

（一）急性生殖系统炎症

1. 症状　患者往往有急性盆腔炎的症状，如发热和腹痛，伴白带增多或者阴道不规则出血。

2. 体征　轻者无明显异常发现，严重者呈急性病容，体温升高，下腹部有压痛、反跳痛及肌紧张。盆腔检查时，阴道内可见脓性分泌物，后穹窿触痛阳性。宫颈充血和水肿，举摆痛阳性。宫体压痛。附件区可增厚甚至触及包块，还可有压痛阳性等。

3. 辅助检查　实验室检查提示细菌感染表现。影像学可提示盆腔积液或者卵巢输卵管脓肿。

（二）亚急性生殖系统炎症

亚急性生殖系统炎症的表现不典型，需要积极排查。

三、子宫大量出血、重度贫血或血液病且无后续治疗措施者

（一）异常子宫出血（AUB）

1. 临床表现　子宫大量出血者常合并贫血，首先要注意鉴别诊断，明确出血是否来源于宫腔内，是否合并全身疾病以及是否有特殊用药。

2. 完善辅助检查

（1）检查血常规及凝血功能。

（2）盆腔超声：进一步了解内生殖器的状态，尤其是有无宫内占位以及其他异常情况。

（3）选择手术时机：应积极纠正贫血状态，必要时输血，给予预防感染以及支持治疗。同时尽快完善术前准备，进行宫腔镜检查，以尽快止血和明确诊断。

四、近期子宫穿孔或子宫手术史者（3 个月内）

（一）病史采集

务必详细了解病史。在进行宫腔操作前需要全面、系统地评估。如果适应证的确存在，为限期手术并且要在一些辅助措施的帮助下（如超声引导）操作，术前必须与患者充分沟通并获得知情同意。

（二）高危因素

1. 老年绝经后女性有困难取节育器史。

2. 近 3 个月内宫腔手术可疑穿孔者。

3. 哺乳期女性自然流产或人工流产术后残留者。

（三）典型病例分析

患者，女，63 岁，绝经 13 年。半年前在外院计划生育门诊取节育器。自诉术前超声提示是 O 型节育器。取节育器过程困难，伴剧烈腹痛，出血较多，同既往月经量。取出节育器后检查，已严重变形。

取出节育器后患者出现低热。查血常规正常，自行口服抗生素 1 周，体温逐渐正常，腹痛逐渐缓解，阴道出血 2 周后干净。

现取节育器后半年，因少量阴道出血就诊于我院。患者无腹痛、发热或阴道排液。超声提示子宫明显萎缩，子宫内膜 0.2 cm，宫内有约 0.5 cm 强回声，双侧卵巢萎缩，双侧附件区未见异常回声。提示可疑宫内节育器残留。

进行入院评估，考虑半年前的取环术是一次困难的宫腔操作，子宫穿孔的可能性很大。

【术前评估】

（1）患者绝经 13 年，有少量阴道出血，同时超声提示宫内强回声。存在手术适应证，距离前一次手术已半年，非手术禁忌。

（2）充分考虑手术风险：① 老年患者，阴道、宫颈及子宫均萎缩，手术难度大。② 有半年前困难的宫腔操作史，可疑子宫穿孔。故本次做好宫颈准备，同时在超声引导下操作。

【术前准备】

术前进行宫颈准备。患者无用药禁忌（无糖尿病、高血压或哮喘等病史），术前 4 h 阴道穹窿置米索前列醇片 200 μg。

【宫腔镜手术】

探宫颈内口粘连，缓慢分离粘连后扩张宫颈内口进入宫腔，同时在超声引导下探及膨宫液进入宫腔。可见浆膜面完整，宫底肌层薄弱，约 0.5 cm。探针继续在超声引导下进入宫腔。探宫腔深度 6 cm，之后逐渐以宫颈扩张器扩张宫颈，进入深度 3~4 cm，因恐损伤而未至宫底。在扩张宫颈至 9.5 mm 后置入 HERO 宫腔镜，仔细查看宫腔内情况。见宫腔萎缩，宫底轻度粘连，形态正常，子宫内膜萎缩。在靠近右侧宫角处可见一橡胶套样异物，呈棒样外观，长约 0.5 cm。近距离观察宫底部，可见宫内节育器压痕，同时通过超声查看宫底部最薄处仅约 0.2 cm。宫腔镜直视下钳夹异物取出，再次查看宫腔内无异常，同时超声探查亦无异常，术毕。术后查看取出物为宫内节育器上残留的破损橡胶套，其上附着少量子宫内膜样组织，送病理。病理结果示“萎缩性子宫内膜”。

患者术后恢复好，术后第二天出院。1 周后阴道出血停止。术后 3 个月复查，超声未提示异常。之后逐年体检，至今已 3 年，未提示异常。

五、宫腔过度狭小或宫颈过硬，难以扩张者

对于此禁忌证，需要在术前仔细检查时打开窥器，仔细观察宫颈形态，并做双合诊，才能做出初步诊断。遇此情况时需制订应对措施。本书相应章节有详细描述。

六、浸润性宫颈癌

所有宫腔镜检查前都必须做宫颈细胞学的筛查。但偶有患者因为急性异常子宫出血直接行宫腔镜检查，而忽略了宫颈细胞学筛查。另外，宫颈癌也是造成异常子宫出血的原因之一。

病例分析

【临床表现】 患者，女，63 岁，主因“绝经 15 年，不规则阴道少量出血 1 年余”就诊。妇科检查提示阴道萎缩，有少量暗红色血性分泌物，无异味；宫颈外口萎缩，表面光滑。子宫萎缩，双侧附件区未及异常，无压痛。

【辅助检查】 盆腔超声提示子宫萎缩，子宫内膜 0.3 cm，宫腔内未见异常回声，双侧附件（－）。

外院 TCT 及 HPV 提示 HPV（－），TCT 取材不满意。我院复查 TCT，结果显示有不典型腺细胞。遂行盆腔 MRI 检查，提示宫颈管病灶伴强化，不除外宫颈癌。

在阴道镜下行宫颈活检，显示宫颈转化区Ⅲ型。根据醋酸白及碘染色提示部位取材。病理检查结果提示宫颈腺癌，病灶主要位于宫颈管内，为宫颈内生型癌。临床分期为ⅠB 期。

后续行广泛全子宫切除术＋双侧附件切除术＋盆腔及腹主动脉旁淋巴结切除术。术后病理为宫颈腺癌，术后予以放化疗。

七、患有严重内外科疾病，难以耐受膨宫操作者

老年患者往往存在内科合并症，需要请相应专科医师会诊，予以充分评价，必要时进行多学科会诊，权衡利弊，并做出恰当决策。

八、生殖道结核，未经适当抗结核治疗者

生殖器结核并不多见，但仍然需要考虑到。因为一旦忽视，易造成严重后果。

第五节　术前准备

一、常规准备

1. 再次详细询问并完善病史，排除严重的内外科合并症以及各类宫腔镜手术禁忌证。

2. 检查时间　检查宫腔镜的最佳时间为月经干净后 1 周内，禁同房。对于急性 AUB 或持续不规则出血者，明确手术适应证，排除手术禁忌证，可随时检查。

3. 完善术前检查

（1）实验室检查：血和尿常规、血型、血生化、凝血功能、传染病筛查及阴道分泌物常规。

（2）辅助检查：盆腔超声、宫颈细胞学检查（TCT+HPV）、心电图及 X 线胸片，必要时加做盆腔 MRI 检查。

（3）必要时，如年龄＞60 岁或有心血管系统合并症患者，加做心脏及下肢血管超声检查，必要时加做肝、胆影像学检查。

（4）根据患者的具体情况，包括其他科室的会诊意见，增加相应的辅助检查。

4. 麻醉及镇痛　详见第十三章。

5. 术前禁食 6～8 h，根据进食内容和疾病的缓急程度而定。

6. 签署知情同意书。

二、注意事项

（一）术前宫颈准备

术前给予宫颈软化准备，对于绝经后女性尤为重要。

1. 术前 4 h 阴道内放置米索前列醇 200 μg 可有效软化宫颈，利于宫颈扩张，更有利于宫腔镜操作，并减少并发症。阴道内置米索前列醇是最常用的方法，建议以生理盐水湿润药片并碾碎后放置于阴道后穹窿。但要注意米索前列醇的使用禁忌证，如哮喘、青光眼以及未控制的原发性高血压等。

2. 一次性导尿管　在宫腔镜术前数小时由宫颈管置入一次性导管，可达到宫颈扩张的效果。

（二）扩张宫颈的技巧

1. 宫颈外口粘连　如遇宫颈外口粘连，先寻

找宫颈外口的部位。若探针进入困难，可试用以下方法：

（1）用血管钳钳尖，分离扩张粘连的宫颈外口。

（2）若上述方法无效，用 20 ml 注射器针头小心地分离粘连的宫颈外口后，再以血管钳或探针小心扩张。

2. 宫颈内口粘连　若探针置入宫颈管 1 ~ 2 cm 后无法继续进入宫腔，提示宫颈内口粘连。此时切忌盲目暴力探入并扩张，尤其对绝经后子宫萎缩的患者，易导致子宫穿孔甚至周围脏器损伤。需以探针顺着子宫的弯曲度小心逐步深入，分离宫颈管内的疏松组织后再使用宫颈扩张棒充分扩张宫颈内口，必要时在超声引导下操作，以便较准确地把握探针或扩张棒的方向。

3. 宫腔镜直视下操作　如宫颈内口粘连严重，探针进入阻力巨大、无法继续探入时，切不可贸然用力。应在充分扩张宫颈外口的前提下，将宫腔镜放入宫颈管中，在宫腔镜直视下寻找宫颈内口，使用宫腔镜侧弯钳逐步分离并扩张粘连的宫颈内口直到进入宫腔。上述操作，成功把握较大，避免了盲目暴力扩张可能导致的子宫穿孔甚至周围脏器损伤。

（三）膨宫介质

宫腔镜检查一般使用生理盐水，膨宫压力为 80 ~ 100 mmHg。如果需要单极能量器械，要及时更换 5% 葡萄糖溶液或甘露醇溶液。

参考文献

[1] 中华医学会妇产科学分会妇科内镜学组. 妇科宫腔镜诊治规范. 中华妇产科杂志, 2012, 47(7): 555-558.

第五章

各种疾病的宫腔镜手术操作

第一节　子宫内膜息肉

一、概述

子宫内膜息肉 (endometrial polyps，EP) 是指子宫内膜（宫腔内表面）局部的良性结节状凸起。组织来源包括子宫内膜腺体、间质以及血管；表现形式可以为单发或多发；大小不同，质地也不同。目前病因不清，考虑与多种因素导致的子宫内膜表面腺体及间质过度增殖有关[1]。

子宫内膜息肉在生育期主要表现为异常子宫出血。在异常子宫出血的原因中有 13% ~ 32% 为子宫内膜息肉[2]。绝经期表现为不规则阴道出血或无症状。临床上首选超声作为诊断方法。子宫内膜息肉通常可经盆腔 B 超检查发现，最佳的检查时间为月经周期第 10 天之前。确诊后需在宫腔镜下摘除息肉，并行组织病理检查。

二、诊断

（一）临床表现

单发的小息肉（直径小于 1 cm）一般无症状，往往在查体时发现。多发性、弥漫性者常伴有异常子宫出血。

巨大息肉或脱出于宫颈的息肉可继发感染和坏死，而引起阴道不规则出血及伴有阴道排液增多。部分患者可伴有不孕。

在绝经后子宫内膜息肉，部分患者表现为阴道不规则出血。

（二）体征

患者在全身检查及妇科检查时往往无阳性表现。如子宫内膜息肉脱出宫颈口，可在盆腔检查时看到阴道内宫颈口脱出质软、色如组织的肿物，蒂部深在，阴道排液增多，以及（或）不规则出血，需与子宫黏膜下肌瘤相鉴别。

（三）辅助检查

1．血液检查　血红蛋白可正常。如伴不规则出血，可能导致贫血。凝血功能多无异常。

2．影像学检查　超声是诊断子宫内膜息肉的常用方法，多表现为宫腔内高回声。MRI 对软组织的分辨率高于超声。如合并肌瘤或其他盆腔肿物的情况，有更高的临床参考价值，亦能显示有无肿大的淋巴结转移或种植等[1]。

3．宫腔镜检查　目前认为宫腔镜下活检是诊断子宫内膜息肉的金标准。可在直视下全面检查宫腔。息肉的表现可以是带蒂的，亦可以是固着在宫腔里的，为单发或多发。在宫腔镜下亦可直接直视下切除病灶。

综上，阴道超声检查是诊断子宫内膜息肉的首选，宫腔镜检查联合病理检查是诊断子宫内膜息肉的金标准。

美国妇科腔镜学会（American Association of Gynecologic Laparoscopists, AAGL）制订的子宫内膜息肉诊断指南为：① 阴道超声为子宫内膜息肉的检测提供可靠的信息（B 级）。② 彩色多普勒阴道超声可提升诊断子宫内膜息肉的能力（B 级）。③ 盲目扩张、刮宫或活检不宜用于子宫内膜息肉的诊断（B 级）。

三、子宫内膜息肉宫腔镜手术的适应证和禁忌证

子宫内膜息肉治疗的目的是解决伴有的异常子宫出血或不孕等问题。根据患者的症状、病灶恶变的风险以及患者对生殖的需求等，可采用保守治疗或手术治疗。大多数妇科医师主张采取息肉摘除术，在诊断的同时又可治疗。

（一）手术适应证

1. 有症状（异常子宫出血），同时影像学提示单发或多发性宫腔内高回声（子宫内膜息肉）。

2. 无症状，但影像学提示息肉直径大于 1 cm。

3. 动态监测虽无症状，但息肉逐渐长大，或从无症状到有症状。

4. 绝经后，可疑子宫内膜息肉。

（二）手术禁忌证

1. 绝对禁忌证　无。

2. 相对禁忌证　体温 >37.5 ℃；子宫持续大量出血及重度贫血；宫内妊娠；急性或亚急性生殖道炎症；近期发生子宫穿孔；宫腔过度狭小或宫颈管狭窄、坚硬，难以扩张；浸润性宫颈癌，生殖道结核且未经抗结核治疗；有严重的内、外科合并症而不能耐受手术操作。以上各项在第四章有详细的解读。

四、术前准备

（一）宫颈准备

详见第四章第五节术前准备。

（二）手术时机的选择

1. 在早卵泡期进行手术，一般为月经干净后 3 ~ 7 天。此时内膜较薄，手术视野相对开阔，便于在直视下精准操作。

2. 对于异常子宫出血的患者，亦可根据情况随机选择手术时间。

（三）手术知情同意

详见第四章第三节。

五、手术步骤及术中注意事项

（一）概述

现代宫腔镜技术可以采用机械性或者电能量两种形式切除宫腔内息肉。术者可以在直视下检查、定位及手术操作，具有既高效又安全的特点，是治疗子宫内膜息肉的首选方式。

随着宫腔镜操作孔道的增宽及操作器械种类的增多，手术的精准性及彻底性较前明显改善。机械性切除亦称冷刀切除，是依靠器械的物理作用摘除息肉，对子宫内膜的影响小（图 5-1）。电能量切除术通过电器械切割组织达到摘除息肉的目的，切割深度及范围需谨慎，过深或过于广泛可能导致子宫内膜及周围脏器的电损伤，也可能对未来的妊娠产生潜在不利影响。无论哪种方式，都需要做充分的宫颈准备，尤其对于绝经后的萎缩子宫。

（二）手术步骤

1. 调整并维持膨宫压力　每个患者患的疾病、子宫大小和形状都不尽相同，因此术前要有预估，术中要及时调整。

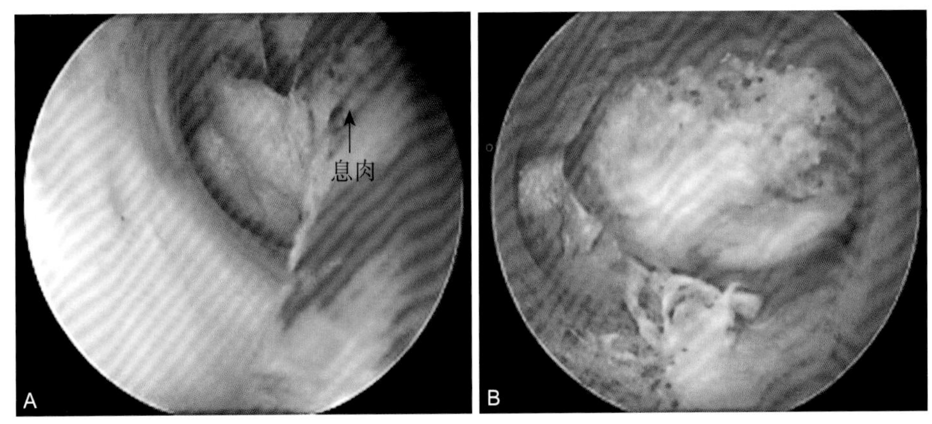

图 5-1　宫腔息肉。A. 宫腔多发息肉（左侧右宫角及后壁息肉）；B. 采用冷刀摘除子宫后壁息肉后

（1）宫腔深度大于 12 cm 时，术中可以适当调高膨宫压力。在排除恶性病变的前提下，宫腔压力可以升至 100 ~ 120 mmHg。

（2）患有子宫腺肌病的患者由于子宫肌层增厚，顺应性差，膨宫困难，需要做好充分准备，同时注意由于视野和操作空间的限制而增加手术并发症（夹层，甚至穿孔）的风险。

（3）使用冷器械时，膨宫液用生理盐水（电解质液体）。

（4）使用电器械时，膨宫液用 5% 葡萄糖溶液或甘露醇溶液。如果是糖尿病患者，在葡萄糖膨宫液内需加入适当比例的胰岛素。

2. 机械性（冷刀）切除息肉　宫腔镜下子宫内膜息肉切除术可以在直视下定位子宫内膜息肉组织，切除位于子宫内膜基底层的息肉根部，以达到切除整体息肉的目的。该手术时间短，并发症少，复发率低，集诊断与治疗于一体，是治疗子宫内膜息肉的首选方法（图 5-2）。

手术的基本原则是在宫腔镜直视下，使用专业器械从息肉的根部完整切除息肉。手术采用钳夹旋转移除法，该法适用于多数宫腔息肉。推荐大腔道宫腔镜。手术时选择适宜的器械，在宫腔镜直视下钳夹息肉蒂部，旋转离断后取出。例如，在定位准确的前提下，以宫腔镜弯钳定位和钳夹息肉蒂部后旋转，待蒂部血运自然渐闭锁、组织剥脱，再将息肉由宫腔取出。操作要准确、轻柔。

如果息肉径线较大（＞2 cm），尤其蒂部宽大或质韧时，可加用冷器械小剪刀（尖头单面剪刀或钝头双面组织剪刀）配合弯钳和抓钳分次完成。强调在直视下操作，以确保所有器械操作的每一步都视野清晰，安全可靠。可分块取出息肉。

（3）绝经后女性：其生殖器官的特点是子宫萎缩，宫壁菲薄，进行宫腔操作时易发生子宫穿孔及其他手术并发症。而宫腔镜下直视操作最大限度地保证了解剖定位准确、操作定位准确及操作程度判断准确三大要素。进行此类操作时要特别小心轻柔，在直视下轻夹、轻转、轻取。绝经后女性的宫腔壁菲薄，而息肉往往质地偏韧，旋转息肉时会牵拉宫壁组织。操作时需避免暴力，必要时可用尖剪或组织剪在直视下于息肉蒂部做锐性分离，再用弯钳钳夹旋转。

对于绝经后子宫萎缩而宫腔息肉部位特殊的情形，可以在超声引导下操作，以便提高手术的精准性及安全性。在膀胱充盈下，将超声探头置于下腹部，同时向宫腔镜注入膨宫液后，在超声监测下行宫腔镜操作。

3. 电能量切除术　指使用电能量器械进行手术操作。将单极（双极）电切环置于息肉蒂部进行切

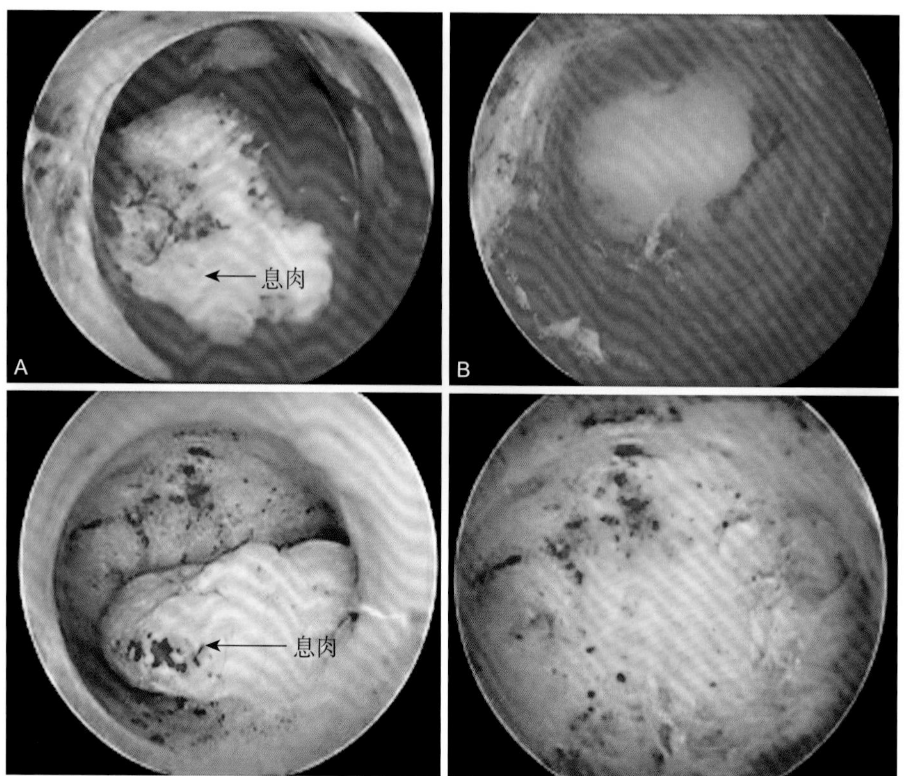

图 5-2　宫腔息肉 A、C，宫腔息肉术前；B、D，宫腔息肉切除后

割，一般功率为 50 W。切割深度达浅肌层，以减少复发。多用于复发或多发蒂宽大的息肉。

应注意根据绝经后女性子宫的解剖特点进行手术。对于绝经后宫腔息肉，建议少用电切法，否则易导致副损伤。

应对全部取出的子宫内膜息肉组织进行组织病理学检查。

4. 术中监测

（1）生命体征：包括呼吸、脉搏、血压、血氧饱和度及心电监护等。

（2）膨宫介质及手术时间：冷器械手术的膨宫介质是生理盐水，安全性较高，但也需要计算灌流液入量和出量的差值。如该差值≥1000 ml，应严密观察生命体征的变化，警惕稀释性低钠血症的发生。应尽快结束手术。如果使用单极电切器械，需使用葡萄糖溶液或者 5% 甘露醇溶液作为膨宫介质。此时更要严密关注灌流总量（＜8000 ml）、差值以及手术时间（＜1 h）。灌流液出入量差值≥1000 ml 时，要测定血糖及血清电解质的变化。

六、术后观察和随访

（一）术后近期观察

1. 术后监测生命体征，尤其对于老年人及有内科合并症的患者，术后需要严密监测心、肺情况。

2. 电切术后的监护需要更严密、更严格。建议常规行心电监护，并监测血糖和电解质，包括阴道出血量。

3. 术后阴道出血较多时，酌情选用缩宫素及止血药物。在没有禁忌的情况下尽早下床活动。

（二）术后长期随访与管理

1. 术后根据组织病理学的结果制订下一步管理方案。

2. 有生育要求的患者，可使用天然或半合成孕激素调整月经周期，并行促排卵治疗。

3. 无生育要求的患者，可口服避孕药或宫内放置曼月乐，以预防复发。

七、病例分享

患者38岁，因“经量增多半年，超声提示宫内高回声”行宫腔镜检查术。术中见子宫左侧宫角处占位，仔细探查为宫角处质地既软又韧、同时蒂宽大的似腺肌瘤样赘生物，约大小3 cm×2.5 cm×2 cm。在宫腔镜直视下以弯钳钳夹时，因蒂宽、质软、无张力，旋转时多次赘生物滑脱，操作困难。遂改用尖头单面剪刀锐性分离赘生物蒂部直至蒂部逐渐缩窄，再使用抓钳抓取已游离的部分旋转，分次取出。蒂部残余少许，使用弯钳夹取旋转取出（图5-3）。

最后病理：子宫内膜腺肌瘤样息肉。

附：美国妇科腔镜学会（AAGL）子宫内膜息肉治疗指南

1. 对于小的、无症状的息肉，保守治疗是合理的（A级）。

2. 不推荐用药物治疗息肉。

3. 宫腔镜息肉切除术仍然是治疗的金标准（B级）。

4. 不同方法的宫腔镜息肉切除术的临床预后没有显著差异（C级）。

5. 对于绝经后有症状的女性，应切除息肉并进行组织学评估（B级）。

6. 宫腔镜切除息肉术优于子宫切除术，原因在于其微创性，成本低，且手术风险相对较低（C级）。

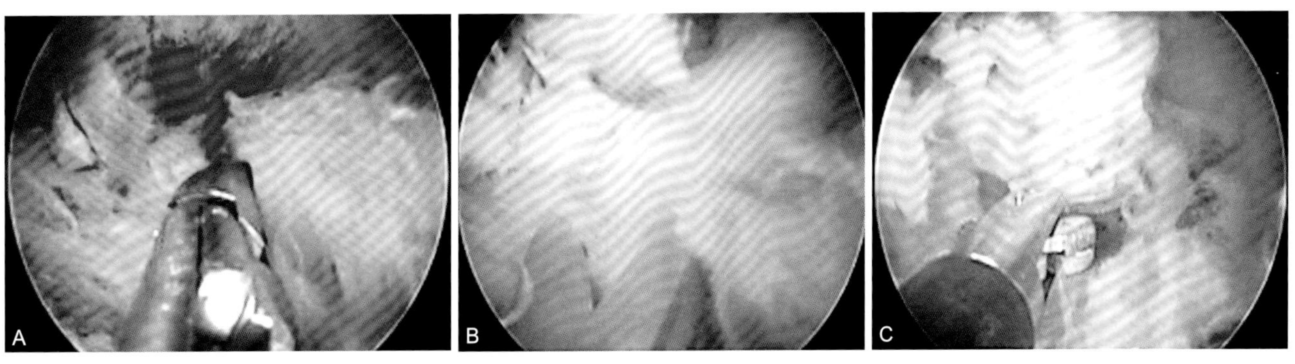

图5-3　手术过程（充分利用不同冷器械）。A. 弯钳；B. 剪刀；C. 抓钳

第二节　子宫黏膜下肌瘤切除术

子宫肌瘤是女性生殖系统最常见的良性肿瘤，好发于育龄期女性[2]。按肌瘤与子宫肌壁的关系，可分为浆膜下肌瘤、肌壁间肌瘤和黏膜下肌瘤。因肌壁间肌瘤与浆膜下肌瘤无法通过宫腔镜手术切除，因此本章不予阐述。子宫黏膜下肌瘤凸向宫腔方向生长，表面仅有黏膜层覆盖，最常见的症

状是异常子宫出血和不孕等。子宫黏膜下肌瘤传统的手术方法为经腹剔除肌瘤或切除子宫。随着宫腔镜技术的飞速发展，宫腔镜子宫黏膜下肌瘤切除术（transcervical resection of myoma, TCRM）已经几乎取代了传统的手术方法。TCRM是应用宫腔镜下冷刀操作或宫腔电切镜，在宫腔内切除黏膜下肌瘤和部分内凸的肌壁间肌瘤，以缓解患者的月经过多症状，保留生育功能的手术。与开腹手术相比，该手术具有显著的优势：不开腹，创伤小，可保留子宫壁的完整性，术后恢复时间短，围术期并发症少。本章主要对宫腔镜下子宫黏膜下肌瘤电切术进行阐述。

一、子宫肌瘤的分类

按照国际妇产科联盟（FIGO），子宫肌瘤分为九类（图5-4）[3]：

0型：有蒂黏膜下肌瘤。

Ⅰ型：无蒂黏膜下肌瘤，向肌层扩展≤50%。

Ⅱ型：无蒂黏膜下肌瘤，向肌层扩展＞50%。

Ⅲ型：肌壁间肌瘤，位置靠近宫腔，瘤体外缘距子宫浆膜层≥5 mm。

Ⅳ型：肌壁间肌瘤，位置靠近子宫浆膜层，瘤体外缘距子宫浆膜层＜5 mm。

Ⅴ型：肌瘤贯穿全部子宫肌层。

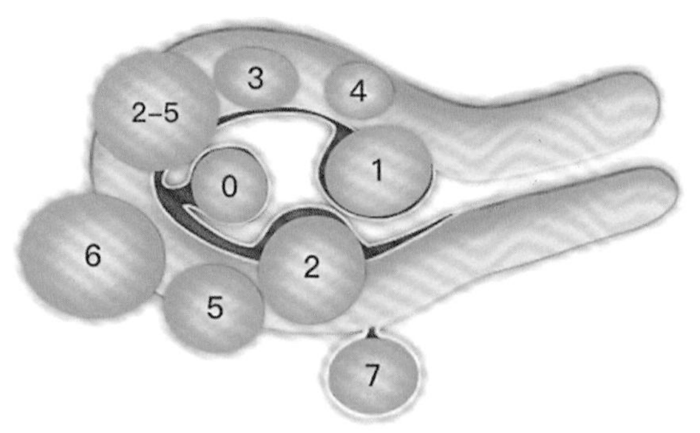

图5-4 国际妇产科联盟（FIGO）子宫肌瘤分类

Ⅵ型：肌瘤凸向浆膜。

Ⅶ型：肌瘤完全位于浆膜下，有蒂。

Ⅷ型：其他特殊类型或部位的子宫颈肌瘤。

以上分类中，0型、Ⅰ型和Ⅱ型统称黏膜下肌瘤。

二、手术适应证和禁忌证

（一）手术适应证[4]

1. 异常子宫出血，特别是经量增多。
2. 不孕。
3. 反复流产。

并且同时具备以下条件[5]：① 0型（有蒂黏膜下肌瘤）或Ⅰ型、Ⅱ型肌瘤直径小于5 cm。② 宫腔长度≤12 cm。③ 子宫体积小于孕8～10周大小。④ 排除子宫内膜及肌瘤恶变。

（二）手术禁忌证

除一般的宫腔镜手术禁忌证外，还包括肌瘤数目过多（宫腔内肌瘤数目大于3个），累及50%的子宫内膜；宫颈瘢痕，导致子宫颈坚硬，不能充分扩张者[6]。

三、术前评估和准备

（一）术前评估

1. 贫血　需要关注贫血的严重程度、病程长短和病情进展。若血红蛋白＜80 g/L，在除外子宫内膜病变的前提下，需纠正贫血并给予治疗。肌瘤大于4 cm者，可用GnRH-a等进行预处理。

2. 当患者存在其他部位的肌瘤时，需要根据患者的年龄、生育要求，以及肌瘤的大小、数目和位置等综合判断，决定手术方式。尤其是当患者出现腹痛、尿频、尿急和便秘等症状时，单纯宫腔镜切除黏膜下肌瘤可能不会完全缓解上述症状，需要进行充分的术前沟通和术前评估。

3. 通过妇科超声可以测量肌瘤的大小、数目、位置、凸向宫腔的体积以及肌瘤与子宫浆膜层的距离，以评估宫腔镜手术的可行性。二维、三维及超声造影表现如下：

（1）二维超声：子宫肌瘤呈类圆形或椭圆形低回声实性结节，与肌层界限较清，肌瘤周围呈半环状血流信号，肌瘤内部通常无血流信号（图 5-5）。

（2）三维超声：可以立体地判断肌瘤在宫腔及肌层中的比例，进行肌瘤的分型，同时还可明确肌瘤与浆膜层和子宫内膜的关系，协助判断手术的难易程度（图 5-6）。

（3）超声造影：子宫肌瘤的造影剂充盈时间晚于子宫肌层或同时充盈，呈周围充盈方式。内部先于肌层消退，周边仍呈偏高增强，与肌层基本同步消退（内膜已先于肌层消退），所以边界非常清楚，同时还可与子宫内膜息肉和子宫内膜恶性病变相鉴别。

4. 对于异常子宫出血者，在进行宫腔镜子宫黏膜下肌瘤切除术前需要先做诊刮，以明确子宫内膜的病理。

（二）术前准备

1. 宫颈准备

（1）用药物软化宫颈：在阴道后穹窿放置卡前列甲酯或米索前列醇。

（2）机械扩张宫颈：用宫颈扩张棒或海藻棒。

2. 药物预处理　肌瘤过大或合并贫血严重者，可给予 GnRH-a 每 4 周皮下或肌内注射 1 针，共 3～4 针，进行预处理，可以缩小肌瘤和子宫体积，纠正术前贫血和减少术中出血[6]。

对于部分病例，需先行宫腔镜检查 + 诊刮术，从而明确肌瘤的位置、凸向宫腔的深度以及内膜情况，以决定下一步的治疗方案，如 GnRH-a 预处理或腹腔镜手术治疗。

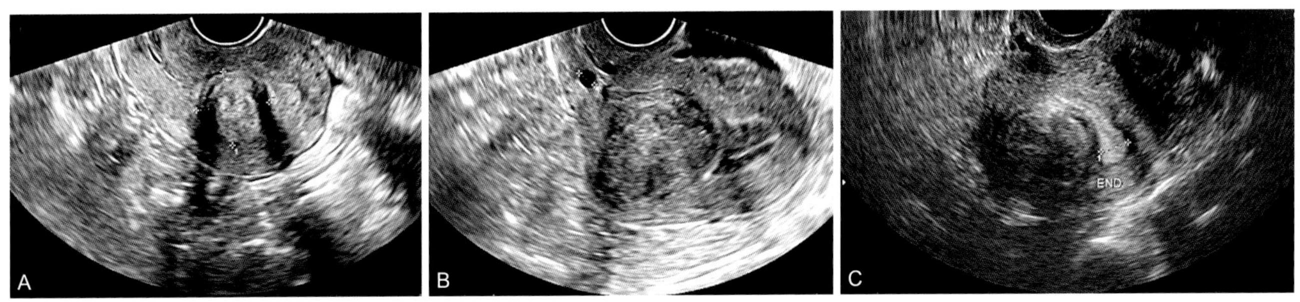

图 5-5　0 型、Ⅰ型及Ⅱ型黏膜下肌瘤的二维超声表现。A. 0 型；B. Ⅰ型；C. Ⅱ型

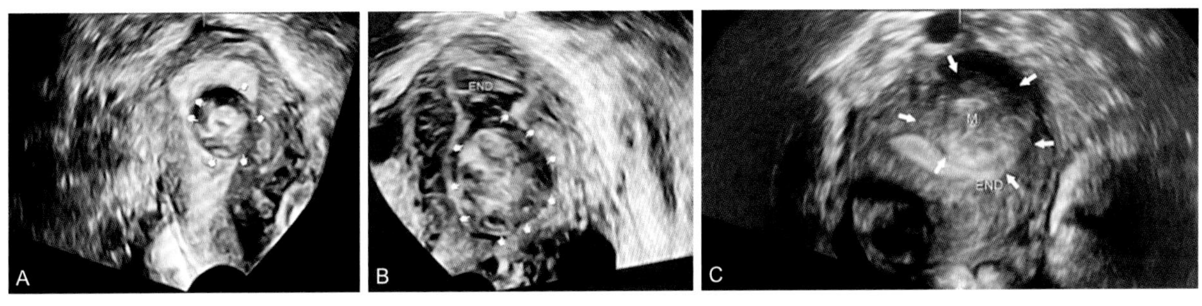

图 5-6　0 型、Ⅰ型及Ⅱ型黏膜下肌瘤三维超声表现。A. 0 型；B. Ⅰ型；C. Ⅱ型

四、手术步骤和术中注意事项

（一）手术步骤

1. 全面探查宫腔，明确肌瘤与子宫关系　寻找输卵管开口，并将其作为指示点，以明确子宫肌瘤的数目、大小和位置，判断肌瘤的类型，同时注意观察子宫内膜的情况。

2. 采用宫腔镜电切肌瘤的五步手法——切割、钳夹、捻转、牵拉和娩出[7]　① 切割：用环形电极沿基底部以上最凸出部位自上而下切开肌瘤包膜，露出肌瘤核，多次切割，使瘤体呈蜂腰形凹陷，以利于用卵圆钳钳夹；② 钳夹：用卵圆钳钳叶夹持肌瘤；③ 捻转：顺时针或逆时针转动卵圆钳，使肌瘤自基底部分离；④ 牵拉：与捻转几乎同步进行，边捻转边牵拉，促使肌瘤娩出；⑤ 娩出：经牵拉和捻转，将肌瘤自基底部分离并通过宫颈管和阴道，谓之娩出。

（1）0 型肌瘤

① 脱出宫腔的 0 型肌瘤：蒂长的黏膜下肌瘤可脱出至宫颈管或阴道内。蒂的根部在宫腔或宫颈管内，手术简单，在直视下钳夹和扭转，使蒂部离断，或直接用手控电刀切断肌瘤蒂部即可。如图 5-7 所示，在宫口见一直径约 4 cm 脱出宫腔的圆形黏膜下肌瘤。将宫腔镜沿肌瘤蒂部一侧与宫颈管之间的间隙缓慢进入宫腔，见肌瘤蒂部附着在宫颈内口边缘口，蒂细软，表面覆盖丰富的子宫内膜。在直视下钳夹、扭转。取出肌瘤后，宫颈管和宫腔形态正常，无明显出血。

② 宫腔内的 0 型肌瘤：可根据肌瘤的大小、数目和瘤蒂基底部的宽度决定手术方式。若肌瘤较小，瘤蒂基底部细小，可直接用 U 形宫腔镜在直视下用抓钳钳除。若肌瘤较大，并且瘤蒂表面有粗大的血管，可用宫腔镜环形电极或滚球电极电凝以减少出血，再用环形电极切割瘤体，在肌瘤（最凸出的部位）进行切割，缩窄肌瘤。可在 B 超的监护下用卵圆钳钳夹，或在 U 形宫腔镜直视下用抓钳钳住肌瘤后，沿一个方向旋转，使肌瘤与假包膜分离，同时将其向下牵拉，取出宫腔。

（2）Ⅰ型肌瘤：首先观察肌瘤的位置、数目以及内凸宫腔的程度等，用环形电极沿基底部以上最凸出的部位自上而下切开肌瘤包膜，露出肌瘤核，并多次切割，使瘤体呈蜂腰形凹陷。再利用镜体前端或者 U 形宫腔镜有齿抓钳钝性通过分离剥离肌瘤。在 B 超的监护下，用卵圆钳或抓钳钳夹住肌瘤后，沿一个方向旋转，同时将其向下牵拉，取出宫腔（图 5-8）。

（3）Ⅱ型肌瘤：切除相对较难，必要时在 B 超的监护下进行。首先通过宫腔镜观察肌瘤的位置和内凸宫腔的程度。用环形电极切开肌瘤包膜。先切除凸向宫腔的瘤体部分，利用各种方法（反复多次降低膨宫压力，以使肌瘤凸向宫腔，边切边用缩宫素将肌瘤挤入宫腔），使肌瘤向宫腔内凸程度增加。

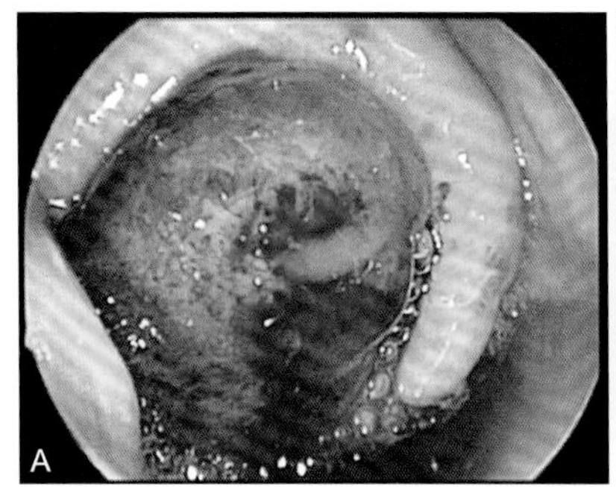

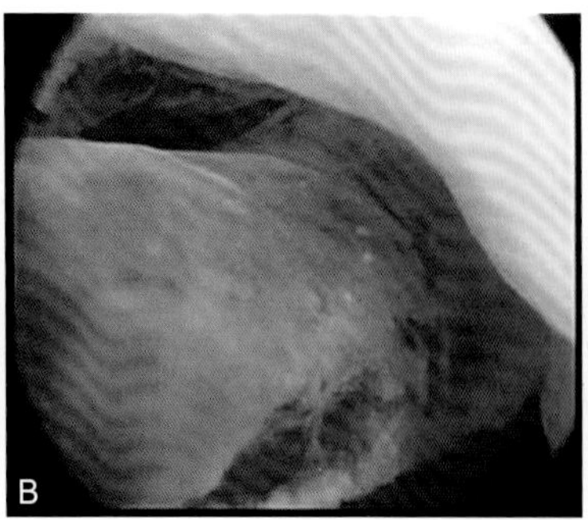

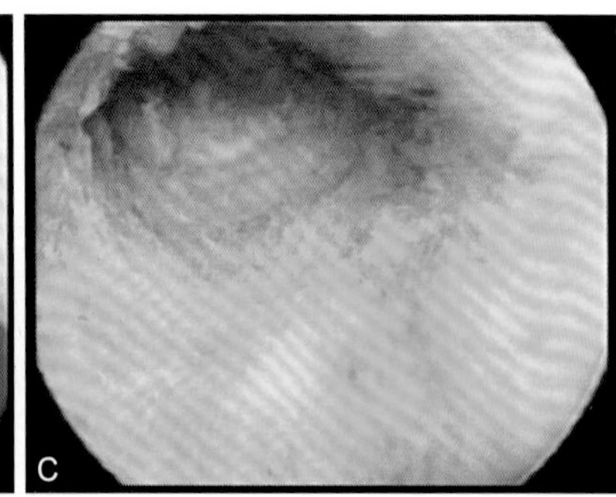

图 5-7　脱出宫腔的 0 型黏膜下肌瘤。A. 脱出宫腔的圆形黏膜下肌瘤；B. 肌瘤蒂部附着在宫颈内口边缘；C. 取出肌瘤后，宫颈管和宫腔形态正常

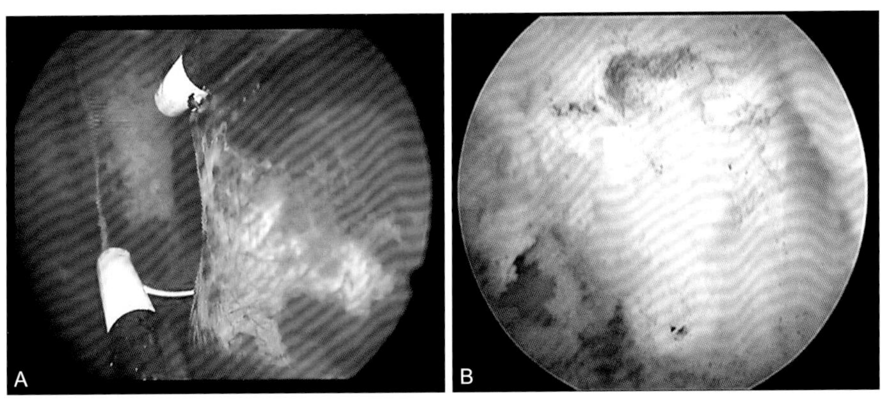

图 5-8　Ⅰ型肌瘤切除术。A. 环形电极切割肌瘤；B. 肌瘤切除术后宫腔形态

重复切割瘤体，以缩小瘤体，再用抓钳协助分离剩下的瘤体，尽可能完整地取出瘤体（图 5-9）。

（二）术中注意事项

1. 对于难度系数大的黏膜下肌瘤电切术，建议在 B 超的监护下操作。

2. 有生育要求者，在电切过程中注意减少电损伤，以保护子宫内膜。

3. 手术过程中要保持恒定的灌流压力，以防止压力波动而影响手术操作，导致子宫穿孔和脏器损伤等并发症。

4. 避免发生 TURP（transurethral resection of the prostate）综合征，即液体超负荷，主要表现为稀释性低钠血症和急性高血容量血症综合征。术中的

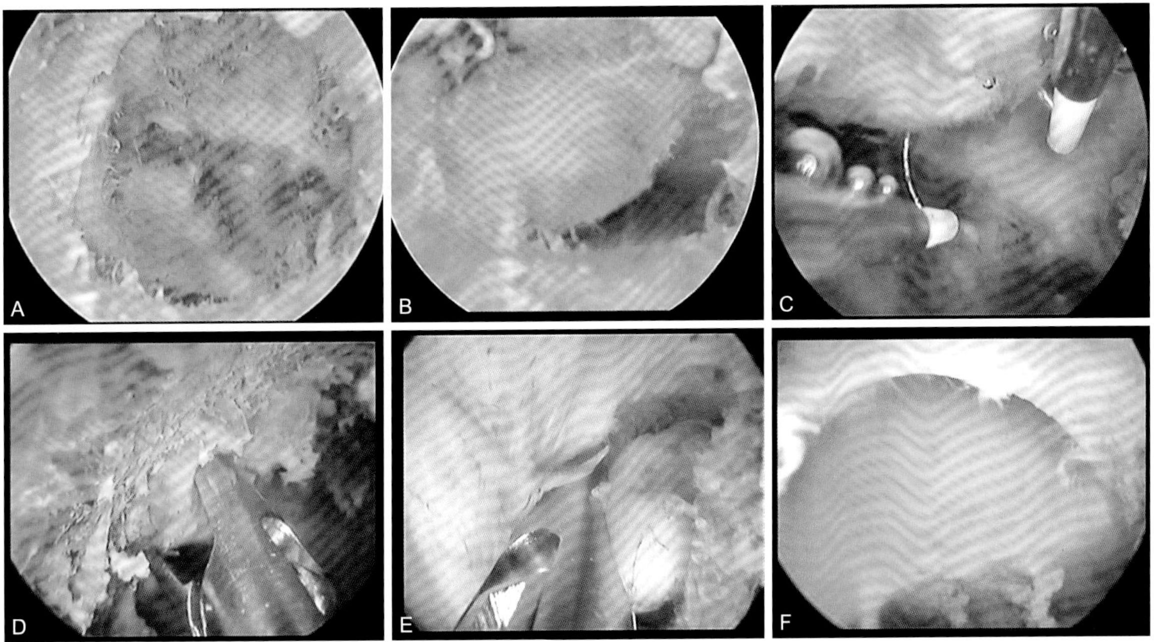

图 5-9　Ⅱ型肌瘤切除术。A. 宫腔镜检查见宫腔形态正常，未见内凸肌瘤；B. 继续降低宫腔压力后肌瘤内凸明显，达 50%；C. 用宫腔镜环形电极切开肌瘤表面包膜及肌瘤的内凸部分；D、E. 用 U 形钳钳夹肌瘤瘤核，捻转、牵拉并娩出；F. 肌瘤切除术后的宫腔形态

预防措施包括：① 控制手术时间小于 30 min；② 保持膨宫压力小于 100 mmHg 或平均动脉压；③ 将灌流系统的出水管连接负压装置，严格计算灌流液出入量差值，保持膨宫液吸收小于 1000 ml；④ 术中双极操作或冷器械操作时选用等渗电解质作为膨宫介质，以减少液体吸收；⑤ 术中注意检测患者的生命体征、出入量和水、电解质情况[8]。

五、术后观察和随访

（一）近期观察和随访

除了症状和生命体征等常规内容外，还需要注意以下几个方面。

1. 注意阴道出血量，尤其是术后短时间内阴道出血会混有膨宫液，应注意辨别。常见的出血原因为子宫内膜下方肌层组织破坏过深。依据出血部位、出血量和手术范围决定处理方案，包括静脉点滴缩宫素促进宫缩，以及宫腔球囊压迫止血等。

2. 术后注意监测出入量、血糖及电解质，警惕发生 TURP。

3. 警惕子宫穿孔和空气栓塞等宫腔镜常见并发症。

（二）远期观察和随访

1. 病理　术后注意病理结果回报，注意肌瘤有无变性，特别是注意肌瘤有无恶变。

2. 随访　术后应动态观察，充分向患者交代存在肌瘤复发而再次手术的风险。

六、病例分享

主诉：患者，女，37 岁，主因“经量增多 2 年，发热 20 天，下腹痛 9 天”于 2018 年 5 月 4 日入院。

【现病史】2 年前患者无明显诱因出现月经量多，为正常的 2 ~ 3 倍，月经期延长至 14 天，未就诊，无头晕或眼花等不适。患者未重视，未进一步诊治。1 年前常规体检时发现子宫肌瘤，约 10 cm 大小，具体不详，未见报告单。月经量仍增多，为既往的 2 ~ 3 倍。患者无特殊不适，未重视，未进一步诊治。20 天前无明显诱因出现发热伴下腹正中部阵发性绞痛，无放射。腹痛多发生于夜间，白天休息后可缓解，无肛门坠胀感。伴发热，体温最高达 40 ℃。遂就诊于北京某三甲医院。考虑为子宫肌瘤伴贫血和盆腔感染，建议住院治疗。入院后查血常规，自述血红蛋白低至 40 g/L，白细胞不详。入院后间断输注悬浮红细胞，自述共约 1000 ml。并予头孢类抗生素治疗 7 天（具体不详），间断静脉补充铁剂 3 天。入院后予注射 GnRH-a 一针（具体不详），建议肿瘤缩小后手术治疗。入院 9 天后腹痛消失，无发热，出院。出院后继续口服铁剂治疗。2018 年 4 月 23 日于该医院行盆腔 MRI 检查。提示子宫黏膜下肌瘤伴变性，纵隔子宫可能性大。4 月 28 日再次出现发热，伴阴道排液，有腥臭味，并有白色组织物流出。自述最大组织物约拳头大小。患者未重视，未留取标本。同时自觉腹部增大明显，无腹痛，就诊于北京华信医院。用头孢类抗生素治疗 3 天（具体不详），左氧氟沙星治疗 1 天，发热无明显缓解，体温最高达 39.7 ℃。患者为求进一步诊治转诊来我院，复查血红蛋白 89 g/L。门诊以“盆腔肿物：子宫黏膜下肌瘤；继发感染”收入院。病程中，患者精神状态较差，饮食、睡眠欠佳。体重及大小便如常。

【既往史】既往体健。无其他疾病病史。

【月经及婚育史】12 岁初潮，平素月经规律，3 ~ 4/30 天，量少，无痛经。2 年前无明显诱因出现月经量多，为正常的 2 ~ 3 倍，经期延长至 14 天，现 14/30 天，量多，末次月经 2018 年 5 月 2 日。未婚，有性生活史，G0P0。

【体格检查】T 38.0 ℃，P 72 次 / 分，R 19 次 / 分，BP 120/60 mmHg。

【妇科检查】外阴呈已婚型。阴道通畅，黏膜光滑。阴道可见暗红色脓血样分泌物，有恶臭味，可见烂肉样组织。宫颈展平，宫口扩张 3.0 cm。于宫颈口可见烂肉样组织来自宫腔。子宫增大如孕 5 个月大小，无明显压痛。盆腔包块巨大，双侧附件区触诊不满意。

【辅助检查】

（1）MRI（2018 年 4 月 23 日，北京某三甲医院）：宫腔、宫颈及阴道内有巨大实性肿物，考虑子宫黏膜下肌瘤伴变性；纵隔子宫可能性大；盆腔少量积液。

（2）三维超声（2018 年 5 月 4 日，我院）：经腹壁盆腔扫查，示子宫中位，大小 16.2 cm × 16.7 cm × 12.4 cm，肌壁回声不均匀，冠状面示宫腔形态正常，宫腔内可见不规则低回声，回声不均，部分点样强回声。用探头压迫似有流动感，大小约 14 cm × 9.4 cm。CDFI 示其内可见少许血流信号，周边可见环状血流信号，RI 0.6，似起源于宫底。左侧卵巢大小 3.8 cm × 1.8 cm，右侧卵巢大小 3.0 cm × 2.3 cm。双侧附件区未见异常回声。超声提示：宫腔内占位性病变（考虑黏膜下肌瘤），合并宫腔感染（图 5-10）。

（3）超声造影（2018 年 5 月 4 日，我院）：经肘静脉注入超声造影剂声诺维 2.0 ml，示宫腔内不规则低回声包块大部分呈廓清表现，其内与宫底相连处可见一条索状造影剂显影，宽约 2.8 cm，呈持续性等增强。宫腔至宫颈管内呈廓清表现，其内可见多个气体样和点样反射。超声造影提示：① 表现符合子宫底巨大肌瘤并向黏膜下生长，合并部分坏死；② 宫腔积脓（图 5-11）。

（4）血液检查（2018 年 5 月 4 日，我院）：白细胞 12.08×10^9/L，中性粒细胞百分比 87.7%，血红蛋白 89 g/L，血小板 448×10^9/L。CRP 232 mg/L。PCT 0.07 ng/ml。红细胞沉降率 103 mm/h。ALT 84 IU/L，AST 40 IU/L，血 β-HCG < 0.6 mIU/ml。余未见明显异常。

抗凝血酶Ⅲ定量 110%，凝血酶原时间 17.1 s，凝血酶原活动度 53%，国际标准化比值 1.53，纤维蛋白原 6.77 g/L，部分凝血活酶时间 38.4 s，凝血酶时间 15.3 s，D- 二聚体 301 ng/ml，血浆纤维蛋白原 4.48 μg/ml。

【入院诊断】① 盆腔肿物性质待查：子宫巨大黏膜下肌瘤（伴坏死？）；② 宫腔积脓；③ 急性盆腔炎；④ 中度贫血；⑤ 纵隔子宫？

【诊疗过程】入院后予盐酸莫西沙星 + 奥硝唑联合抗感染治疗。密切观察体温、血象和 C 反应蛋白等感染指标，并密切监测生命体征的变化。患者的凝血功能异常，考虑与近期失血及继发感染有关，应积极预防弥散性血管内凝血（disseminated intravascular coagulation, DIC）的发生，必要时补充凝血物质，纠正凝血功能异常。患者有巨大子宫黏膜下肌瘤，继发感染，伴宫腔积脓及盆腔炎，经外

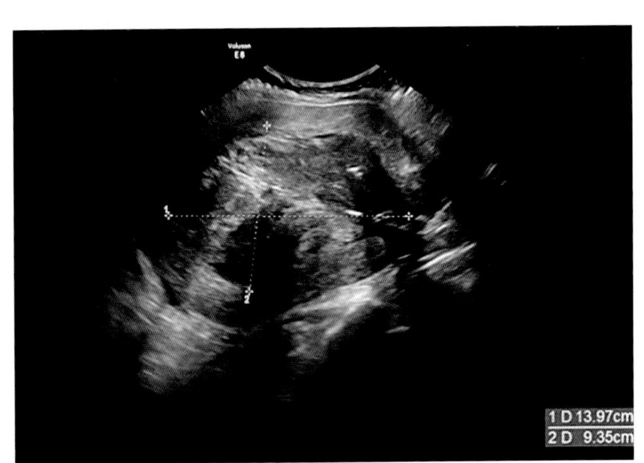

图 5-10　三维妇科超声示宫腔占位性病变

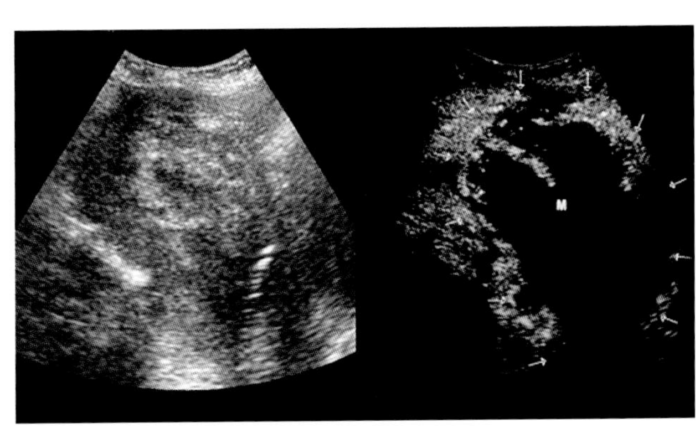

图 5-11　超声造影提示宫底巨大肌瘤向黏膜下生长，合并部分坏死和宫腔积脓

院抗感染治疗效果欠佳，有手术治疗适应证，可行超声引导下黏膜肌瘤电切术＋宫腔感染病灶清除术。术前应积极准备。予升级抗生素治疗，控制感染；术前备血，通知手术室和麻醉科，通知超声科术中行超声引导下手术。现可继续积极抗感染治疗。经充分术前准备后，拟在抗感染治疗3天后进行手术治疗。

2018年5月8日在全麻下行超声引导下黏膜肌瘤电切术＋宫腔感染病灶清除术。患者取截石位，常规消毒铺巾。查子宫前位，子宫增大近孕5个月大小。暴露宫颈，见宫颈口扩张2.5 cm。宫颈口处可见直径约2 cm左右的灰白色组织物堵塞宫颈口，探查宫深近16 cm。在彩超监测下行宫腔组织物钳夹术，间断行电切处理。钳夹出灰白色组织物约240 g。术中超声提示残余肿物约大小10 cm × 8 cm × 6 cm。因剩余肿瘤质韧，无法取出，且患者处于严重感染急性期，不适宜行扩大范围的手术治疗，故于宫腔放置T型引流管一根。留取病理标本。术中可见糟脆坏死样组织约240 g。标本家属过目后留送病理。

术后予亚胺培南西司他丁钠（泰能）0.5 g，每8 h一次，以及奥硝唑（今达）0.5 g、每12 h一次抗感染治疗。术后体温正常。5月10日复查血常规，示白细胞9.62×10^9/L，中性粒细胞百分比79.8%，血小板421×10^9/L，血红蛋白93 g/L，降钙素原（PCT）0.05 ng/ml，C反应蛋白89.96 mg/L。

5月15日予GnRH-a皮下注射一针。

【术后病理】见广泛凝固性坏死的梭形细胞肿瘤，局灶可见少许未完全梗死的梭形细胞。细胞无明显异型，核分裂象0/10 HPF，局部可见中性粒细胞浸润。结合临床，符合子宫平滑肌瘤伴广泛梗死。另见少许子宫内膜及宫颈黏膜组织慢性炎。

5月16日复查超声，示子宫中位，大小12.5 cm × 12.3 cm × 11.4 cm，肌壁回声均匀，子宫内膜显示不清，宫内可见低回声团，范围约9.5 cm × 7.4 cm，似位于宫腔内。内部回声不均，可见散在的短线状强回声。CDFI示其内可见少许血流信号，RI为0.67。左侧卵巢大小2.0 cm × 0.9 cm，右侧卵巢显示不清。双侧附件区未见异常回声。提示子宫低回声团（考虑黏膜下肌瘤，图5-12）。

5月21日复查血常规，白细胞8.82×10^9/L，中性粒细胞百分比78.5%，血小板463×10^9/L，血红蛋白102 g/L，尿素氮2.99 mmol/L，肌酐38 μmol/L，谷丙转氨酶15 U/L，谷草转氨酶24 U/L，降钙素原（PCT）0.04 ng/ml，C反应蛋白57.17 mg/L。出院。

6月12日、7月10日、8月7日及9月4日共注射GnRH-a 4个周期。

2018年8月7日复查妇科超声，示子宫中位，大小10.5 cm × 8.6 cm × 8.1 cm，肌壁回声不均匀，前壁可见低回声团，边界不清，范围约4.9 cm × 5.8 cm，部分位于宫腔内，内部回声不均，子宫前壁低回声团（黏膜下肌瘤治疗后），宫腔少量积液。

2018年9月26日再次入院。

【妇科检查】外阴呈已婚型。阴道通畅，黏膜光滑。宫颈黏膜光滑。子宫增大，如孕10周大小，质中，活动度可，无明显压痛。双侧附件区未触及明显异常。

【辅助检查】

① 血常规（2018年9月26日）：白细胞6.31×10^9/L，中性粒细胞百分比57.7%，血小板

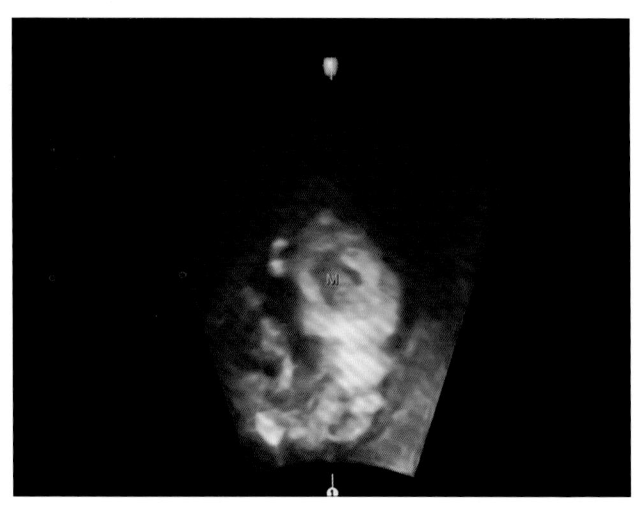

图5-12　妇科三维超声提示子宫低回声团

226×10^9/L，血红蛋白 140 g/L。

② 盆腔 MRI（2018 年 9 月 27 日，我院）提示子宫腺肌病合并局部出血（图 5-13）。

③ 妇科超声（2018 年 9 月 26 日）：子宫前位，大小 7.5 cm × 7.9 cm × 7.8 cm，肌壁回声不均匀，前壁可见等回声结节，范围约 4.4 cm × 3.9 cm，边界欠清，略凸入宫腔。CDFI 示其内可见血流信号，RI 为 0.68。内膜厚约 0.56 cm，宫腔线分离，径约 0.72 cm。左侧卵巢大小 2.4 cm × 1.1 cm，右侧卵巢大小 2.6 cm × 1.3 cm。双侧附件区未见异常回声。提示：子宫肌壁回声不均匀合并肌壁间结节（子宫腺肌病合并腺肌瘤不除外）；宫腔少量积液（图 5-14）。

【入院诊断】异常子宫出血；子宫平滑肌瘤；子宫黏膜肌瘤电切术后；女性盆腔炎病史；子宫黏膜下平滑肌瘤；子宫腺肌瘤。

【诊疗经过】入院后完善相关的化验检查，排除手术禁忌，于 2019 年 9 月 30 日在静脉麻醉下行宫腔镜黏膜下肌瘤电切术 + 宫腔镜检查。麻醉成功后置镜探查。示宫颈形态正常，黏膜光滑，未见异常赘生物。宫腔形态正常，左侧壁可见一大小约 2.0 cm × 1.5 cm 的 I 型黏膜下肌瘤，表面光滑。未见丰富血运及异型血管。子宫内膜薄，未见明显异常，双侧宫角及输卵管开口清晰可见，遂行宫腔镜黏膜下肌瘤电切术。手术顺利。

【术后病理】（黏膜下肌瘤）平滑肌瘤伴玻璃样变性，核分裂象 0/10 HPF。

患者术后恢复好，如期出院。随访至今，月经规律。

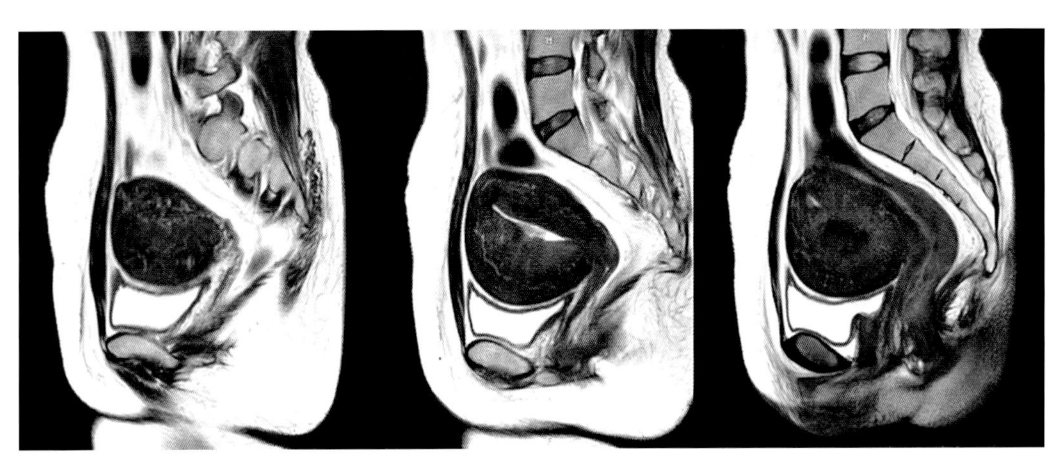

图 5-13　盆腔 MRI 示子宫腺肌病合并局部出血

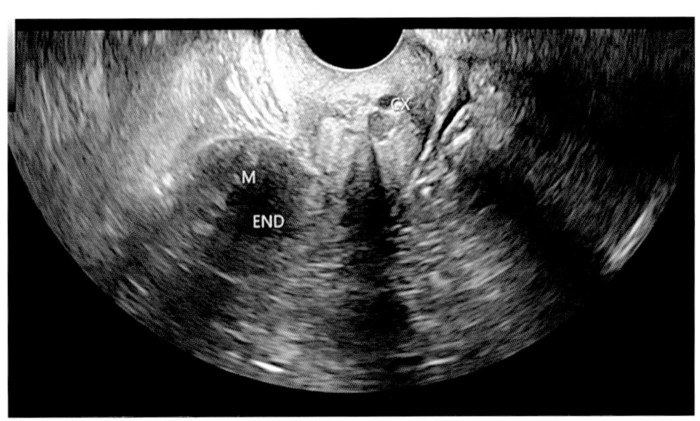

图 5-14　妇科超声提示子宫肌壁回声不均匀合并肌壁间结节，宫腔少量积液

第三节 宫腔粘连

宫腔粘连(intrauterine adhesion, IUA)曾被定义为“损伤性闭经”(traumatical amenorrhea)，又称Asherman综合征。由于宫腔操作等多种因素损伤了子宫内膜基底层，导致子宫肌壁的相互粘连，以致宫颈管和宫腔部分或全部闭塞，引起腹痛、月经量减少、闭经、不孕以及重复性流产等一系列临床表现，严重危害育龄期女性的心理及生理健康[1]。虽然宫腔粘连与妊娠相关的宫腔操作最为相关，但其确切的发病机制尚不清楚。宫腔粘连的治疗方法目前尚无统一标准，由于宫腔镜宫腔粘连分离术(transcervical resection of adhesion, TCRA)在直视下操作，减轻对周围残存子宫内膜的损伤，故被推荐为标准术式。不主张盲视下进行分离操作。本节主要讲解宫腔镜宫腔粘连分离术的手术操作技巧。

一、宫腔粘连的分级

目前国际上宫腔粘连的分级方法很多，中国专家共识中宫腔粘连的诊断分级评分标准见表5-1[9]，内容包括病史、症状、影像学和宫腔镜检查等。

表5-1 中国宫腔粘连诊断分级评分标准

评估项目	项目标准描述	评分(分)
粘连范围	＜1/3	1
	1/3～2/3	2
	＞2/3	4
粘连性质	膜性	1
	纤维性	2
	肌性	4
输卵管开口状态	单侧开口不可见	1
	双侧开口不可见	2
	桶状宫腔，双侧宫角消失	4
子宫内膜厚度(增殖晚期)	⩾7 mm	1
	4～6 mm	2
	⩽3 mm	4
月经状态	经量⩽1/2平时量	1
	点滴状	2
	闭经	4
既往妊娠史	自然流产1次	1
	复发性流产	2
	不孕	4
既往刮宫史	人工流产	1
	早孕期清宫	2
	中晚孕期清宫	4

注：轻度，总分0～8分；中度，总分9～18分；重度，19～28分

二、手术适应证和禁忌证

(一)手术适应证

1. 不孕、反复流产、月经过少且有生育要求的患者。

2. 周期性腹痛，考虑与宫腔粘连有关。

(二)手术禁忌证

1. 同宫腔镜禁忌证。

2. 患者仅有月经量少，而无腹痛及生育要求，不建议宫腔镜手术治疗，可予解释。

三、术前评估和准备

(一)术前评估

1. 患者的一般情况及意愿 患者应小于40岁并有强烈的生育要求；因宫腔粘连引起的月经改变严重影响患者的生活质量；距离前一次宫腔镜检查

或治疗的时间长于 1 个月 [10]。

2．二维超声　子宫内膜菲薄，宫腔线连续性中断，同时可以了解内膜下血流的情况（图 5-15）。

3．三维超声　宫腔内可见低回声带，或者出现内膜的分隔（图 5-16）。

4．子宫输卵管超声造影　与超声检查相比，子宫输卵管检查并无明显的优势，但可以了解宫腔形态及输卵管通畅情况。造影结果的准确性与医师的水平有关。该方法在宫腔完全闭锁或宫颈粘连时应用受限。

5．MRI　对宫腔粘连判断的价值有限，但对于宫颈管粘连扭曲和走行改变有参考价值。尤其对手术导致的医源性宫腔和宫颈管粘连，不同角度的图片解读对后续的手术方案有帮助（图 5-17）。

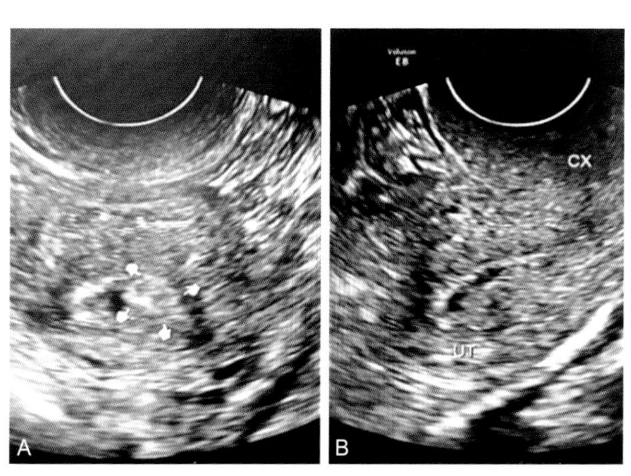

图 5-15　宫腔粘连的二维超声表现。冠状面（A）和矢状面（B）可见粘连带

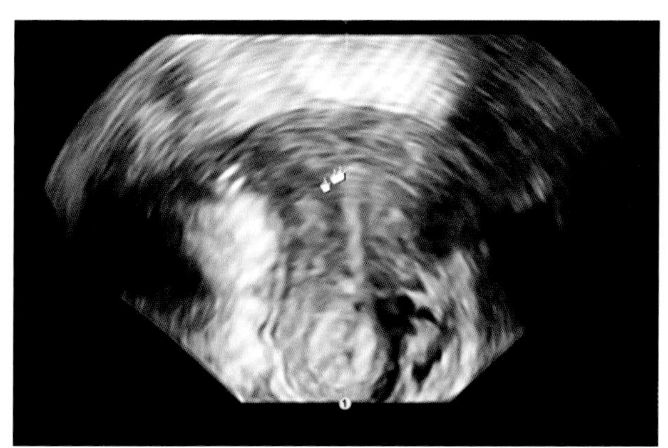

图 5-16　宫腔粘连的三维超声表现。箭头所指为右侧宫角粘连带

（二）术前准备

1．时间选择　月经结束后 3～7 天最佳，且距离前一次宫腔镜手术超过 1 个月。

2．宫颈准备

（1）药物软化宫颈：在阴道后穹窿放置卡前列甲酯或米索前列醇。

（2）机械扩张宫颈：用宫颈扩张棒或海藻棒。

（3）对于宫颈管粘连且对米索前列醇有禁忌证的患者，可于术前 10 min 静脉应用间苯三酚 80 mg。

3．辅助超声监测或腹腔镜下监测　依据病情严重程度及手术方案进行个体化选择。

四、手术步骤和术中注意事项

（一）手术步骤

1．冷刀分离　随着越来越精细的宫腔镜微型操作器械的出现，使冷刀宫腔粘连分离技术得以实现，从而减少了电器械对子宫内膜的损伤。

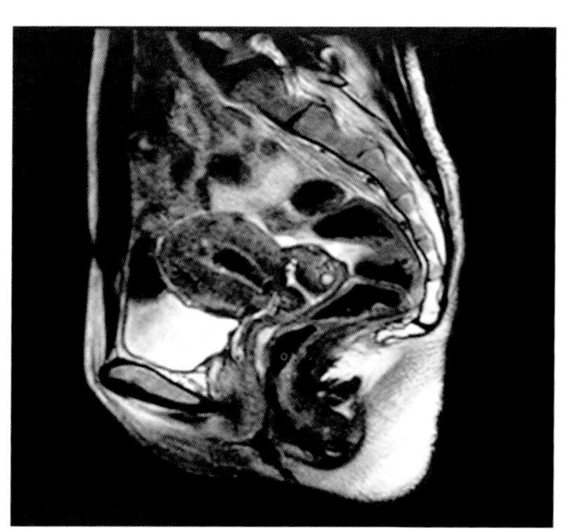

图 5-17　宫腔粘连的盆腔 MRI 表现。宫颈管扭曲变形，失去连续性

（1）进入宫腔：宫腔粘连通常伴有宫颈管粘连，因此顺利进入宫腔为关键的一步。除了做好宫颈准备外，术前应该仔细判读二维超声或MRI图像和报告，根据子宫矢状位图像了解宫颈管及宫腔线的走行，使用探针沿着正确方向控制力度，从而顺利进入宫腔。对于宫颈管全程粘连的患者，可以换用血管弯钳沿着正确的方向撑开并前进，顺利进入宫腔（图5-18）。

（2）观察及判断：在直视下观察宫腔及宫颈管的形态特点，了解粘连的性质、部位、程度及范围，残留子宫内膜的面积及性质，寻找宫角及输卵管的开口部位，进行粘连评分（图5-19）。

（3）手术操作：根据宫腔镜术中所见的粘连情况选择器械。手术步骤包括剪断、撑开、切除、犁地和开渠。对于明显的条索状肌性粘连，可以在粘连中部直接剪断；对于局部呈片状的粘连，可以用弯钳钝性撑开；对于明显的瘢痕组织，可以切除。如果宫腔广泛粘连，可在分开宫腔后在前后壁分别做“八”字剪开至浅肌层，即“开渠”（图5-20、5-21）。

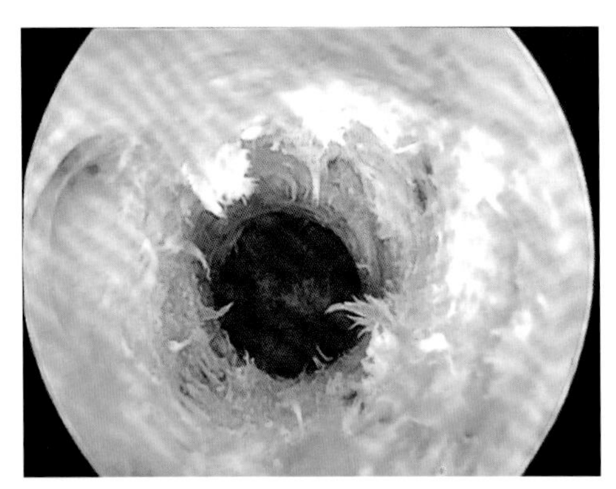

图5-18 对宫颈粘连分离粘连后的表现

2. 电刀分离

（1）进入宫腔：同前述。

（2）观察及判断：同前述。

在选择器械方面，针状电极在操作时更方便，双极电路循环可能产生的电效应更小，有利于保护子宫内膜。

（3）手术操作：手术步骤包括点、推、钩及切。由于粘连使宫腔狭小，判断方向困难，可以使用点阵式分离，以减小副损伤的发生。待初步分离成功后，可以在宫底部向前推进，以加快速度。宫角部位肌层薄，可以用回钩方法避免子宫穿孔。对于明显的瘢痕组织可以切除。

3. 理想的手术结果　分离出双侧的输卵管开口，并且宫腔镜位于宫颈内口时，一个视野中可以同时看到双侧输卵管开口。

（二）术中注意事项

1. 子宫穿孔　宫腔变形，失去方向感，容易造成子宫穿孔（图5-22）。

2. 进入夹层　如存在宫腔大面积肌性粘连，在用扩宫棒探宫腔时即容易进入夹层（图5-23）。

3. 脏器副损伤　电器械较冷刀更容易造成子宫

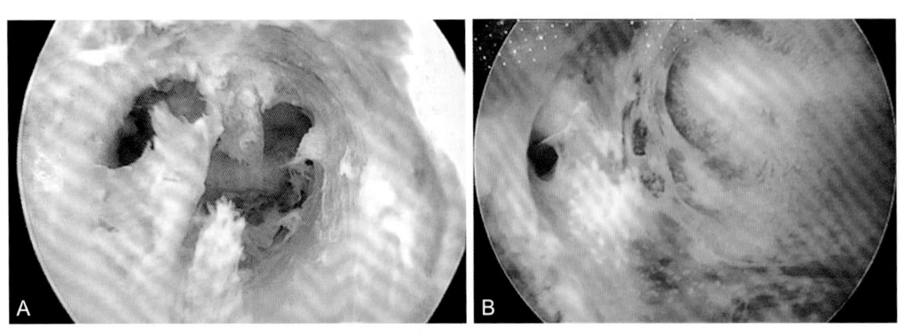

图5-19 在宫腔镜直视下观察宫腔粘连情况。A. 疏松松连带；B. 右侧宫角处致密松连带

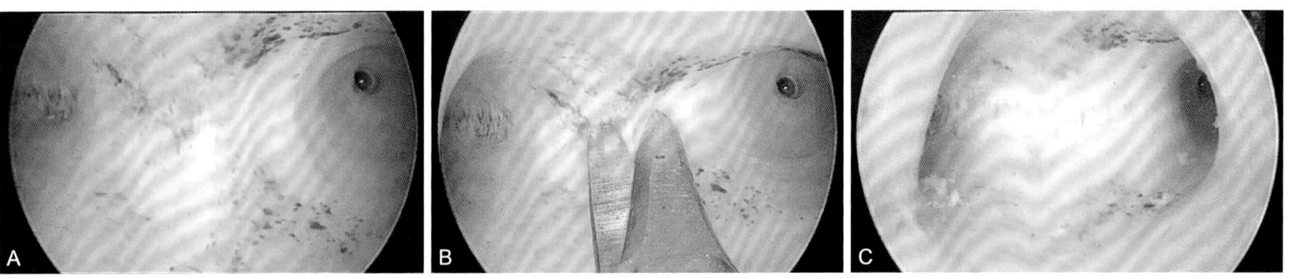

图 5-20　宫腔镜下分离粘连。A. 分离粘连前；B. 锐性分离粘连；C. 分离粘连后

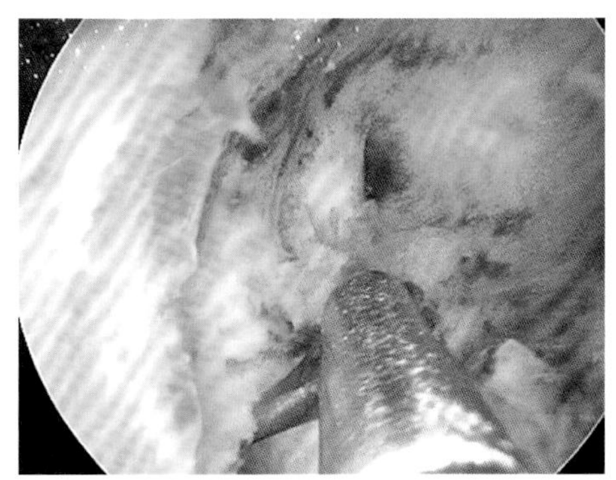

图 5-21　宫腔粘连开渠术

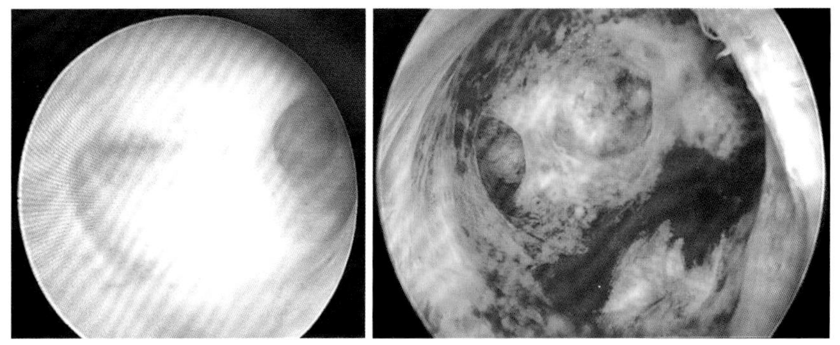

图 5-22　宫腔镜下见宫腔形态失常，肌层受压

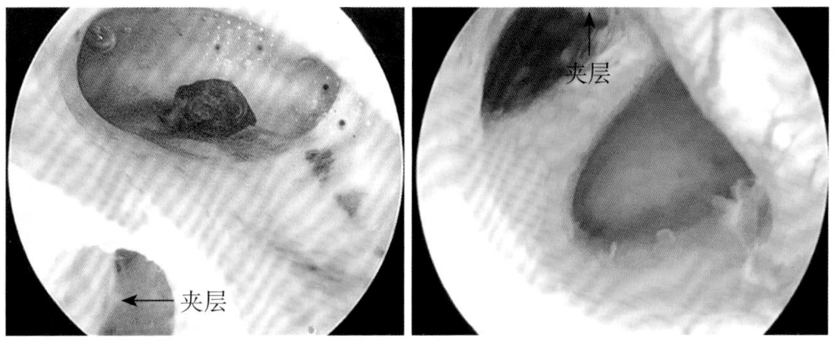

图 5-23　宫腔镜下见扩宫棒进入夹层

穿孔后的周围脏器损伤。最容易出现电损伤的是小肠。一旦发生，需要开腹探查，进行修补。

4．过度水化综合征　宫腔粘连的手术时间相对较长，并且难免会损伤肌层血管，发生过度水化综合征的风险增加，故需加强术中监测。具体实施请见第六章。

五、术后处理和随访

（一）预防再粘连及促进子宫内膜再生修复

1．使用宫内节育器　目前对于是否术后放置宫内节育器以预防再粘连意见不一致，但是不建议放置释放孕激素的宫内节育器。

2．放置宫腔支撑球囊　推荐放置适合宫腔形态的球囊，容量≤5 ml，留置时间为5～7天（图5-24）。

3．雌激素　戊酸雌二醇2～4 mg/d，连用21天，后半期加或不加孕激素，应用2～3个周期[11]。

4．富血小板纤维蛋白　由自体新鲜全血制备，通过激活其中的血小板、细胞因子和生长因子（growth factor, GF）而变得具有生物活性，可以调节细胞的迁移、附着、增殖和分化。一项前瞻性研究表明，应用富血小板纤维蛋白可有效地预防粘连复发，成为治疗宫腔粘连成本低、疗效好的新方法（图5-25）。

（二）随访

1．术后随访时间　每月1次，连续3个月。此后每半年1次至1年。

2．随访复查方法　复查月经情况和超声检查。术后2～3个月可再次行宫腔镜探查术。

3．再次行宫腔镜宫腔粘连分离术的适应证　应重视初次宫腔镜宫腔粘连分离术遵循的原则，避免二次手术，因为重复手术会增加内膜损伤的风险，需谨慎。但在富血小板纤维蛋白的应用过程中，因为需要多次（每周或每月一次）向宫腔内注入富血小板纤维蛋白，需多次进行宫腔镜检查，有时会发现膜样或纤维素样粘连，可以撑开或用冷刀去除。一般不需要采用能量器械操作。

（三）妊娠指导

1．建议妊娠时间　术后3次月经周期后考虑妊娠。

2．指导妊娠方法　轻度宫腔粘连，未合并其他不孕因素时，可自然受孕。其余患者建议采取辅助生殖技术。

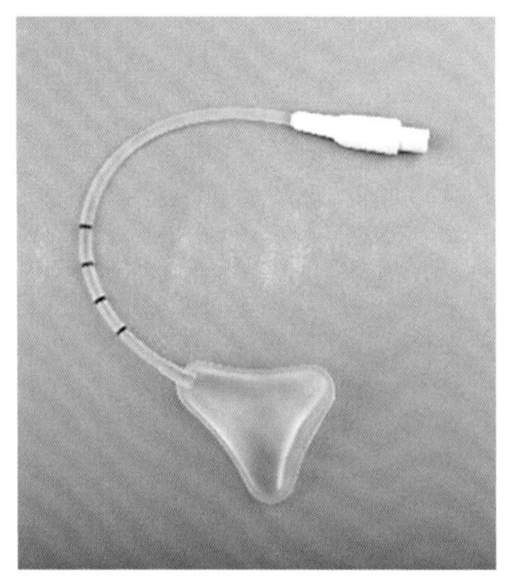

图5-24　宫腔支撑球囊

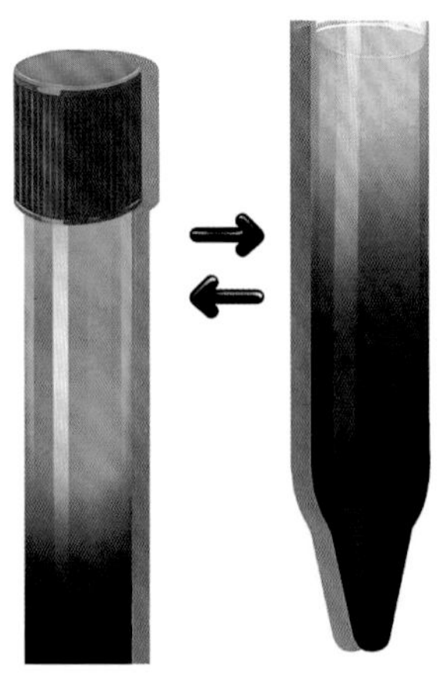

图5-25　富血小板纤维蛋白

第四节　子宫内膜癌

子宫内膜癌是妇科常见的恶性肿瘤之一，发病率逐年升高。在子宫内膜癌的早期发现与诊断方面，宫腔镜观察及直视下活检具备突出优势，也提高了对宫颈受累诊断的准确率[12, 13]，而传统的分段诊刮漏诊率较高。本节主要讲解早期子宫内膜癌宫腔镜下检查及组织采集。

一、子宫内膜癌的分型

子宫内膜癌可分为两种类型。

1. Ⅰ型　即雌激素依赖型，均为子宫内膜样腺癌，患者常有肥胖、高血压、糖尿病、不孕等高危因素。

2. Ⅱ型　即非雌激素依赖型，包括浆液性癌、透明细胞癌、腺鳞癌和黏液腺癌等，多见于老年或体瘦女性。

二、手术适应证和禁忌证

（一）手术适应证

1. 异常子宫出血，尤其是绝经后阴道出血和围绝经期。

2. 液基薄层细胞学检查（TCT）可疑腺癌细胞，需要鉴别子宫内膜癌或子宫颈腺癌。

3. 临床上高度怀疑子宫内膜癌，分段诊刮病理为正常或癌前病变。

4. 子宫内膜癌可疑宫颈转移或癌灶位于子宫峡部等。

（二）手术禁忌证

1. 同宫腔镜禁忌证。

2. 影像学提示癌组织可疑穿透子宫肌层。

三、术前评估和准备

（一）术前评估

1. 患者的一般情况　重视合并症的处理，如贫血和内科合并症等，尤其是高龄且合并多种疾病的患者。必要时行多学科会诊，除外手术禁忌证。

2. 二维超声　子宫内膜增厚，不均质，血流信号丰富（图 5-26）。

3. 三维超声　宫腔内可见不均质回声团，可能与肌层界限不清晰（图 5-27）。

4. 子宫超声造影　可进一步了解病灶部位、血流信号及肌层侵犯深度（图 5-28）。

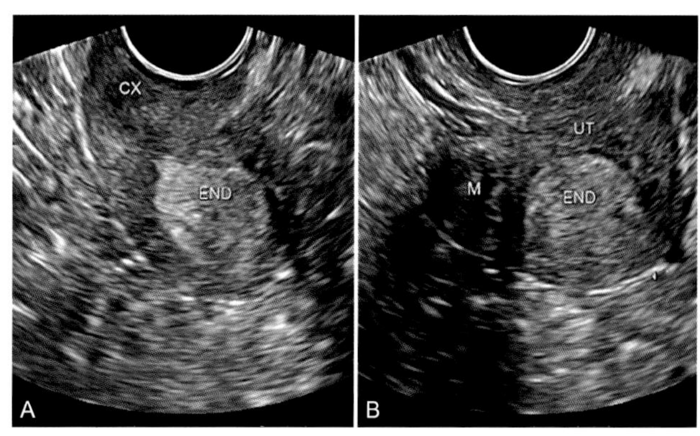

图 5-26　二维超声表现为子宫内膜增厚，不均质。A. 冠状面；B. 矢状面

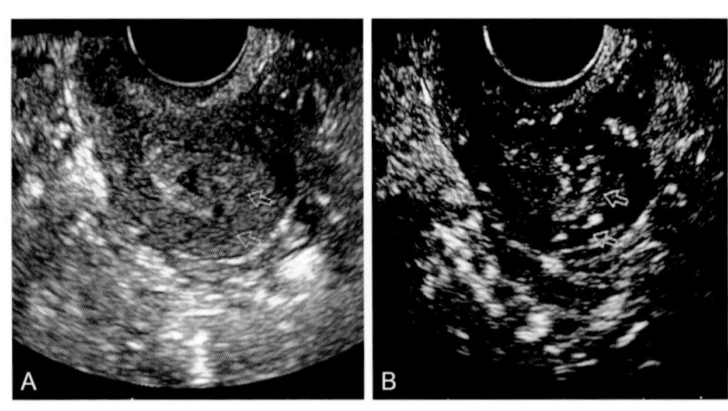

图 5-27 三维超声可见宫腔内不均质低回声团，血流信号丰富，可能与子宫肌层界限不清晰

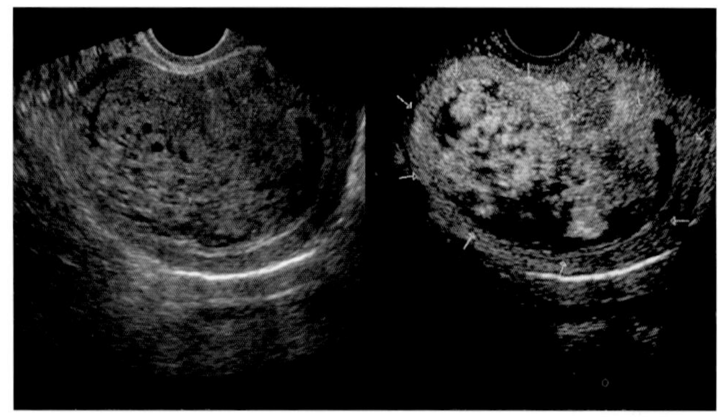

图 5-28 子宫内膜癌的超声造影表现。子宫内膜不均匀强化，内可见积血

5. 增强 MRI 判断子宫内膜结合带的完整性、肌层浸润深度、宫颈管及子宫浆膜层受累情况和盆腔淋巴结肿大等情况。

（二）术前准备

1. 时间选择 无特殊，阴道出血量多时谨慎选择。

2. 宫颈准备

（1）药物软化宫颈：在阴道后穹窿放置卡前列甲酯或米索前列醇。

（2）机械扩张宫颈：用宫颈扩张棒或海藻棒。

四、手术步骤和术中注意事项

（一）手术步骤

1. 宫腔镜下观察 置镜后先仔细观察宫腔情况。

（1）宫腔：① 观察顺序：检查宫底部、双侧宫角、双侧输卵管开口、宫腔前后壁和左右侧壁内膜。向后退镜至宫颈解剖学内口处，再次观察宫腔的整体形态。② 注意宫腔形态、深度、内膜厚度及颜色。③ 典型病变表现：病灶可表现为局限型或弥漫型，呈菜花状、息肉状或团块状，质地糟脆，色灰白暗淡，可见局部血运丰富及异型血管，可见钙化灶（图 5-29）。④根据病灶大小，采取定位诊刮和（或）直视下内膜活检送病理组织学检查。活检即刻采取。如需诊刮，待退镜后进行。

（2）宫颈管：观察宫腔结束后，退镜至宫颈解剖学内口处，边退镜边观察宫颈管。退镜 1 cm 左右时可看见宫颈管隐窝，表明已经达到宫颈组织学内口。这两个内口之间即宫颈“峡部”，注意有无病灶侵犯。继续边退镜边观察，需要反复上抬和下压

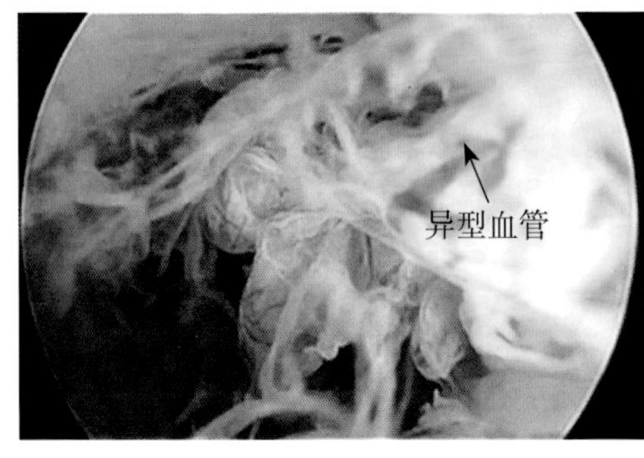

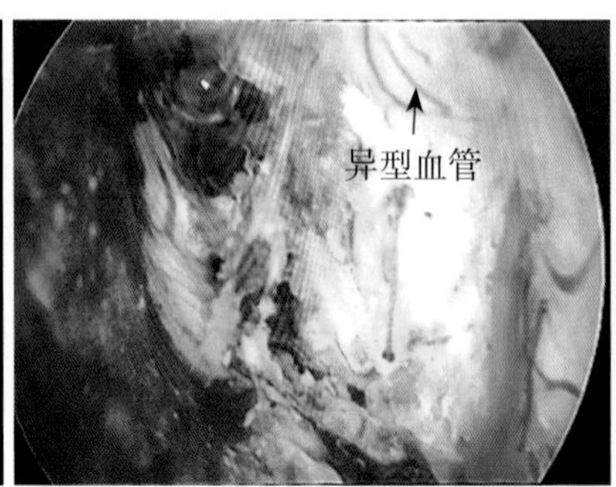

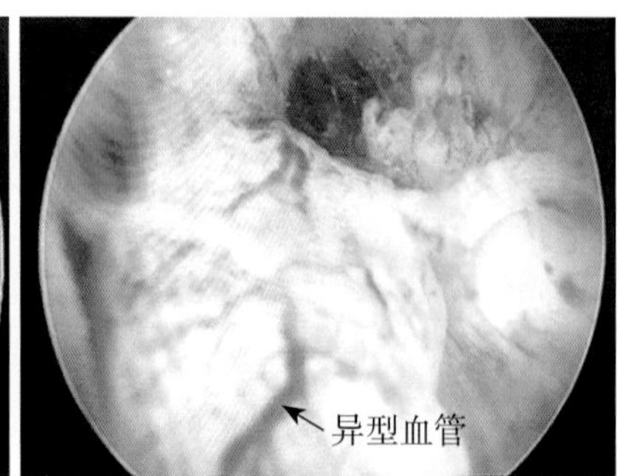

图 5-29 子宫内膜癌宫腔镜术中所见

镜头，才可观察清楚每一个角落，直至宫颈外口。在观察过程中，对可疑病变进行直视下活检（图5-30）。

2．组织采集

（1）诊刮：对于弥漫型病灶，可采取退镜后定位诊刮，判断刮出物足够送病理检查即可。如果刮出物与镜下所见不符，可能未取到所需组织，可尝试再次置镜后直视下活检。

（2）可疑组织定点活检：对于局限型病变或宫颈管组织，建议直视下活检。

3．宫腔镜再检查

（1）通过膨宫情况判断子宫有无穿孔。

（2）再次检查宫腔有无遗漏诊刮的部位。

（二）术中注意事项

1．降低膨宫压力　建议膨宫压力＜70 mmHg。

2．避免子宫穿孔。

3．缩短手术时间　取到足够的组织可以进行病理诊断即可，不要求全部取出干净，以尽量缩短手术时间。

4．超细（2.7 mm）检查镜的应用　对于绝经时间较长的宫颈萎缩患者，常规宫腔镜无法进入宫颈时，可以换用超细宫腔镜，观察宫腔情况并且定位。取出宫腔镜后，再以刮匙定位刮取组织[14]。

五、不同组织类型子宫内膜癌的宫腔镜表现

子宫内膜癌的组织学类型虽然较多，但各种不同组织类型的癌大体表现没有明显差别（图5-31）。有些分化差的组织类型在镜下也难以明确诊断，需要借助免疫组化等病理学方法明确诊断。根据宫腔镜下所见，目前子宫内膜癌大体可以分为弥漫型和局限型两种。

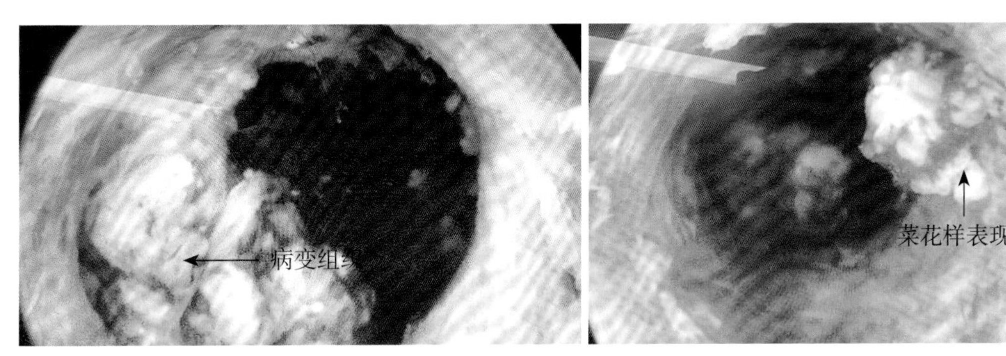

图5-30　子宫内膜癌宫腔镜下表现，累及宫颈管

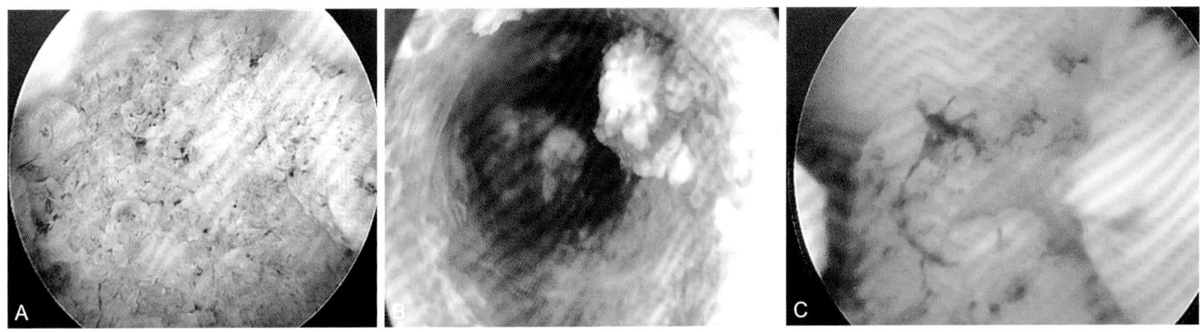

图5-31　不同类型子宫内膜癌宫腔镜下表现。A. 子宫内膜样癌（弥漫型）；B. 子宫内膜浆液性癌（局限型）；C. 子宫内膜癌肉瘤

六、术后观察和随访

1. 注意阴道出血量，根据患者的具体情况，术后观察 2 ~ 24 h 可以酌情出院。

2. 所有患者均预约门诊复诊时间，解读病理报告，决定下一步治疗方案，随访到位。

3. 如果镜下可疑癌变而病理结果为良性，必要时进行病理会诊，且需要加强随访，每 3 个月复查超声并了解临床症状，必要时再次行宫腔镜检查。

七、病例分享

患者，女，59 岁，主因“绝经 6 年，阴道排液伴阴道流血 10 天”入院。

【现病史】患者绝经 6 年，10 天前无明显诱因出现阴道排液伴流血，量少，色淡红，无异味，不伴腹痛或腹胀等不适。自行服用抗感染药物治疗 2 天未见明显好转，遂于 2020 年 2 月 7 日就诊于北京市某三级医院。妇科超声示“子宫内混合回声”，建议前往上级医院就诊。患者于 2020 年 2 月 10 日来我院就诊。妇科超声提示“子宫肌瘤；宫腔内囊实性占位（可疑内膜病变）”，建议超声造影检查。为进一步诊治，以“宫内占位”收入院。

【既往史】体健。

【月经及婚育史】53 岁绝经，G3P1。1986 年分娩一男活婴，现体健。1988 年和 1998 年各人工流产一次。

【个人史】无特殊。

【家族史】无家族性遗传病及传染病史，否认妇科肿瘤家族史。

【妇科检查】外阴发育正常，阴道通畅，有少量白色分泌物。宫颈光滑，稍萎缩。子宫前位，正常大小，质地中，活动可，无压痛。双侧附件区未及明显异常。

【辅助检查】

（1）肿瘤标志物：CA125、CA724、CA199、CA153、CEA、AFP 及 SCC 无异常。

（2）HPV 未见明显异常。TCT 可见少量不典型细胞，倾向于不典型腺细胞。

（3）生殖激素六项：FSH 87.43 mIU/ml，LH 27.21 mIU/ml，E_2 20 pg/ml，P 0.42 ng/ml，T 0.44 ng/ml，PRL 8.30 ng/ml。

（4）妇科超声（图 5-32）：子宫前位，大小为 6.1 cm × 6.2 cm × 5.1 cm，肌壁回声不均匀，前壁可见一低回声结节，大小约 2.1 cm × 1.9 cm × 1.4 cm，内膜厚约 4.21 cm。宫腔内可见囊实性混合回声，范围约 4.9 cm × 4.5 cm，以实性为主，与后壁间界限欠清。CDFI 示其内可见较丰富的血流信号，RI 0.41。左侧卵巢大小 1.8 cm × 1.2 cm × 1.0 cm，右侧卵巢大小 1.6 cm × 1.1 cm × 1.3 cm。双侧附件区未见异常回声。超声提示子宫肌瘤，宫腔内囊实性占位（可疑内膜病变）。建议超声造影检查。

（5）妇科超声造影（图 5-33）：宫腔内可见囊实性混合回声，范围约为 4.9 cm × 4.5 cm，以实性为主，与后壁间界限欠清。CDFI 示其内可见较丰富的血流信号，RI 0.41。经肘静脉注入超声造影剂声诺维 2.0 ml 后，宫腔内囊实性混合回声于增强早期可见造影剂微泡呈快速非均匀性充盈，早于子宫肌层。

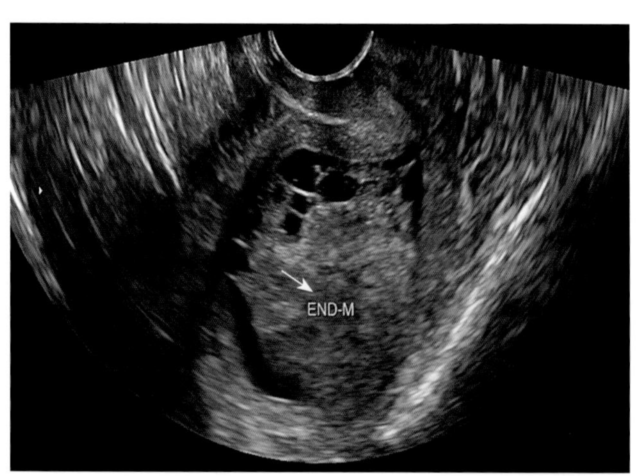

图 5-32　子宫癌肉瘤妇科超声所见。宫腔内囊实性占位，其内可见丰富血流信号

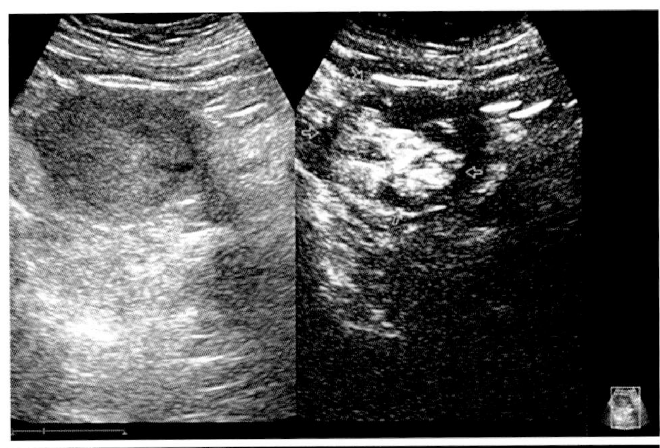

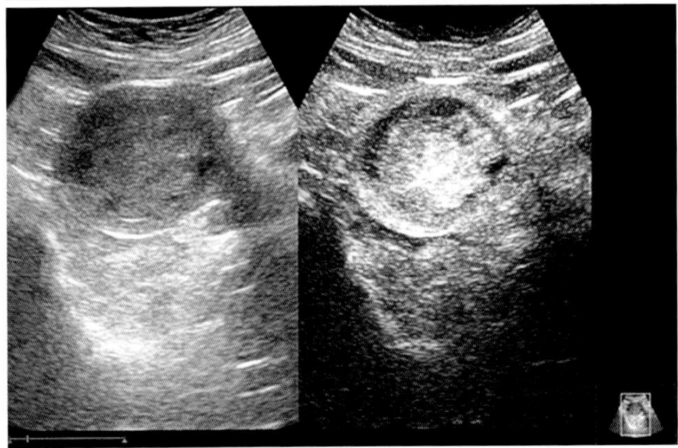

图 5-33　子宫癌肉瘤超声造影所见。A. 增强前；B. 增强后

微泡灌注起始于子宫后壁肌层，其内部分造影剂消退早于子宫肌层，部分呈持续性增强，呈非均匀性，周边未见血管环。超声造影提示符合子宫内膜病变。

（6）下腹部增强 CT：左肾低密度灶及左肾稍高密度灶，未见增强，考虑囊肿可能，双侧肾盂小结石，双侧输尿管通畅。

（7）上腹部增强 CT：肝Ⅲ段血管瘤，肝Ⅳ段小囊肿。

【诊疗经过】 入院后完善相关检查。排除手术禁忌后择期行宫腔镜检查 + 宫腔镜下诊断性刮宫术 + 宫颈病变切除术 + 宫颈活检。术中充分暴露宫颈，醋白实验可见宫颈Ⅲ型转换区。于宫颈 12 点取活检，后行 ECC，刮出少许组织，质糟脆。用探针探查宫腔深 7.5 cm。逐步扩张宫颈口至 9.5 号，置镜探查。于宫颈管内可见一息肉样组织，直径约 1 cm。宫腔内可见色黄糟脆组织物充满宫腔，可见异型血管。子宫内膜厚，色苍白。双侧宫角清晰可见，双侧输卵管开口可见（图 5-34）。予诊断性刮宫，刮取 20g 组织，糟脆，送病理。

手术顺利，术后监测生命体征，记阴道出血量，进一步完善影像学评估。

行盆腔增强 MRI 检查，可见为宫腔镜下诊刮术后 + 子宫颈病损切除术后（图 5-35）。经静脉注射适量对比剂，行动态增强扫描。示病变整体早期呈低水平异常强化，中晚期持续强化，浸润深度小于 1/2，浆膜面光滑。子宫前后壁异常信号增强后，强

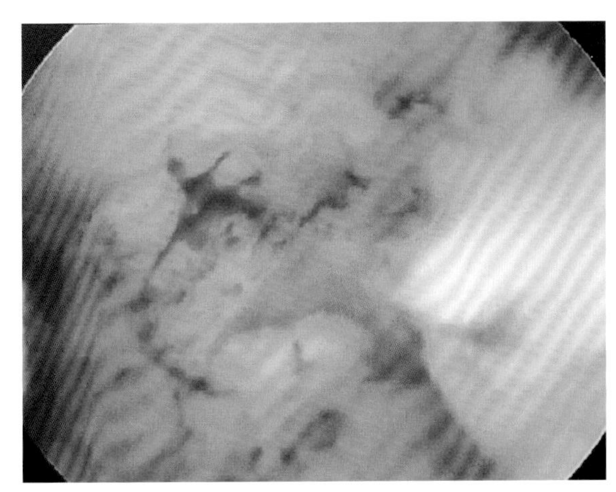

图 5-34　子宫癌肉瘤宫腔镜术中所见

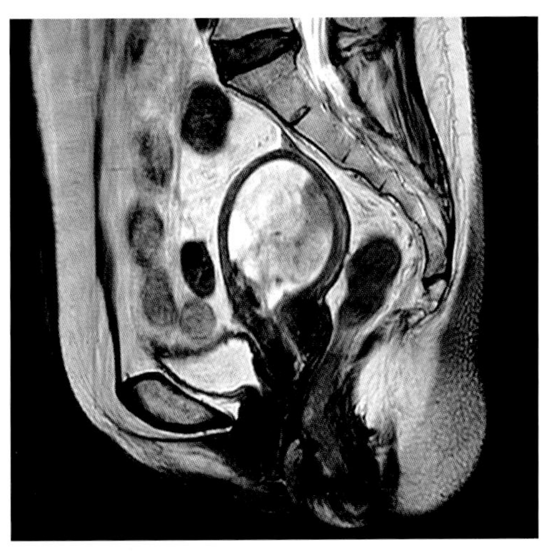

图 5-35　子宫癌肉瘤盆腔增强 MRI 所见

化程度略低于子宫肌层。宫颈区未见明确异常强化。双侧附件区未见明确异常强化信号。其余未见明确异常对比强化。诊断：宫腔镜下诊刮术后 + 子宫颈病变切除术后状态：① 宫腔内异常强化信号，考虑恶性病变，子宫内膜癌（ⅠA 期）可能大。② 子宫平滑肌瘤。

【术后病理回报】

（1）（宫颈 12 点）慢性宫颈炎，可见挖空细胞。（宫颈息肉）宫颈息肉。

（2）（ECC）上皮样恶性肿瘤组织呈腺样和乳头状排列，未见明确间质病变，另见少量鳞状上皮组织。

（3）（宫腔内容物）恶性肿瘤组织，上皮细胞异型，并呈腺样和乳头状排列。间质细胞丰富，核异型显著，可见瘤巨细胞及病理性核分裂象。部分区域疏松，呈黏液样变性。免疫组化标记示 CK（上皮 +），VIM（间叶 +），CD10（+），Ki-67 指数（70%+），p53（90%+），SMA（灶 +），S100（-）。综上，符合癌肉瘤（恶性苗勒混合瘤）。

进一步完善术前检查，排除手术禁忌证，择期行腹腔镜下全子宫切除 + 双侧附件切除 + 大网膜切除 + 盆腔淋巴结清扫 + 腹主动脉旁淋巴结清扫术。手术样本见图 5-36。术后恢复好，术后诊断：子宫癌肉瘤ⅠA 期。术后予异环磷酰胺 + 紫杉醇方案化疗，目前化疗中。

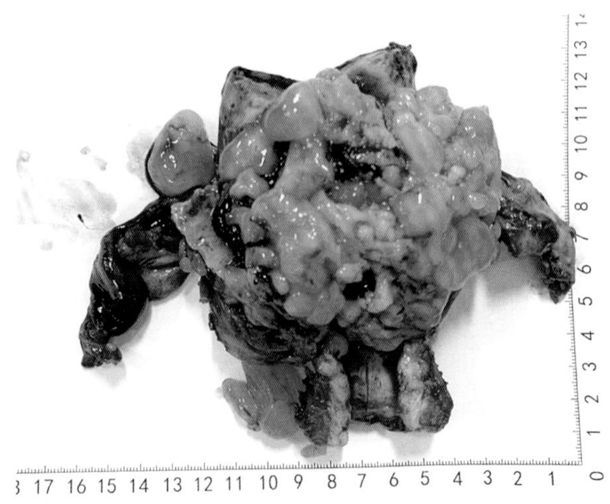

图 5-36 子宫癌肉瘤大体标本

【病例分析】

子宫癌肉瘤由上皮成分和间质成分混合构成，占宫体恶性肿瘤的 2%～5%，发病年龄在 40～90 岁。子宫癌肉瘤具有高度的侵袭性，早期即可发生淋巴转移、腹腔转移或血液循环转移。在病理学上，子宫癌肉瘤属于上皮癌，应归入子宫内膜癌的范畴，所以 2010 年的 NCCN 指南将子宫癌肉瘤归类于Ⅱ型子宫内膜癌。子宫癌肉瘤的上皮性成分包括浆液性癌、子宫内膜样癌或未特指的高级别癌，而其间质成分包括同源性肉瘤成分或异源性肉瘤成分。

子宫癌肉瘤常用的诊断方法是术前诊刮，但是因为病理诊断需要同时含有癌和肉瘤两种成分，而癌肉瘤多伴有肌层浸润，因此，在单纯诊刮的情况下取材有限，容易遗漏，导致术前诊断率下降。所以在条件允许的情况下，更推荐宫腔镜下诊刮或活检，可以直观、细致地观察子宫内膜情况，精准取材。术中应注意膨宫压力不宜过高。

子宫癌肉瘤的治疗原则参照高级别子宫内膜癌的治疗原则。手术是子宫癌肉瘤的首选治疗方法，手术范围参照卵巢癌的全面分期手术，晚期行肿瘤细胞减灭术。术后推荐进一步辅助治疗，紫杉醇 + 异环磷酰胺作为化疗的一线方案，而术后盆腔照射可有效地控制复发，提高生存率。

第五节　输卵管梗阻的宫腹腔镜手术治疗

夫妻双方有正常性生活，同居1年，未避孕未孕称为不孕不育。其发生率占已婚女性的15%～20%，其中因女方原因不孕者约占40%，男方因素占30%，双方因素占20%，不明原因不孕占10%。在女性不孕的因素中，输卵管梗阻占25%～35%，可造成精卵结合障碍，其他因素还有排卵障碍、子宫因素和盆腔因素等。

一、输卵管梗阻的分类及治疗

（一）根据梗阻部位

输卵管梗阻可分为远端梗阻、近端梗阻和全程梗阻。

（二）输卵管梗阻性不孕的治疗

治疗方法有：① 辅助生殖IVF技术，可以解决输卵管梗阻引起的不孕。但其非自然妊娠，且医疗费用较高，可根据患者的年龄及经济状况和意愿酌情选择。② 宫腹腔镜手术：通过手术的方式寻找、去除病因，以达到自然妊娠的目的。

二、宫腔镜手术的适应证及禁忌证[15]

（一）适应证

1. 输卵管近端梗阻。
2. 输卵管不完全梗阻。
3. 不明原因不孕，待除外输卵管因素。
4. 若为输卵管远端梗阻，需行腹腔镜手术。在腹腔镜手术的同时行宫腔镜检查，必要时需行输卵管插管疏通。

行腹腔镜手术的适应证为：① 输卵管远端梗阻；② 输卵管积水。

（二）禁忌证

1. 首先应当排除男方的因素。男方精液检查简单、易行、无创。如果男方患有弱精子症时，应先予以治疗，待正常后再手术，避免仅局限在女方寻找病因而盲目手术。我们曾经接诊过一例不孕患者，女方已经寻诊2年并进行了各项检查。到我院就诊时才发现男方患有无精子症。若女方接受手术，治疗将无意义。
2. 卵巢功能低下。术前务必评估卵巢的功能，应在卵巢功能良好的前提下，再决定手术治疗。
3. 白带异常。
4. 盆腔急、慢性炎症。
5. 月经期。
6. 可疑妊娠。
7. 全身急性病期。
8. 合并妊娠禁忌证。

三、评估及术前准备

（一）评估输卵管的通畅程度及部位[15]

1. 子宫输卵管造影（hysterosalpingography，HSG）是临床诊断输卵管通畅性的经典检查方法（1A级证据）。在月经干净后3～7天，将碘油（泛影葡胺）注入宫腔，在X线下观察并拍摄碘油的流动情况，从而了解输卵管的通畅情况（图5-37）。这种方法简单、直观，基层医院也可开展，应用广泛，但应注意碘油过敏情况。

2. 子宫输卵管超声造影（hysterosal-pingo-contrastsonography, HyCoSy）将声诺维稀释后注入

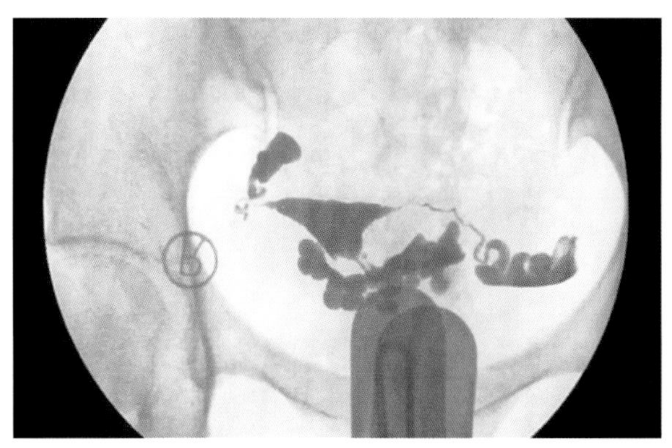

图 5-37 输卵管碘油造影示左侧通畅，右侧远端梗阻

宫腔，在四维超声下观察输卵管的通畅性（2B 级证据），用于评估输卵管通畅性（图 5-38）。由于其简单方便，不接触放射线，患者的接受度高，日渐成为判断输卵管通畅性的首选。

3. 宫腔镜下插管通液，可排除假性近端梗阻，还可以同时探查有无宫腔病变。建议影像学评估提示输卵管近端梗阻时，再采用宫腔镜下输卵管插管通液。

4. 腹腔镜下亚甲蓝通液是评估输卵管是否通畅的金标准。但因其为有创检查，且价格昂贵，故不作为首选的检查方法（2B 级证据）。

（二）宫腔镜或宫腹腔镜手术方式

1. 宫腔镜手术　主要解决输卵管近端梗阻的问题。近代宫腔镜膨宫效果好，膨宫液回流通畅，视野清晰，广角镜视角扩大，腔镜进入子宫上段后即可看到输卵管开口，使宫腔镜下输卵管插管的操作难度大大降低，还可以同时治疗子宫内膜息肉和宫腔粘连等疾病。

2. 腹腔镜手术　主要解决输卵管远端病变及盆腔病变，如输卵管积水、卵巢肿物、子宫肌瘤或盆腔粘连等。

对于不明原因的不孕，建议进行宫腹腔镜联合探查，以寻找病因，并进行相应的治疗。

3. 综合评估　决定采用宫腔镜手术还是宫腹腔镜联合手术。

现以病例来说明。某患者已有 1 年以上的不孕史，在排除了男方因素后，连续监测排卵 3 个周期有正常排卵，且超声检查排除了子宫内外的器质性病变。输卵管造影显示一侧输卵管通畅，另一侧不通畅。对这样的患者，我们也应当将其归为不明原因的不孕。应当选择宫腹腔镜手术进行探查，往往是可发现原因的。在对输卵管梗阻患者采取的手术中我们曾发现或有广泛的盆腔腹膜子宫内膜异位病灶，或有常见盆腔粘连。粘连带像膜一样包裹卵巢，仿佛给卵巢穿了一个“避孕套”（图 5-39）。卵巢排卵后，即使输卵管通畅，也拾不到卵。因此，不要过长时间地去试孕，因为年龄对患者的卵巢功能是有影响的。

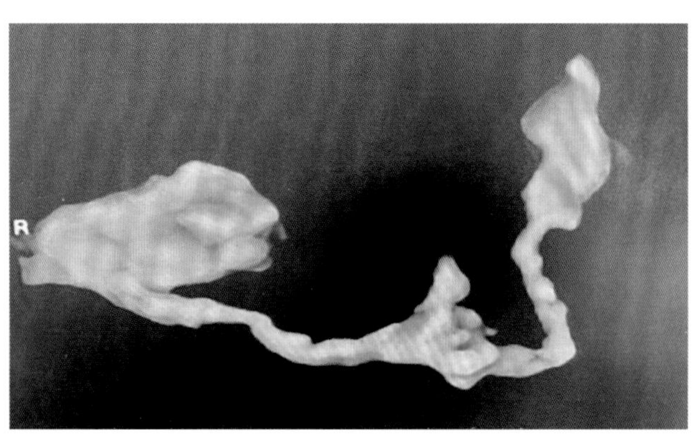

图 5-38 子宫输卵管超声造影

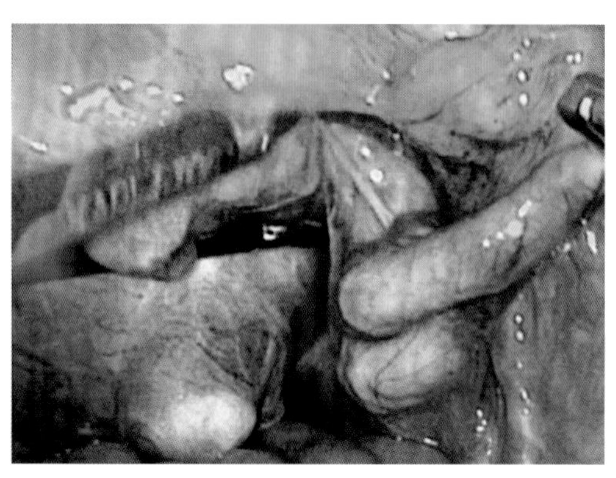

图 5-39 盆腔膜样粘连包裹卵巢

四、手术操作

(一)宫腔镜手术

1. 术前准备

(1)物品准备：宫腔镜 Cook 管、扩张棒、探针、宫颈钳、亚甲蓝液体(一支亚甲蓝溶液 + 0.9% 氯化钠溶液 100 ml)，膨宫液为 0.9% 氯化钠溶液。

(2)打开 Cook 管，安装完成，备用。

(3)医生 2 名，能配合默契。一人进行宫腔镜操作，另一人能准确、快速地协助放置输卵管导管。

2. 进行宫腔镜手术　探查时应格外认真细致，尤其是注意影响妊娠的微小病变。

(1)宫腔形态及内膜颜色、厚度、分布及性状。

(2)有无宫腔粘连、子宫息肉和子宫肌瘤等宫内占位，以及输卵管开口处是否有微小病变。如出现以上情况，应进行相应的处理。

某患者试孕 2 年未孕，排卵监测及输卵管通畅检查均未发现异常，男方精液也未提示异常，进行了宫腔镜检查，发现子宫内膜息肉及双侧输卵管开口处 0.5 cm 的小息肉(如同将军把门一样，图 5-40、图 5-41)。取出后 3 个月患者妊娠。这样小的息肉通过超声检查是难以发现的，然而会影响妊娠。

(3)输卵管疏通：寻找输卵管开口，将宫腔镜镜头对准即将进行疏通的输卵管开口。

① 应该注意的是，即使宫腔镜镜头对准了输卵管开口，输卵管导管进入宫腔后有可能与输卵管开口的方向并不一致。这是因为镜头斜面并未朝向输卵管开口。此时不用调整宫腔镜镜头，只要调整光纤方向，使导丝管对准输卵管开口，迅速、准确插入即可。

② 在操作过程中，要求术者动作稳定，调整宫腔镜的镜头及光纤方向，保持灌流液循环通畅，宫腔视野清晰，并耐心地寻找输卵管开口。如果输卵管开口不明显，可将视野停留在宫角处，等待宫腔内局部张力适当增加且膨宫良好时，输卵管开口即可显现。助手事先将宫角套管置入宫腔镜鞘中，时刻准备着。一旦输卵管开口暴露清晰，就迅速、准确地插入宫角套管，并确保是顺着输卵管方向，同时取出指引体芯(图 5-42A)。

③ 如果子宫内膜较厚，可以适当搔刮；若有部分漂浮的内膜组织妨碍视野，可适当避让或以膨宫液冲开。

3. 推注亚甲蓝溶液　推注亚甲蓝溶液时，应缓缓注入，不可速度过快。

(1)如果亚甲蓝溶液顺利通过，推注压力小，表示通畅。

(2)如果有阻力，并可见反流，确认输卵管开口准确后，可加压推注。如随即阻力减小，亚甲蓝通过，表示疏通成功(图 5-42C)。

(3)如果推注阻力仍较大，可插入输卵管导丝

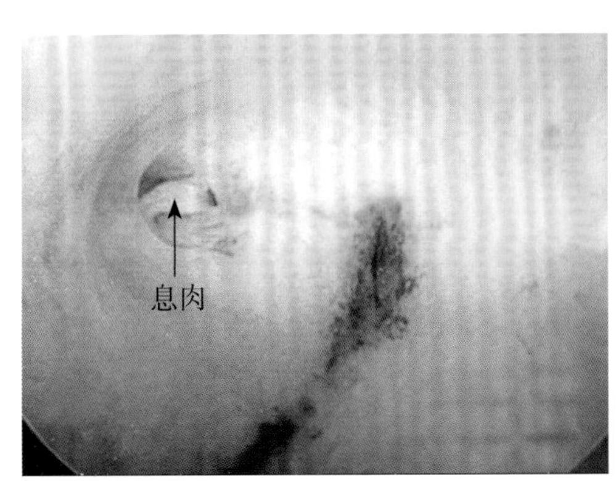

图 5-40　右侧输卵管开口处息肉

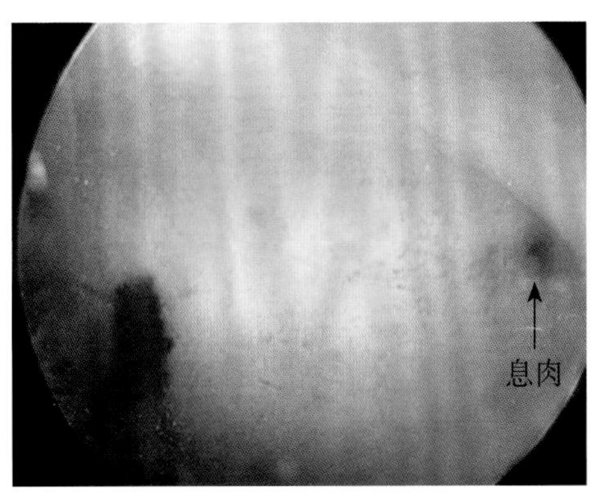

图 5-41　左侧输卵管开口处息肉

(图 5-42B)。

① 插入 0.5 cm，退出导丝，用水进行压力疏通。反复、轻柔地重复上述过程进行疏通，直至无亚甲蓝液体反流。每次不要急于前行，耐心操作。

② 如果导丝插入刻度 2 cm，提示已到间质部。如果继续再向前插入，有发生输卵管穿孔及导丝损伤盆腔组织的风险。另外，应该在腹腔镜的监视下进行。

③ 如果导丝仅能进入 1 cm 或更少，推注亚甲蓝阻力大，反复操作后仍无改善，可适当调整宫角套管的方向，并重复上述过程。

④ 在进行宫腔镜插管过程中，子宫常被挤压偏向一侧，造成该侧输卵管折叠，也影响疏通的成功，故操作时应尽量避免子宫的偏移。

⑤ 如果联合超声检查，则效果更佳。推注成功后，给予声诺维稀释液。超声提示输卵管末端见气泡流出，可确定疏通成功。

因输卵管开口直径较小，如果稍偏差，未对准开口，而是抵到了开口周围的组织，就推注亚甲蓝液体，会感觉阻力较大，亚甲蓝液体反流，误认为是输卵管梗阻疏通失败。再次寻找输卵管开口时，周围组织水肿，将会非常困难，可能直接导致手术失败。所以第一次做输卵管插管时要稳准，争取一次到位。

(二)宫腹腔镜联合手术

输卵管梗阻可以仅是近端梗阻，也可合并中段和远端梗阻，或为间断梗阻。因此，术前输卵管造影所提示的近端梗阻可以含有上述三种情况。当符合宫腹腔镜联合手术的指征时，应及时采用，并在术前向患者和家属交代此种情形的可能性，以及疏通失败的可能性。进行宫腹腔镜手术时，需要准备两套腔镜系统，因常常需要在腹腔镜监视下进行宫腔镜操作。

腹腔镜手术在不孕的诊治领域有独到的优势，能够对盆腔和腹腔进行充分的探查，发现盆腔子宫内膜异位症和盆腔粘连等超声难以发现的病理情况(图 5-43)；解除输卵管周围的粘连和盆腔粘连，进行输卵管整形、造口和吻合等修复性手术，在直视下疏通输卵管，并判断疏通效果；发现输卵管先天性发育异常(如局部肌层菲薄、憩室和副伞等)、子宫畸形和子宫腺肌病等导致不孕的因素；进行卵巢囊肿剥除术和子宫肌瘤剥除术等。

1. 在腹腔镜术中尤其应该注意查看直肠子宫陷凹、双侧骶韧带附着处以及侧盆壁是否有子宫内膜异位病灶，可予以适当电凝，查看双侧输卵管和卵巢外观是否正常，活动如何，两者之间或与周围组织有无粘连以及粘连的严重程度。如存在粘连，予以松

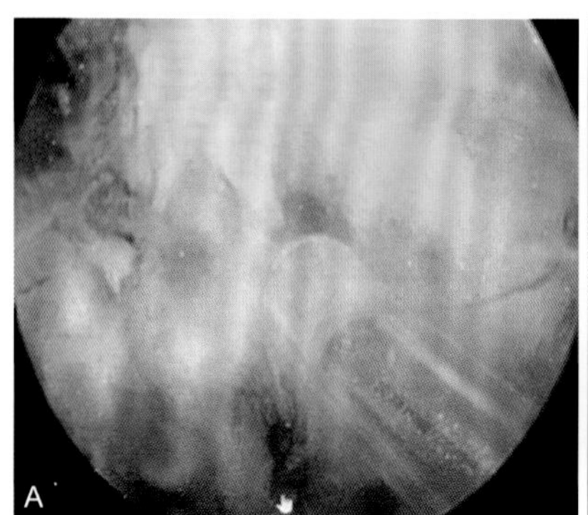

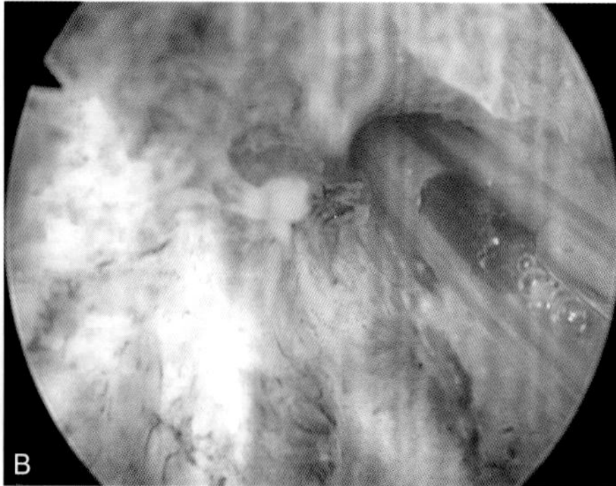

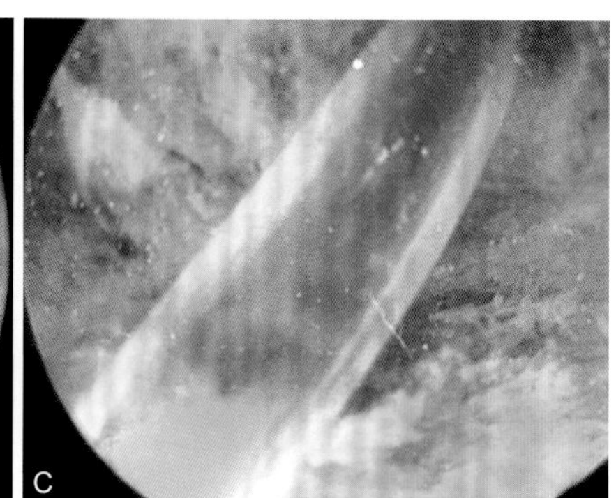

图 5-42 A. 输卵管宫角插管；B. 输卵管导丝插管；C. 输卵管亚甲蓝通液

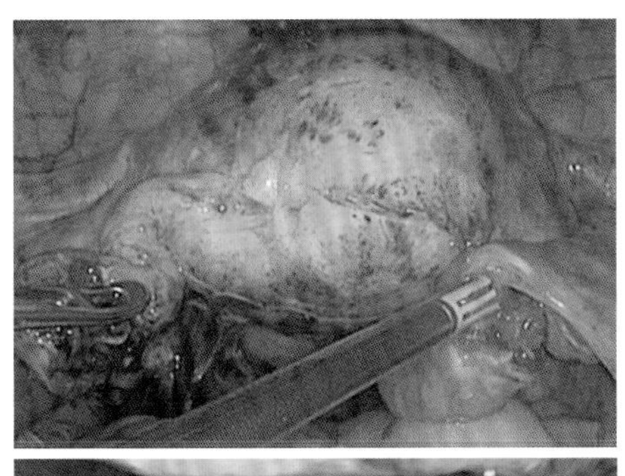

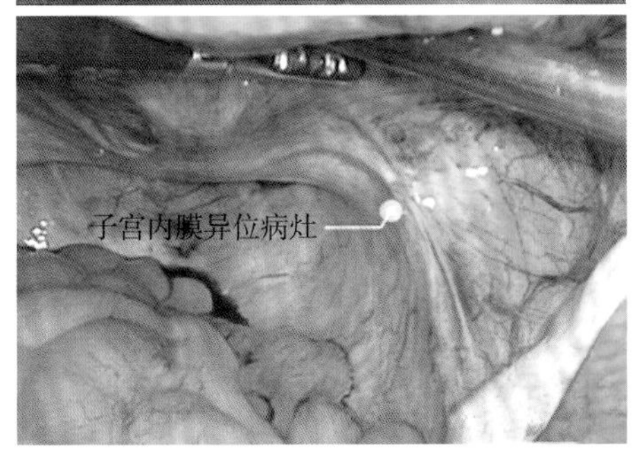

图 5-43　盆腔子宫内膜异位灶

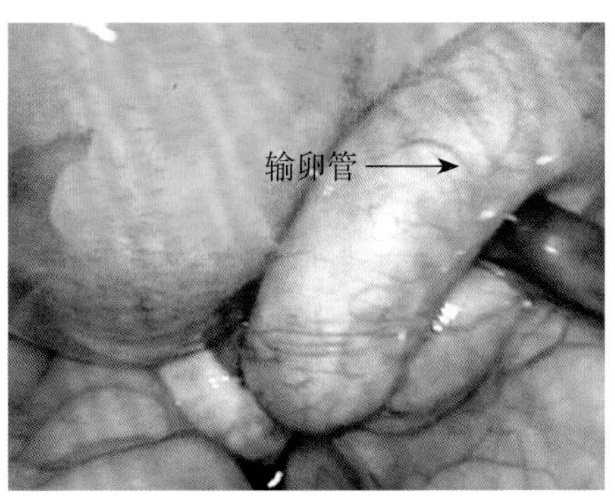

图 5-44　输卵管远端粘连积水

解，并尽量使其恢复至正常的解剖位置。尤其要查看卵巢表面是否有膜性粘连导致的包裹，卵巢固有韧带与输卵管系膜之间有无粘连，而导致输卵管活动受限。如存在粘连，均应予以解除。也应该注意输卵管伞端开口处有无横隔样、条索样或膜样组织，而妨碍拾卵功能。如存在上述情况，均应予以解除。

2. 术中通液　向宫腔内置入一次性通液管（也可用双腔导尿管代替）并注入配好的亚甲蓝液体，观察亚甲蓝经输卵管伞端流出的情况，再次评估输卵管的通畅性。

输卵管远端梗阻常表现为输卵管积液（图 5-44），或输卵管亚甲蓝通液后见输卵管全程充盈亚甲蓝，而伞端呈盲端，未见亚甲蓝液体流出。

3. 输卵管造口　在输卵管充盈张力大的时候，于输卵管盲端最远端薄弱处分别用两把分离钳钳夹，呈一字形，于中部用单极电钩电切或超声刀切开约 1 cm。然后再分别于两叶的中部切开 1 cm，形成 4 个花瓣样分叶。用 3-0 可吸收缝线将每一分叶外翻缝合至输卵管浆膜面固定，使其形成喇叭口样，再造输卵管开口。有时将输卵管盲端切开一刀后，即可暴露出正常的伞端黏膜。可在分离周围粘连后再酌情行外翻缝合。

如果输卵管通液后远端未见亚甲蓝液体流出，也未见输卵管积液，考虑有近端梗阻，改行腹腔镜监视下宫腔镜插管疏通输卵管手术。手术步骤见宫腔镜部分。在宫腔镜下插管推注亚甲蓝液体时，注意观察输卵管伞端。若流出顺畅，表示疏通成功，若未见亚甲蓝液体流出，则仔细观察导丝进入输卵管的深度以及亚甲蓝液体充盈到的部位。逐步推进导丝，尽量避免输卵管穿孔，并推注亚甲蓝，直至有亚甲蓝液体能够从伞端流出。

观察亚甲蓝液体的流出速度，可以判断通畅度如何。经宫角套管推注亚甲蓝液体时，可见亚甲蓝液体从伞端流出，但只是缓慢流出，并非呈线样流出，提示通而不畅，可多次推注，提高通畅程度。

在推注过程中，宫角套管容易移位，所以要注意固定宫腔镜镜头套管与宫角的相对位置。因经线限制，宫角插管仅能插入 0.5 cm 深度。若需要进一步疏通，则需要在宫角插管引导下用输卵管插管疏通。在腹腔镜引导下，输卵管条件允许的情况下，可将输卵管导管经宫角一直插到伞端，再进入腹腔。所以，宫角插管时亚甲蓝液体推注反流严重时，应加用输卵管导管进行疏通。输卵管导管进入间质部时，即可推注亚甲蓝。若见亚甲蓝从伞端顺畅流出，说明疏通成功。如果亚甲蓝仍然流出不顺畅，表示仍有梗阻，应继续向输卵管内送入导管及推注亚甲蓝液体，直至顺畅流出。

腹腔镜下可清晰地见到输卵导管在输卵管内插入的行迹。常常可见用导管疏通了梗阻后，推注的亚甲蓝瞬间顺畅流出。

4．输卵管造口术后应再次行亚甲蓝通液，确认疏通。有时因合并输卵管近端梗阻，还需要行宫腔镜下插管疏通。

为了防止粘连，疏通之后，应该经宫角套管向输卵管内注入几丁糖，并在伞端看见几丁糖流出，确保输卵管全程覆有几丁糖。

盆腔粘连松解后，也应放置防再粘连材料，以减少再粘连。

五、术后观察和随访

1．预防感染，根据术中情况可给予抗生素。

2．下一次月经来潮后监测排卵，指导受孕。如果手术中疏通困难，应在首次月经后再行输卵管造影，判断通畅性，并指导受孕。

3．不孕的原因可能是单一的，也可能是多种原因并存。例如，排卵障碍和输卵管梗阻并存，子宫内膜息肉和输卵管梗阻并存，女方因素和男方因素并存等。手术前应当详细询问病史，仔细评估。手术时充分解决各种疾病。术后根据手术情况及手术效果指导其监测排卵，以尽快受孕，或选用体外受精。

4．手术后试孕 6 个月，如仍然未妊娠，建议采用体外受精。

第六节　宫内节育器放置术及取出术

宫内节育器是一种放置在宫腔内的避孕装置，可达到长期高效的避孕目的。宫腔镜下宫内节育器放置术或取出术具有创伤小且可以直视的特点，成功率高，术后恢复快，因此被广泛应用。

一、宫腔镜下宫内节育器放置术[16]

（一）手术适应证和禁忌证

1．手术适应证　治疗性的宫内节育器置入，如痛经、子宫肌腺病或盆腔子宫内膜异位症等需用曼月乐治疗者。

2．手术禁忌证　除宫腔镜手术禁忌外，还应包括：

（1）妊娠或可疑妊娠者。

（2）宫颈内口过松、重度撕裂（固定式宫内节育器例外）及重度狭窄者。

（3）Ⅱ度子宫脱垂以上者。

（4）生殖器官畸形，如纵隔子宫、双角子宫和双子宫者。

（5）宫腔深度 <5.5 cm 或 >9 cm 者。

（二）术前评估及准备

1．手术时机　宫腔镜下曼月乐多在刮宫除外内膜恶性病变后放置。

若为子宫肌腺病患者，术前评估子宫较大，为了减少曼月乐脱落，应术前应用 GnRH-a 以缩小子宫。

2．术前准备

（1）宫颈准备：同宫腔镜宫颈术前准备。

（2）做好术前咨询，详细向患者介绍宫内节育器治疗疾病的疗效及不良反应。

（三）手术步骤和术中注意事项

1．手术步骤

（1）全面探查宫腔，明确宫腔的形态以及子宫内膜情况。

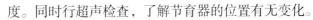

（2）将宫腔镜弯钳插入宫腔镜内后，钳夹宫内节育器尾丝的连接处，回收入宫腔镜鞘内。

（3）再次置宫腔镜至宫底。膨宫后缓慢后退，将宫内节育器送至宫底，使横臂充分打开。可以调整弯钳的方向，使宫内节育器的双横臂与子宫横径方向一致。

（4）缓慢退镜，边后退边观察宫内节育器的位置，必要时可调整。可用弯钳抓住纵臂末端并轻微移动，从而摆动臂的位置。

2. 术中注意事项

（1）在钳夹宫内节育器前，若宫内节育器带有尾丝，需将节育器尾丝剪短。

（2）在放置好宫内节育器后，应注意膨宫液的流速，以免改变宫内节育器的位置。

（3）对于使用检查镜者，在全面探查宫腔形态，并按宫内节育器放置步骤操作后，再次置镜观察宫内节育器的位置，必要时调整。

（四）术后观察和随访

放置节育器后第一次月经后随访。详细询问病情变化，了解术后有无腹痛及月经（包括周期、经期、经量及不规则出血）等情况。如有，则给予及时处理。注意宫内节育器的尾丝存在与否及尾丝长度。同时行超声检查，了解节育器的位置有无变化。

放置后1、3、6个月各随访一次，以后每年随访一次。

（五）病例分享

患者，35岁，因“痛经3年，进行性加重”入院。妇科检查：外阴呈已婚型，阴道通畅，宫颈光滑，子宫前位，呈球形增大，如孕8周大小，质硬，活动可，无压痛，双侧附件未及异常。超声提示子宫腺肌病。入院诊断：子宫腺肌病。手术方式：宫腔镜下曼月乐放置术（图5-45至图5-47）。确定诊断：子宫腺肌病。

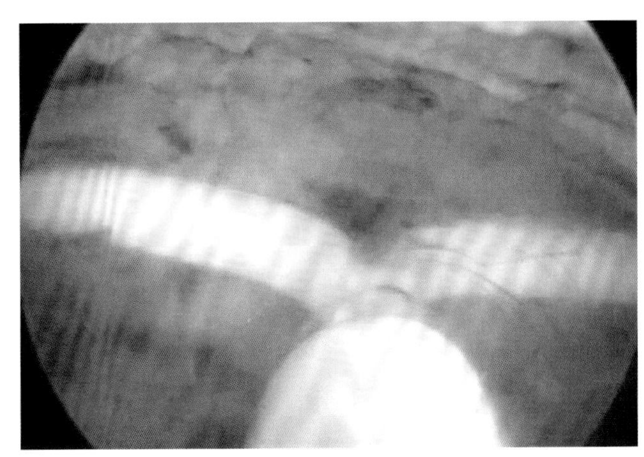

图5-45　将曼月乐推至宫底

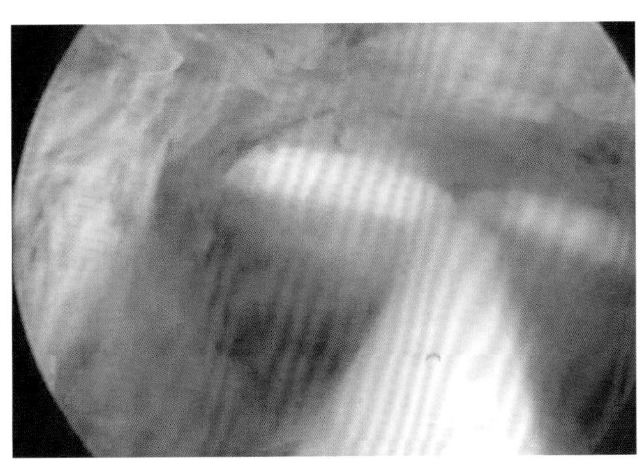

图5-46　缓慢退出宫腔镜

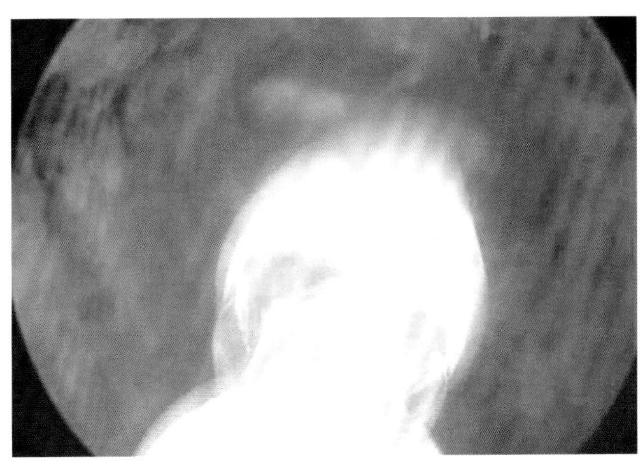

图5-47　撤出宫腔镜

二、宫腔镜下宫内节育器取出术

（一）手术适应证和禁忌证

1. 手术适应证

（1）宫内节育器残留和嵌顿。

（2）高危宫内节育器。

2. 手术禁忌证　除宫腔镜手术禁忌证外，并发生殖道炎症时，应在抗感染治疗后取出宫内节育器。由宫内节育器引起的感染情况严重者，可在积极抗感染的同时取出宫内节育器。

（二）术前准备

1. 宫颈准备　同宫腔镜宫颈术前准备。

2. 术前通过超声或腹部 X 线明确宫内节育器的位置、类型及大小。

对于嵌顿及残留宫内节育器者，术前了解残留嵌顿于子宫肌层的部分以及与浆膜层的距离，判断是否可经宫腔镜取出，以及是否需要行腹腔镜辅助手术。

术前应充分评估，尽量减少二次手术。同时与患者做好沟通，使其了解手术的难易程度，甚至手术失败进行二次手术的可能。

（三）手术步骤和术中注意事项

1. 手术步骤

（1）全面探查宫腔，明确宫腔的形态、宫内节育器的位置以及子宫内膜情况。评估宫内节育器与宫腔、宫角及子宫肌层的关系，有无粘连、嵌顿或残留。观察宫内节育器的宫腔部分，选择合适的器械，如侧弯钳和抓钳，甚至需用微型剪剪开嵌顿宫内节育器的周围组织，以便取出。

（2）置入宫腔镜侧弯钳，钳夹近宫颈外口处的宫内节育器部分。若有尾丝，可以抓住尾丝，不需要将侧弯钳收入鞘内，而随宫腔镜一起退出宫腔。

（3）再次置镜探查宫腔的完整性。

2. 术中注意事项

（1）若节育器部分嵌顿于肌壁内，可用宫腔镜微型剪或分离钳分离，再顺势取出。

（2）若为带尾丝 T 型节育器，可钳夹尾丝部分，并轻轻往外牵拉。若尾丝断裂，可钳夹宫内节育器纵臂并取出。

（3）应将取出物交给患者本人。

（四）术后观察和随访

1. 查看宫内节育器的完整性。

2. 因手术时间较长，应警惕过度水化综合征，必要时检查电解质及监测尿量。

3. 若取出的节育器上带有子宫内膜，需送病理。

（五）病例分享

1. 嵌顿 T 型宫内节育器断臂取出术　患者，女，40 岁，因“发现节育器断裂 1 个月”入院。患者 1 个月前体检时超声提示宫内节育器残留（图 5-48）。入院诊断：节育器残留。手术方式：宫腔镜检查术 + 残留节育器取出术。术中见断裂的节育器嵌顿于左侧宫壁。分离嵌顿宫内节育器周围的子宫肌壁（图 5-49），再将断裂的宫内节育器顺势取出（图 5-50）。确定诊断：节育器残留。

2. 嵌顿 O 型节育器取出术　患者 60 岁，因

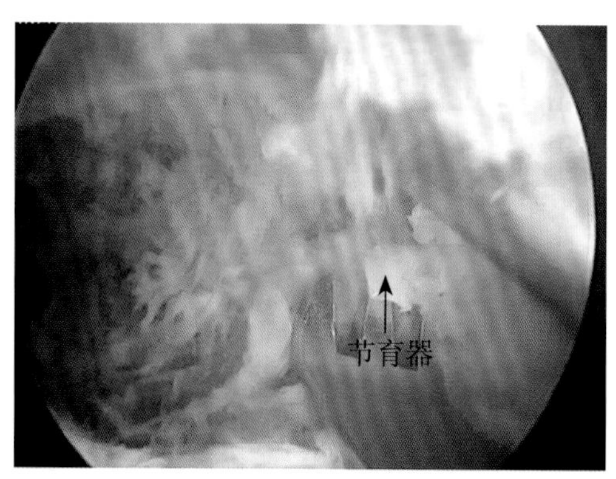

图 5-48　节育器断裂并嵌顿于左侧宫壁

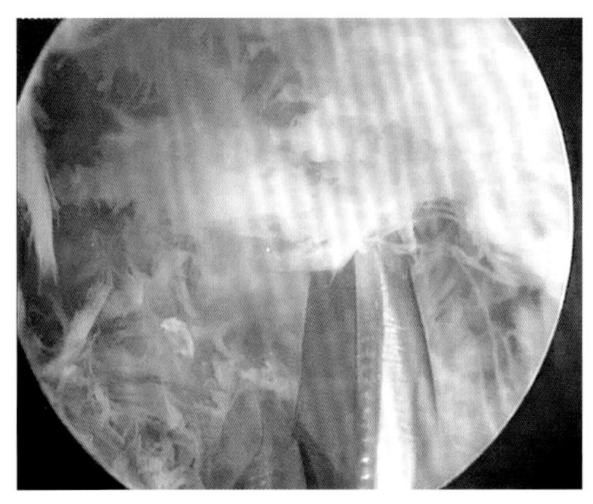

图 5-49　分离嵌顿宫内节育器周围的子宫肌壁

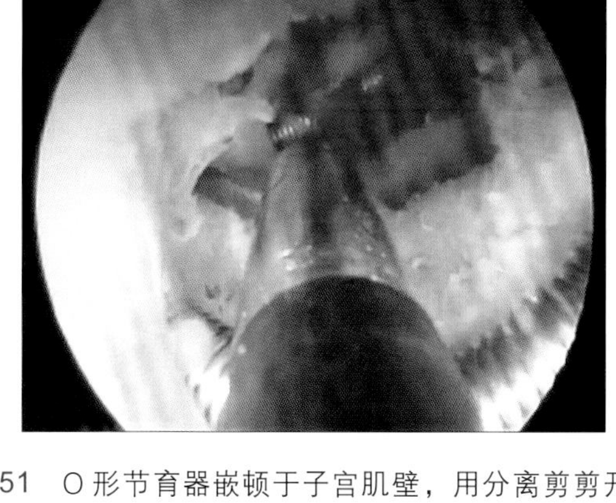

图 5-51　O 形节育器嵌顿于子宫肌壁，用分离剪剪开周围肌壁

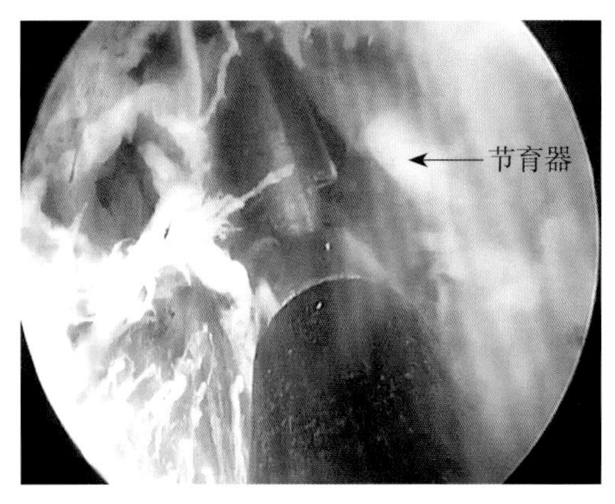

图 5-50　将断裂的宫内节育器顺势取出

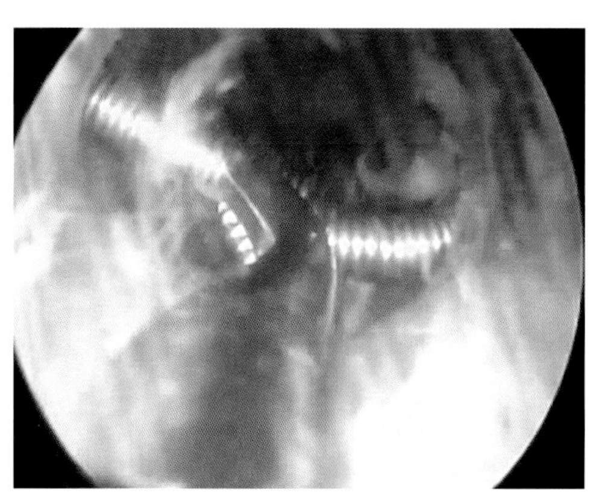

图 5-52　钳夹近外口处宫内节育器，将其取出

“绝经 8 年，阴道出血 1 次”入院。超声提示：子宫内膜厚 0.29 cm，宫内节育器居中。置宫内节育器 30 年。确定诊断：绝经后阴道出血，宫内节育器。

手术方式：宫腔镜检查术 + 诊刮术 + 宫内节育器取出术。术中见子宫内膜菲薄，圆形宫内节育器嵌顿于肌壁间（图 5-51）。宫腔镜直视下钳夹近外口处宫内节育器，将其取出（图 5-52）。确定诊断：宫内节育器嵌顿。

3. 宫腔镜下曼月乐取出术　患者 40 岁，因“宫腔放置曼月乐 5 年，要求取出”入院。超声提示：宫内节育器位置居中。入院诊断：宫内节育器。手术方式：宫腔镜下宫内节育器取出术。术中在直视下将侧弯钳夹纵臂将其取出（图 5-53）。确定诊断：宫内节育器。

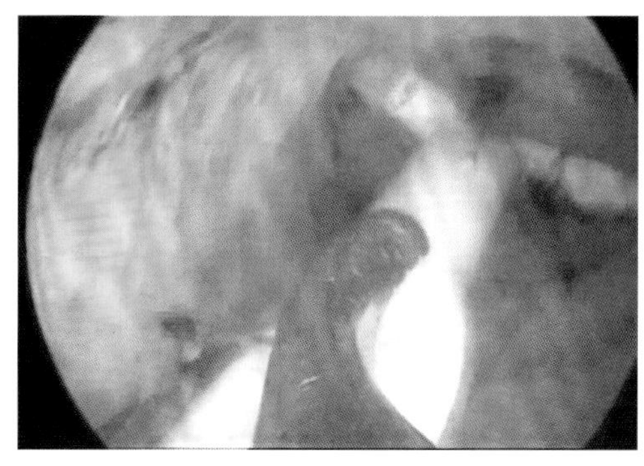

图 5-53　用侧弯钳夹纵臂将其取出

第七节 先天性及后天性生殖道畸形

因受到遗传和（或）环境的影响，女性原始性腺、内外生殖器的分化和发育可发生改变，导致女性生殖道发育异常。该疾病多表现隐匿，常因闭经、生殖道梗阻症状、不孕或其他畸形，在检查或体检时发现。按发生部位可分为：① 外阴发育异常。② 阴道发育异常：阴道纵隔较为常见，另有先天性阴道缺如、阴道横隔和阴道斜隔等。③ 子宫发育异常：以纵隔子宫（septate uterus）最为常见，约占子宫发育异常的 75%，另有先天性子宫缺如、残角子宫、单角子宫、双角子宫和双子宫等。④ 输卵管发育异常。⑤ 卵巢发育异常。⑥ 其他复杂畸形[8]。

其中，可通过宫腔镜进行手术的生殖道畸形主要是纵隔子宫、阴道纵隔和阴道斜隔。本节主要以这两种发育异常为例，讲述宫腔镜手术在生殖道畸形治疗中的作用。阴道纵隔在拉钩辅助直视下切开比较简单，通常不需要借助宫腔镜技术，因此不再赘述。虽然阴道斜隔十分罕见，但因宫腔镜在该畸形检查及治疗中有一定优势，故本书将详细介绍。

一、纵隔子宫

（一）概况

在胚胎发育过程中，双侧副中肾管融合受阻，导致宫腔内形成纵隔。按照纵隔占据宫腔的程度分为两类：① 完全纵隔：纵隔由宫底到宫颈内口或外口。② 不完全纵隔：纵隔由宫底终止于宫颈内口以上的任何部位。纵隔在宫颈外口以上的任何部位可有交通。多数患者可无任何症状，部分会导致流产、早产、不孕以及病理妊娠，从而被发现。针对纵隔子宫的治疗分为开腹子宫成形术和宫腔镜纵隔子宫切除术 (transcervical resection of septum, TCRS)。自从 1984 年宫腔镜手术被应用于纵隔子宫的治疗后，因其具有准确、微创及安全的特性，因此逐步替代了传统的开腹手术。手术目的是去除纵隔组织，恢复宫腔形态和容积。手术方式包括宫腔镜下纵隔子宫冷刀切除术和电切术等，需要注意保护子宫内膜，防止发生宫腔粘连及宫颈机能不全。

（二）手术适应证和禁忌证

1. 手术适应证

（1）与纵隔子宫相关的严重痛经。

（2）反复流产。

（3）排除其他导致不孕的病因后，患者仍无法受孕。

2. 手术禁忌证　除了宫腔镜手术禁忌证外，应避免在分泌期进行手术，否则增厚的子宫内膜可能阻挡视野，使宫腔难以暴露完全。

（三）术前评估及准备

1. 术前评估

（1）详细询问病史：导致不孕和流产的因素众多，术前需仔细评估，确定其与纵隔子宫的相关性，比如女方排卵障碍、男方因素、免疫因素和双方染色体异常等，都需要进行评估或排查。

（2）妇科检查：部分患者可发现阴道及宫颈的异常。

（3）影像学检查：不同种类子宫畸形的手术治疗方式差异很大，需要根据术前对子宫畸形种类的判定选择相应的手术方式。目前常用的方法包括超声、子宫输卵管造影以及 MRI。

① 超声：通过妇科超声可以检查宫体的形态，了解子宫畸形的分类，测量宫底肌层及纵隔的厚度，

与子宫浆膜层的距离，并评估宫腔镜手术的可行性，是目前应用最广泛的检查子宫发育的手段。其中三维超声成像技术具有无创、准确性高及可重复性的特点，在纵隔子宫诊断及分型诊断方面具有独特优势[17]。三维超声于宫底部可见一肌性组织凸向宫腔（图 5-54）。

② 子宫输卵管造影：可以提示宫腔内的情况，同时了解输卵管的通畅性，但对子宫的外轮廓无法显示，对纵隔子宫的诊断价值有限[18]。

③ MRI：可以很好地显示子宫内外的轮廓及肌层厚度，但需要强调扫描角度，将子宫内膜面显示在一个切面才能实现。

（4）其他生殖器官评估：纵隔子宫可伴有阴道及宫颈畸形，如阴道横隔或阴道斜隔等。术前通过妇科查体，同时结合阴道超声或 MRI 进行详细评估，并制订具体的手术方案。

（5）其他脏器评估：生殖道畸形可能伴有其他脏器发育异常，如泌尿系畸形。可通过泌尿系超声。CT，甚至静脉肾盂造影进行评估。

2. 术前准备

（1）手术时机：手术应尽量在月经结束的 1 周左右实施。此时子宫内膜呈增殖期改变，视野清晰，不易被过厚的子宫内膜遮挡，有助于探查宫腔，利于术者把握对纵隔切割的深度和范围[4]。

（2）宫颈准备

① 药物软化宫颈：术前于阴道后穹窿放置米索前列醇，或术前静脉推注间苯三酚。

② 机械扩张宫颈：用宫颈扩张棒或海藻棒。

（3）对于完全纵隔可以准备导尿管，以利用球囊作指示，并尽量在超声监测下操作。

（四）手术步骤和术中注意事项

1. 手术步骤

（1）常规消毒及麻醉。

（2）扩张宫颈：术前已经使用药物或者物理方法软化宫颈，术中使用 Hegar 扩张器扩张宫颈至适合宫腔镜径线号数。对于完全纵隔子宫，需要分别扩张隔两侧的宫颈管。

（3）置镜探查：探查包括阴道、宫颈及子宫腔的形态及解剖学结构。利用输卵管开口的位置，了解纵隔子宫的位置、形态、基底宽度和长度，并与影像学检查结果核对。宫腔镜下可见典型的“猫眼征”，每侧宫腔可见一个输卵管开口（图 5-55）。

（4）手术操作：对于完全纵隔子宫，尽量在超声监测下进行手术。如果合并其他妇科问题需要解决，可以选用腹腔镜监测。使用剪刀或电切设备进行纵隔切割。

1）冷刀剪切：更适于不完全纵隔子宫，以单开

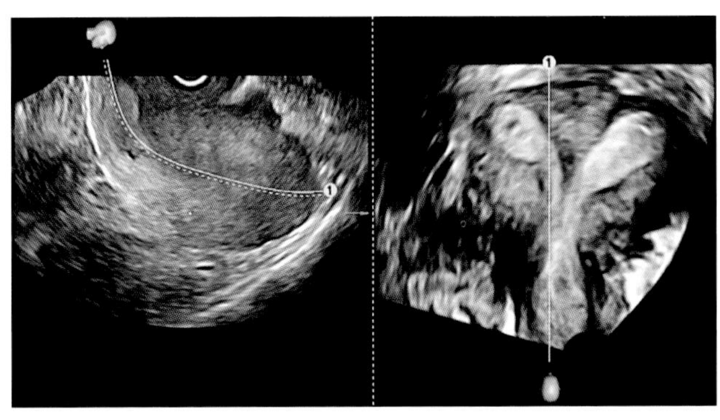

图 5-54　纵隔子宫的三维超声表现。宫底部可见一肌性组织凸向宫腔，长度 3 cm

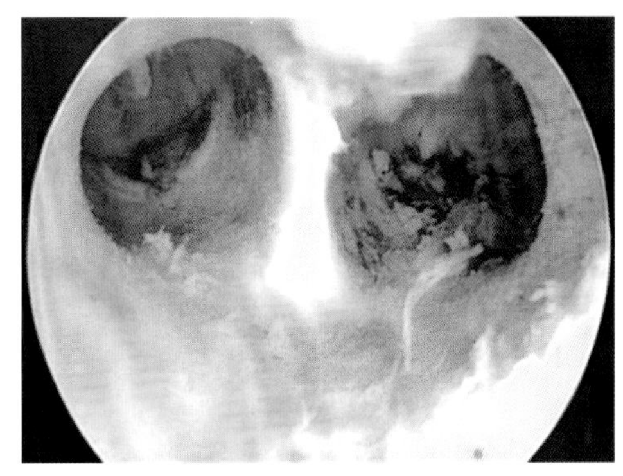

图 5-55　不完全纵隔子宫宫腔镜下表现。纵隔将宫腔分为两个区域

微型剪刀，自纵隔末端开始，自下向上剪开纵隔至基底部。由于近基底部纵隔会变宽，需要使用剪刀左右交替，使剪开的纵隔对称均匀，宫底平整，避免损伤肌层。

2）电刀切除

① 通常选用针状电极，以减少副损伤。

② 对于不完全纵隔子宫，操作方法同冷刀剪切。

③ 对于完全纵隔子宫，难以判断电切位置，使手术困难（图 5-56）。可用 Foley 导尿管插入另一侧宫腔作为指引，向球囊内注入及抽出亚甲蓝液体 5～10 ml，通过纵隔膨出及回缩判断其位置，选择起始电切点。通常纵隔下段最薄，从此处切开最容易。如果切开后见到球囊或者亚甲蓝液体流出，说明已经切透纵隔，再从该切口分别向上和向下延长切除纵隔。

④ 对出血点电凝止血。

（5）手术切除范围的确定及再观察

① 切除范围：对不完全纵隔子宫自下端开始切除，切至宫底时注意不要伤及肌层，应切至双侧输卵管连线下 1 cm 处即停止。如果宫底畸形内凸明显，应先行超声测量内凸深度，在双侧输卵管连线下 1 cm 加上此深度即为停止点。对于完全纵隔子宫，宫底处的切除范围相同，在宫颈处勿切除到宫颈外口，可保留隔膜 1 cm，以防止宫颈机能不全。

② 再观察：置镜于宫颈内口水平。如双侧输卵管开口处于同一视野，也表明切除完成。

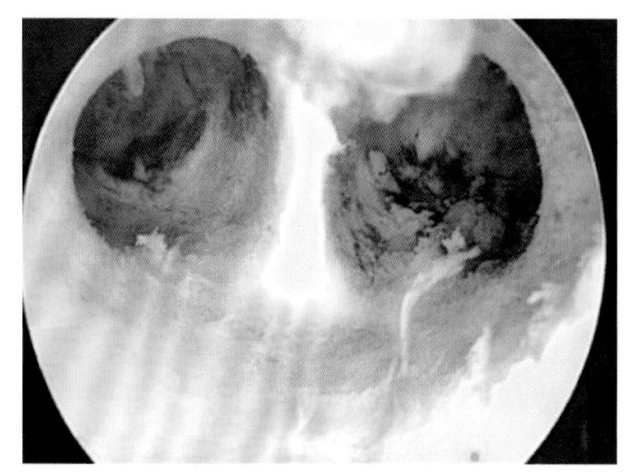

图 5-56　不完全纵隔子宫宫腔镜下表现

2．手术注意事项

（1）在手术过程中要保持恒定的灌流压力，防止压力波动而影响手术操作。切割时不可偏向子宫前壁或后壁，每次剪切后尽量在宫腔镜下观察输卵管的开口情况，来判断切割的深浅。

（2）预防子宫穿孔：注意出血和纵隔颜色变化（纤维组织呈白色，肌肉组织呈粉红色），警惕子宫穿孔。电极切割导致子宫不全穿孔时，腹腔镜下观察可见子宫底浆膜面出现组织发白、瘀斑和水泡等情况，此时应立刻停止切割。

（3）保护子宫内膜：有生育要求者，需注意减少电能量对正常子宫内膜的损伤。剪刀机械性切除术有利于保护子宫内膜。术后需注意防止宫腔粘连形成。术后是否使用雌激素促进子宫内膜修复尚有争议。

（4）术中监护：宫腔镜下纵隔子宫切除术，难度较大，尤其是完全纵隔子宫，技术操作要求高，采取有效的监护措施及指引对保障手术成功非常重要。可在超声影像及腹腔镜下透光实验的监测下来控制切割的深度，以避免损伤肌壁[19]。

① B 超监护：术中需留置尿管，必要时灌注生理盐水，以保持膀胱处于半充盈状态，以便通过腹部超声观察子宫。通过实时超声监测引导手术操作，尤其器械切割接近宫底时，通过超声测量宫底部肌层的厚度，控制切割深度，保证残余肌层到宫底浆膜层的厚度不小于 1.0 cm。

② 腹腔镜监护：腹腔镜下子宫纵隔的宫腔镜切除，同时具备监护引导、协助诊断子宫畸形的种类以及即时修补损伤的作用，并可以同时解决患者需要手术治疗的妇科其他疾病。可经腹腔镜透光试验，即通过调暗腹腔镜光源，在腹腔镜下观察宫腔内透出光线的均匀性，来了解子宫肌层的厚度，从而判断纵隔切除程度。

（五）术后观察和随访

1．注意监测生命体征、腹痛和阴道出血情况，术后 24 ~ 48 h 酌情出院。术后 1 周门诊复查了解一般情况。术后 1 个月复查超声，了解宫腔状态，并询问月经情况。

2. 预防感染　可于术前半小时静脉应用抗生素一次，以预防感染。

3. 预防宫腔粘连　手术后为避免创面粘连形成，临床上有各种尝试，如放置宫内节育器，使用防粘连材料和富血小板纤维蛋白，术后辅助雌、孕激素周期治疗以促进内膜修复等。

4. 二次手术的适应证　术后检查发现纵隔未完全切除或者提示宫腔粘连者，可于 1 个月后行二次手术，切除残留纵隔及松解粘连。

5. 指导妊娠

（1）鼓励自然妊娠：大量临床研究证实，宫腔镜下纵隔子宫切除术明显提高不孕患者的妊娠率，降低自然流产的发生率，并能改善辅助生殖技术的预后[20]。

（2）妊娠时间：宫腔镜下纵隔子宫切除术恢复了宫腔形态，也没有明显的瘢痕形成，因此，一般建议术后恢复月经后门诊复查超声，无异常者即可妊娠。

（3）妊娠期及分娩期监测：目前研究认为，宫腔镜下子宫纵隔切除后，子宫肌壁组织在妊娠期和分娩期的强韧度不受影响，因而分娩时也不必因此而实施剖宫产手术分娩。但有个案报道，宫腔镜下纵隔子宫切除术发生妊娠子宫破裂，可能与术中损伤子宫肌层或有隐匿的子宫穿孔没有及时发现有关。因此，需将纵隔子宫术后妊娠女性作为高危妊娠管理，充分评估并告知其相关风险。对于潜在的高危因素要早发现，加强监测，并及时干预，以保障母婴的安全。

二、阴道纵隔

（一）概况

阴道纵隔指阴道正中有纵行隔膜，将阴道分为两个管道，可分为完全纵隔和不完全纵隔。纵隔多位于正中，也有的偏于一侧。患者多数没有症状，在有性生活后经阴道检查或在分娩中被发现。

（二）手术适应证和禁忌证

1. 适应证

（1）阴道不完全纵隔引起性生活困难或不适。

（2）阴道完全纵隔伴双子宫，性交在发育不良的宫体侧阴道内发生，引起不孕或流产。

2. 禁忌证　同宫腔镜手术禁忌证。

（三）术前评估及准备

1. 术前评估

（1）病史及查体：询问病史，判断阴道纵隔是否影响性生活或妊娠。通过妇科查体很容易发现阴道隔膜。

（2）是否合并其他生殖道畸形：阴道纵隔通常合并子宫畸形或泌尿系畸形，术前应注意完善检查及综合评估。

2. 术前准备

（1）手术时机的选择：月经干净 1 周左右。

（2）阴道准备：在除外阴道炎时两边阴道均需取分泌物。

（四）手术步骤和术中注意事项

传统直视下切除可以应用电刀或冷刀，本节仅介绍宫腔镜下切除方法。

1. 手术步骤

（1）器械选择：通常选用电刀。电刀在切除过程中可达到同时电凝的作用，因此止血确切，减少缝合。

（2）手术技巧

① 膨宫：左手以大纱垫堵住阴道口，右手持宫腔镜进入。如膨阴道困难，可以适当调高膨宫压力。

② 观察：分别观察双侧阴道内的情况，了解宫

颈位置及有无畸形。

③ 电切：将自纵隔远端作为起点，以纵隔中点按阴道走行向近端电切开纵隔，放慢速度，边观察边电切，直至切到宫颈外口处，避免切偏而造成副损伤。对创面可电凝止血。

④ 再观察及止血：观察阴道纵隔是否切除完全，对出血点以电凝止血，或者在直视下缝合止血。

2. 注意事项

（1）避免损伤尿道、膀胱、直肠及宫颈。

（2）纵隔较宽时需切除一部分纵隔组织，边切边看，切勿切除过多。

（五）术后观察和随访

1. 注意监测腹痛、阴道创面出血及大小便情况，术后 24 ~ 48 h 酌情出院。术后 2 周门诊复查。

2. 用抗生素预防感染　可于术前半小时静脉应用一次抗生素以预防感染。

3. 术后预防阴道创面出血　将阴道创面行“8”字缝合以止活动性出血，用碘伏纱卷压迫以止渗血。

三、阴道斜隔

（一）概况

阴道斜隔十分罕见，突出表现为阴道有一斜行附着的隔，也称阴道斜隔综合征（obstructed hemi-vagina and ipsilateral renal agenesis, OHVIRA）。其定义主要包括以下几个方面：① 双子宫和双宫颈，个别可有单宫颈合并纵隔子宫。② 阴道斜隔，起源于两个宫颈之间，斜向附着于一侧阴道壁。③ 泌尿系畸形，大多合并与斜隔处于同一侧的肾及输尿管缺失。阴道斜隔分为三种类型（图 5-57），Ⅰ型阴道斜隔为无孔型斜隔。斜隔上没有孔，即单侧阴道完全阻塞，两侧宫腔无交通。Ⅱ型阴道斜隔为有孔型斜隔。斜隔上有一个小孔，常有隔后腔引流不畅，即单侧阴道不完全阻塞，两侧宫腔无交通，此型最多见。Ⅲ型为无孔斜隔合并宫颈瘘管，即单侧阴道完全阻塞，两侧宫颈之间或隔后腔与对侧宫颈之间有瘘管相通，仍有可能引流不畅[19]。

患者常有痛经和经期延长，以及异常阴道流液

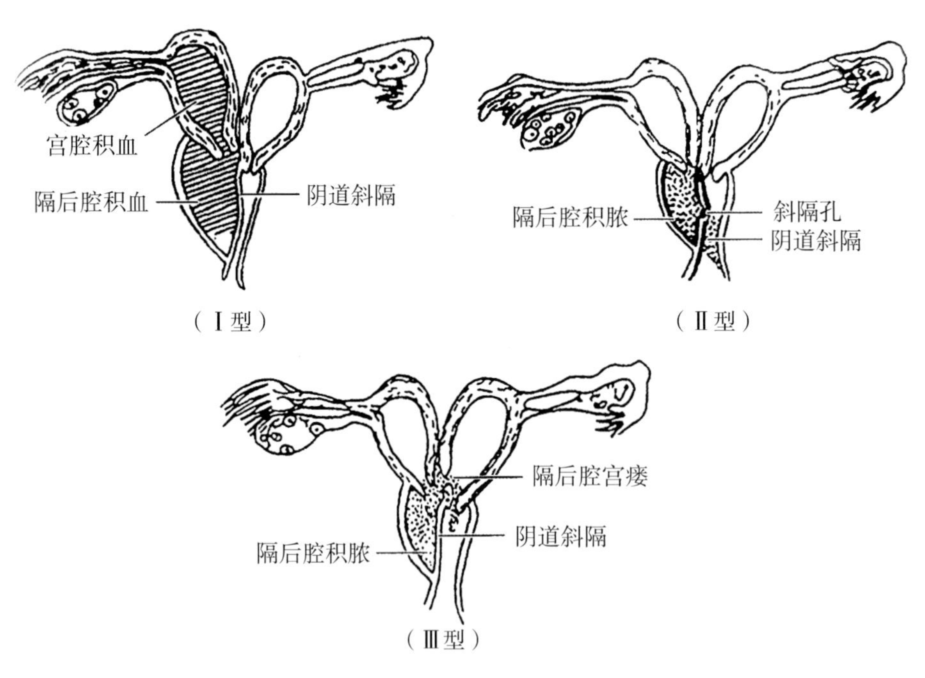

图 5-57　阴道斜隔的三种类型

或流脓。妇科查体可触及阴道壁肿物。手术治疗可通过切割隔膜，以恢复阴道的解剖结构和通畅度。但传统手术方式术中视野暴露较困难，创面出血风险较大，使用宫腔镜电切的手术方式正好能够发挥自身优势，使视野清晰，电凝创面止血效果确切。

（二）手术适应证和禁忌证

1. 适应证　手术是治疗阴道斜隔唯一有效的办法，应加强对此畸形的认识，早诊断，早治疗。

2. 禁忌证　如果为阴道流脓，提示感染急性期，先应控制感染再实施手术。其余同宫腔镜。

（三）术前评估及准备

1. 术前评估

（1）超声：提示双侧子宫及一侧子宫积血、宫颈扩张。三维超声更具优势。

（2）碘油造影：通过造影剂显示不同类型的斜隔畸形。由于MRI的应用，这种检查方式逐渐被取代。

（3）MRI：对软组织影像显示更有优势，能更好地显示子宫畸形及阴道壁的囊性占位。

（4）泌尿系影像学检查：可以发现肾或输尿管的畸形。

2. 术前准备

（1）手术时机的选择

① 由于青春期前雌激素水平低下，切除的阴道斜隔可能愈合不良，所以并不推荐在青春期前常规手术治疗；但如已出现发热、腹痛、明显梗阻和阴道脓性分泌物等并发症，仍需手术治疗。

② 对于青春期女性，一经诊断导致梗阻的阴道斜隔，建议尽早切除。

③ 月经末期或月经刚结束时，阴道壁肿物的张力大，易于手术定位，所以此时为最佳手术时机。

（2）阴道准备：对于有性生活的女性行阴道冲洗或擦洗，以减少术后感染。对于无性生活的女性，可以将导管通过处女膜孔进入阴道冲洗脓液。

（四）手术步骤和术中注意事项

宫腔镜下阴道斜隔切除术是解除生殖道梗阻最简单有效的方法。因其创伤小，尤其适用于无性生活的女性，大部分可保持处女膜的完整性。可同时联合应用腹腔镜手术，用于了解腹腔内子宫畸形的类型，以及其他盆腔脏器状态。如有条件，可同时进行超声或腹腔镜下监测，以便寻找最佳切口位置，保障手术的安全性。

1. 手术步骤

（1）宫腔镜探查：首先明确阴道斜隔的类型，注意阴道侧壁有无孔隙及暗红血迹。继而探查非斜隔侧宫腔，注意宫颈管处瘘管的位置。

（2）电切方法

① 选择切点：首先找到正常宫颈并将其作为顶点，慢退镜头，沿宫颈向斜隔侧寻找切开点。无孔者选择包块最突出点，有孔者以孔隙为切点。

② 点状切开：用针状电极按压斜隔侧，点状切开小口，见到陈旧性血液流出即可明确。

③ 延长切口：分别向上下延长切口并切除斜隔，阴道隔膜需切除足够长度，上至宫颈口，下至囊肿最低点。

④ 切除标准：宫颈暴露良好，经血引流通畅。

（3）术毕处理

① 止血：如果隔膜组织较厚，血运丰富，可电凝止血，必要时缝合止血。

② 防止粘连：阴道发生粘连少见，可以用碘伏纱条压迫，以达到止血、防粘连的作用。

2. 注意事项

（1）选择合适的手术时机：月经末期或月经刚结束时，隔腔积血较明显，膨隆处可以作为指示点，适宜手术。

（2）超声监测：① 在超声引导下选择包块最突出点。② 或在超声协助下先找到正常宫颈，沿宫颈向斜隔侧寻找切开点。③ 若无孔，可用长针穿刺抽吸囊性部分，查见陈旧性积血可证实。

（3）切除范围：自上而下切开斜隔。切开阴道隔膜需要达足够长，上至穹窿，下至囊肿最低点。多余的隔膜可以用电刀切除。

（五）术后观察和随访

1. 注意监测生命体征、腹痛和阴道出血情况，术后 24 ~ 48 h 酌情出院。术后 1 周门诊复查了解一般情况，术后 1 个月复查妇科查体，了解阴道状态，并询问月经情况。

2. 预防感染　可于术前半小时静脉应用一次抗生素预防感染。若术前合并感染，需控制感染后再手术。术后继续用抗生素至感染痊愈。

3. 术后预防阴道粘连　除传统用碘伏纱条压迫达到止血、防粘连作用外，可以应用防粘连膜，以预防阴道粘连。

第八节　生殖道异物

女性生殖道异物多发生于阴道和子宫。小的异物可无症状，较大异物可引起阴道排液和流血，或者出现局部感染甚至全身感染。针对阴道内异物，既往常采用直视下血管钳取出法，但是对于没有性生活的女性，甚至幼女的阴道内异物取出却是相对棘手的。尤其幼女的阴道长度仅为 5 ~ 7 cm，且处女膜开口形状不一，一般直径为 0.7 ~ 1.0 cm，增加了手术难度 [21, 22]。

目前宫腔镜手术已基本解决宫腔内异物取出的问题，其应用于对阴道内检查及取出异物的方法也得到了广泛认可。

一、生殖道异物的分类

（一）医疗原因

医疗原因包括手术遗留缝线和节育器断裂等（图 5-58、图 5-59）。

（二）非医疗原因

1. 幼儿无知玩耍，放入了电池、谷物和玩具等物品。

2. 因性交、手淫、外伤或虐待，导致酒瓶、钢钎、筷子或针等物品插入阴道甚至子宫等情况。

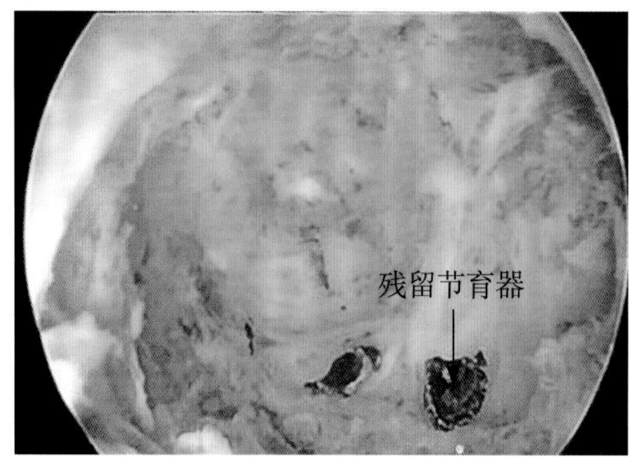

图 5-58　宫腔镜下所见部分节育器残留

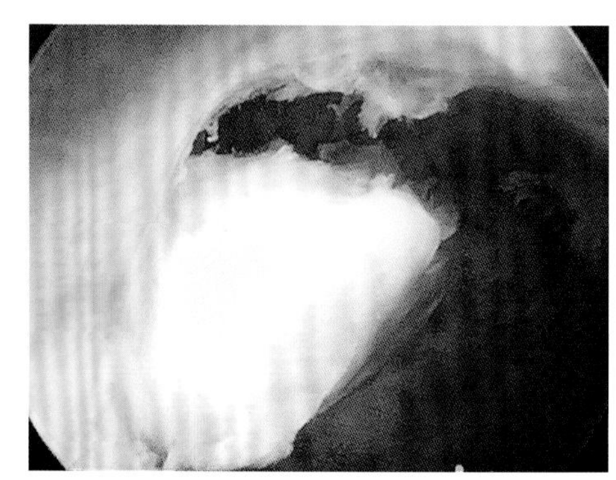

图 5-59　宫腔镜下可见残留宫的内节育器已经形成肉芽肿

二、手术适应证和禁忌证

（一）手术适应证

生殖道内异物可能导致损伤及感染。一经证实异物存在，常规妇科检查手法不能取出，则应考虑手术。

（二）手术禁忌证

除宫腔镜手术禁忌证外，幼女家属不能接受处女膜损伤的风险。需仔细进行病情沟通后，征得监护人的同意后方可实行。

三、术前评估和准备

（一）术前评估

1. 病史 了解患者的基本资料和详细病史，包括症状（有无异味、异常阴道分泌物以及阴道内排便和排尿等）、异物的性状（如形状和质地）、患者年龄和配合程度等。

2. 查体 患者的生命体征是否平稳，处女膜是否完整。是否存在其他损伤，如玻璃瓶或电灯泡等锋利、易碎物品可能造成生殖道、会阴及盆腔其他脏器的损伤。性虐待受害者可能同时存在全身性损伤，也有伴有失血或骨折等严重并发症的可能。

3. 辅助检查 术前进行血常规和凝血等常规检查，了解患者有无贫血和感染等不良状况。术前可使用妇科超声和盆腔CT等影像学手段定位，了解异物的质地、形状、大小、完整性以及所处位置。

（二）术前准备

1. 病情沟通 术前需与患者进行充分的病情沟通，包括存在手术失败的风险（异物不能取出或不能完全取出），术中发现生殖道损伤严重而需要扩大手术范围，以及可能发生盆腔感染。对无性生活的女性在进行任何阴道操作前均需要仔细与其沟通，告知患者或监护人有处女膜损伤的风险[23, 24]。

2. 控制感染 注意清洁创面，必要时使用广谱抗生素。

3. 纠正贫血，必要时需备血。

4. 如有必要，可进行多学科合作，如超声监测或联合外科进行膀胱和直肠等脏器损伤修补等。

四、手术步骤和术中注意事项

（一）手术步骤

1. 阴道内异物的取出

（1）患者排空膀胱，必要时留置导尿管。取膀胱截石位。

（2）麻醉：静脉麻醉等。

（3）消毒：麻醉成功后，常规消毒外阴，小心地用窥器暴露，在直视下消毒阴道，避免异物损伤阴道壁。

（4）手术操作：轻柔地插入宫腔镜，同时以无菌灌洗液冲洗阴道，用左手持纱布压迫阴道口，以减少液体外流，使阴道膨胀。在直视下将宫腔镜缓慢深入，全面检查阴道及宫颈。发现异物者，助手经宫腔镜操作孔插入取物钳将异物取出。

（5）术后处理：术后以0.5%碘伏经宫腔镜下冲洗阴道，尽可能冲洗净阴道内的炎性分泌物。

2. 子宫内异物的取出

（1）宫颈准备：术前做好充分的宫颈准备，如阴道放置米索前列醇400 μg，或使用间苯三酚80 mg术前10 min静脉推注等。

（2）体位和麻醉同前。

（3）消毒：按宫腔镜手术常规消毒。

（4）静脉麻醉成功后，使用宫腔镜探查宫内情况，发现异物的位置和大小，以及异物与宫腔及肌层的关系，并使用取物钳逐步牵引取出（图5-60）。因异物可能形状不规则或带有锐性部分，故手术可以在超声监测下进行，以减少异物再次损伤子宫肌层的风险。手术结束前必须再次探查宫腔，注意膨宫情况，有无异物残留、出血或穿孔等（图5-61）。

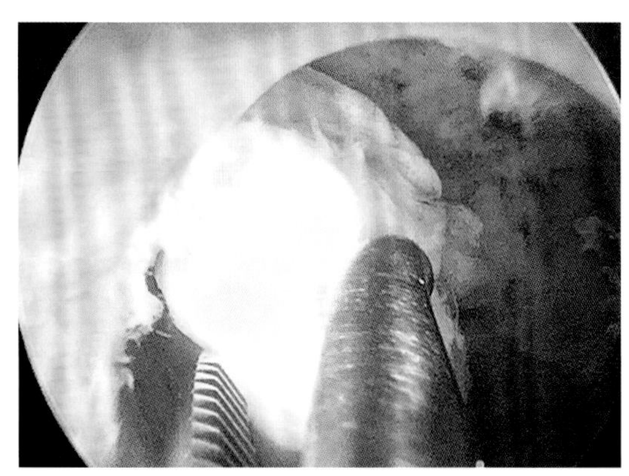

图 5-60 直视下钳夹残留物

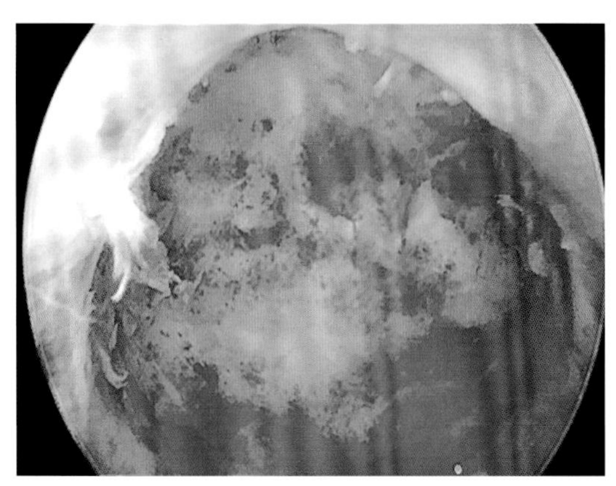

图 5-61 取出残留物后宫腔表现

（二）术中注意事项

1. 操作中需注意异物可能质地偏硬或形状不规则，术中应警惕尽量避免损伤宫颈和阴道，甚至膀胱和直肠等周围脏器。

2. 尽量减少对处女膜的损伤。

3. 术后检查取出物是否完整，避免残留。

4. 检查有无子宫穿孔、宫颈裂伤和阴道血肿等生殖道损伤，以及泌尿系统和消化系统等脏器损伤。必要时应果断决策，联系相关科室更改手术方式。

5. 感染 异物有造成局部及全身感染的风险，因此围术期清创和抗感染很重要。

五、术后观察和随访

1. 预防感染 术前半小时静脉应用抗生素一次以预防感染。

2. 术后指导 禁止盆浴 2 周，禁同房 1 个月。

3. 术后随访 术后 1 周门诊复查，了解病理检查结果，有无腹痛、发热、阴道出血，以及分泌物的情况，必要时复查超声或 X 线片。

第九节 瘢痕妊娠

瘢痕妊娠（CPS）是指曾经有过剖宫产史的女性再次妊娠时，孕囊着床种植在前次剖宫产瘢痕的部位，是一种特殊部位的异位妊娠。它也是一个限时概念，一般指 12 周前的妊娠。文献报道其发病率为 1∶1800～1∶2216[25]。瘢痕妊娠可导致成严重的后果，如胎盘植入或凶险性前置胎盘，是产后大出血的高危因素，甚至导致子宫切除，而危及生命。但因子宫瘢痕的情况不同，胚胎着床部位不同，病情也有所不同，因此目前尚没有统一的治疗方法。随着宫腔镜技术的进步及广泛应用，宫腔镜在剖宫产瘢痕妊娠治疗上展现了优势。

一、瘢痕妊娠的结局

1. 胎儿向宫内生长，在中晚期成为宫内妊娠，但胎盘发展成前置胎盘及胎盘植入的可能性明显增加。

2. 前置胎盘合并胎盘植入，成为凶险性前置胎盘，极有可能造成产时和产后难以控制的大出血。

3. 早期发育时穿透子宫，也可造成孕妇大出血，危及生命。

应及时、早期、准确地诊断瘢痕妊娠，尽早终止妊娠，非常重要。及时诊治，可避免和降低人工流产术中发生意外的大出血，也可避免妊娠时间长，胚胎着床植入瘢痕深，带来处理上的困难或继续妊娠至中晚期所产生的不良后果。

出现以下并发症时，应终止瘢痕妊娠：① 手术时发生大出血。剖宫产瘢痕部位缺乏子宫肌层，手术时不能很好地收缩止血。② 子宫创伤穿孔。③ 术后流产不全所致的持续性异位妊娠。

二、瘢痕妊娠的分型

2000 年 Vial 教授提出，将剖宫产瘢痕妊娠分为内生型和外生型。内生型指孕囊种植在瘢痕处向宫腔内生长，外生型指孕囊种植在瘢痕处向膀胱方向生长。

2016 年 8 月，中华医学会妇产科分会计划生育学组又对剖宫产瘢痕妊娠的分型标准做出了进一步定义[26]，将 Vial 提出的内生型进一步划分为Ⅰ型和Ⅱ型。对这两种分型以瘢痕部位子宫肌层的厚度作为分界（表 5-1）。

表5-1　中华医学会妇产科分会计划生育学组的瘢痕妊娠分型

	子宫肌层厚度
Ⅰ型	＞3 mm，孕囊部分在宫腔
Ⅱ型	≤3 mm，孕囊部分在宫腔
Ⅲ型（外生型，特殊类型包块型）	≤3 mm，变薄或缺失，孕囊完全在瘢痕内

Ⅲ型即外生型，孕囊与膀胱之间的子宫肌层明显变薄或缺失，厚度≤3 mm。

三、手术适应证及禁忌证

1. 适应证　瘢痕妊娠一经诊断，应尽早终止妊娠。早诊断、早治疗和安全地终止妊娠是保障患者安全的基本原则。

2. 禁忌证　有大量阴道流血及贫血。要注意，在生命体征不稳定时不能行宫腔镜手术。

四、术前评估及术前准备

（一）超声或 MRI 检查

通过超声或 MRI 检查，了解孕囊大小，确定诊断及分型。

1. 超声检查　包括阴道二维超声、三维超声和超声造影，由于安全、便宜且操作简单，已经成为诊断瘢痕妊娠的首选方法。

（1）二维超声：可以及时发现胚胎的着床位置。若有刮宫史，且孕囊位于子宫下段，则提示有瘢痕妊娠的可能。但二维超声的诊断准确性有限。如为着床于子宫下段后壁的妊娠，或流产病例，可能发生漏诊或误诊（图 5-62）。

（2）超声造影：对瘢痕妊娠的诊断阳性预测值达 92%。二维超声提示有可能是瘢痕妊娠时，可进一步行超声造影检查。瘢痕妊娠时绒毛侵入瘢痕处肌层，形成动静脉瘘。超声造影时，微气泡造影剂随血流先到达受精卵着床部位，使着床部位首先强化，显示出妊娠区域及其周围的灌注情况，也可以鉴别滋养叶细胞肿瘤。而包块型瘢痕妊娠多以血肿为主，无增强区所占比例较大，表现为无增强区内的树枝样或环状高增强（图 5-63）[27]。

滋养叶细胞肿瘤多呈弥漫性增强或区域性增强，强化后肿块范围明显增大，可以与包块型瘢痕妊娠相鉴别。

（3）三维超声：可以立体显示宫腔形态，观察孕囊在子宫内的情况、胚胎着床部位、位于子宫肌层内的深度，从而对分型情况有更加具体、直观的了解（图 5-64）[28]。

（4）经阴道超声瘢痕妊娠的诊断标准包括：① 宫腔内及宫颈内未探及孕囊。② 孕囊或包块位于

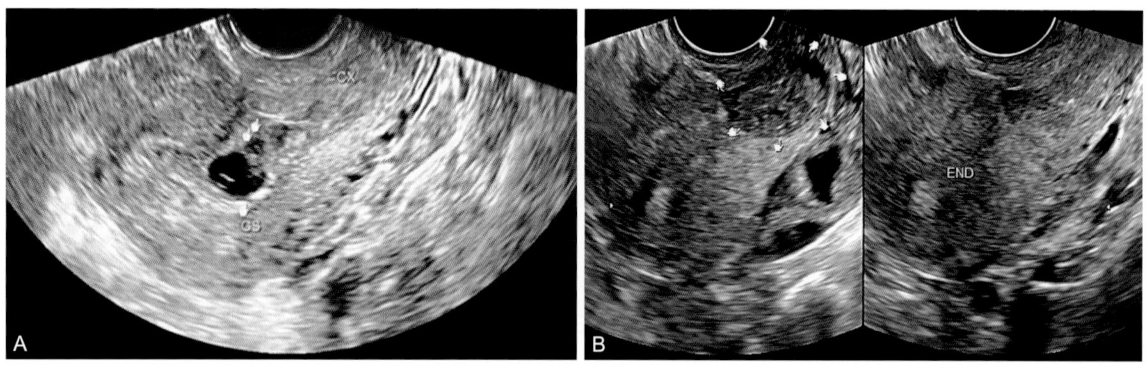

图 5-62 A. 瘢痕妊娠Ⅰ型；B. 瘢痕妊娠Ⅲ型

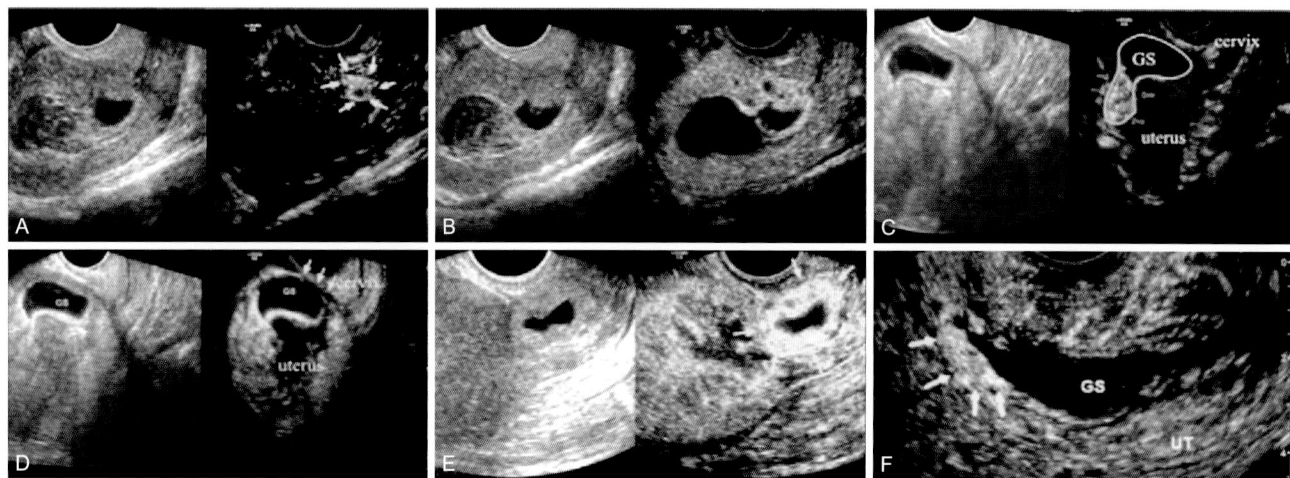

图 5-63 瘢痕妊娠的超声表现。A. 瘢痕部位早期快速强化（箭头）；B. 孕囊与瘢痕之间的造影剂连续性灌注；C. 瘢痕妊娠Ⅲ型呈环状强化；D. 瘢痕妊娠Ⅲ型呈半环状强化（箭头）；E. 瘢痕妊娠Ⅲ型内部呈不均匀高增强；F. 瘢痕妊娠Ⅲ型内部可见树枝样强化

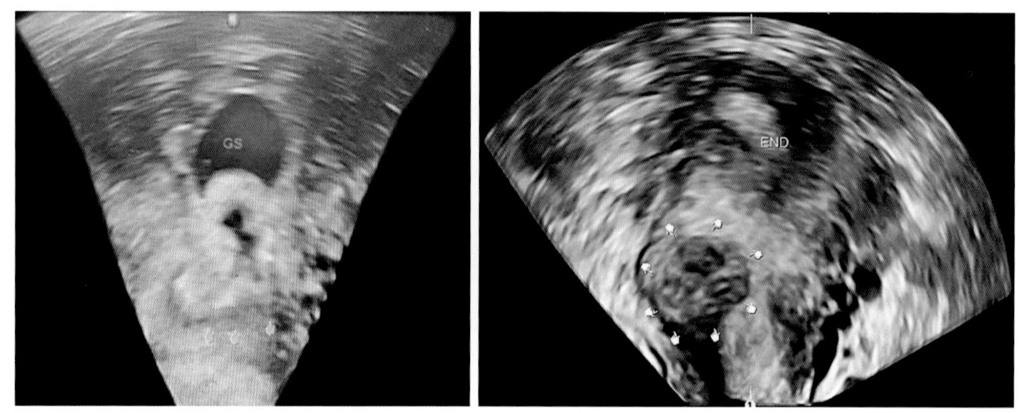

图 5-64 瘢痕妊娠的三维超声表现

子宫前壁下段峡部或既往剖宫产瘢痕处。③ 孕囊或包块与膀胱之间的子宫前壁下段肌层薄弱或连续性中断。④ 彩色多普勒血流成像在孕囊或包块与剖宫产瘢痕之间可探及环状血流信号。多普勒超声显示血流为高速（峰值流速＞20 cm/s）低阻（搏动指数＜1），与正常早期妊娠血流图相似。⑤ 在附件区未探及包块，直肠子宫陷凹处无游离液波（瘢痕妊娠破裂除外）。如上述各项指标同时存在，方可诊断为瘢痕妊娠。

2. MRI 检查　对瘢痕妊娠诊断的准确率而言，MRI 检查的准确性为 95%，高于超声检查 [29]。MRI 可清楚地显示孕囊着床子宫前壁的位置及大小、侵入肌层深度、剖宫产瘢痕以及该处子宫肌层的厚度，并进行测量，可明确分型，还可以观察其与膀胱等周边器官的关系，有助于临床上根据分型选择治疗方法，能对子宫肌层及宫旁组织的病变进行综合评估判断，但因价格较高，重复性差，故不作为首选，推荐在超声不能明确孕囊与子宫或周围组织的关系等疑难情况时应用。

（二）手术方式的选择

1. 瘢痕妊娠Ⅰ型，妊娠＜8 周　一般可以在超声引导下行清宫术。如果行清宫手术的患者术中出现了出血，可给予缩宫素和麦角新碱治疗。若药物控制欠佳，可予以球囊压迫。如仍无好转，应及时进行子宫动脉栓塞术，以达到止血的目的。

2. 瘢痕妊娠Ⅰ型，妊娠＞8 周，及瘢痕妊娠Ⅱ、Ⅲ型　可应用清宫术联合子宫动脉栓塞术+MTX 治疗。子宫动脉栓塞术确切杀胚后，进行宫腔镜下清宫术，能有效预防出血，改善剖宫产瘢痕妊娠患者的预后。应在介入治疗后 72 h、在侧支循环形成前进行清宫手术，以免降低止血的效果。

3. 宫腔镜下手术可适用于瘢痕妊娠Ⅰ型、Ⅱ型和Ⅲ型。在宫腔镜直视下手术，可以降低持续性异位妊娠的发生率，术中可以观察到病灶是否有残留，并进行清除，以减少持续性异位妊娠再次清宫的发生率。同时宫腔镜的电凝止血也可减少手术中的出血风险，使手术的安全性大大提高。

（1）瘢痕妊娠Ⅰ型，妊娠＜8 周：可以在直接宫腔镜下行清宫术。

（2）瘢痕妊娠Ⅰ型且妊娠＞8 周，瘢痕妊娠Ⅱ型且位于瘢痕憩室内的妊娠组织≤50%，以及瘢痕妊娠Ⅱ型孕囊＜3 cm 时，可以行宫腔镜下清宫术。

（3）对于瘢痕妊娠Ⅱ型且位于瘢痕憩室内的妊娠组织＞50%，血流信号丰富，以及Ⅲ型瘢痕妊娠：应联合子宫动脉栓塞术＋MTX 治疗较为安全，必要时还应在超声监视下进行手术。

（4）采用单一宫腔镜手术或是子宫动脉栓塞术＋宫腔镜手术方式治疗时，应做好腹腔镜或开腹手术的准备，结合超声或 MRI 分型、血流、HCG 值和孕囊大小综合判断，并根据医疗团队的临床能力决定治疗方式。

（5）注意事项

① 单独应用宫腔镜手术治疗瘢痕妊娠时，并不能改善子宫对胚胎的供血，手术的出血风险仍然存在。

② 如宫腔镜手术中未对子宫瘢痕进行处理，下一次妊娠时仍有再发生瘢痕妊娠的可能。

③ 宫腔镜手术时只能看到宫内的情况，对操作深度到子宫浆膜层的距离不可知，因此，对Ⅱ瘢痕妊娠型和Ⅲ型，在超声监测下进行手术可增加安全性。

（三）术前准备

1. 确定孕周及 HCG 水平，了解孕周及胚胎活性。

2. 备血，做好出血和输血准备。

3. 药物准备，如缩宫素、麦角新碱和前列腺素等。

4. 准备球囊尿管。

5. 如果需要术中超声，应提前预约。

五、宫腔镜手术治疗

（一）手术步骤

1．扩张宫颈。

2．行宫腔镜探查，了解孕囊的着床部位，定位孕囊位置，了解宫内情况，确认诊断，进行吸宫（图 5-65、图 5-66）。

3．进行吸宫术。将吸管置于宫腔镜检查时孕囊的部位，开口对准孕囊。先吸孕囊，负压为 300 ~ 400 mmHg，轻柔地吸取，争取将孕囊一次性完整吸出。然后进入宫腔，吸取宫腔内的蜕膜组织。一般情况下子宫收缩好，出血不多。

4．置镜检查剖宫产瘢痕情况，以及是否有残留绒毛。HEOS 宫腔镜 3 mm 钳操作方便。若有绒毛残余，可进入瘢痕裂隙夹取残余绒毛。使用 HEOS 宫腔镜冷刀技术可以避免热损伤，以及降低电切产生的穿孔风险。

5．如果有活动性出血，可电凝止血，或者给予缩宫素或麦角新碱。

6．经上述处理，如仍有活动性出血，可行宫体按压，或者宫腔置球囊尿管压迫止血。具体操作见 7。

7．超声引导下放置球囊尿管，指导球囊准确地压迫在瘢痕部位，否则可能达不到止血目的（图 5-67）。向球囊内注入生理盐水 25 ~ 30 ml，并将尿管接引流管，观察和记录出血量。12 h 后放出囊内一半的液体，24 h 后放出所有液体，取出尿管。

8．如果术中出血少于 100 ml，术后可以无须特殊治疗，给予口服抗生素。如果术中出血量多于 100 ml，或剖宫产瘢痕较深和宽大，术后应 24 h 内维持静脉点滴缩宫素。一般选择将 30 U 加入 1500 ml 生理盐水中维持 24 h，并静脉点滴抗生素 3 天。

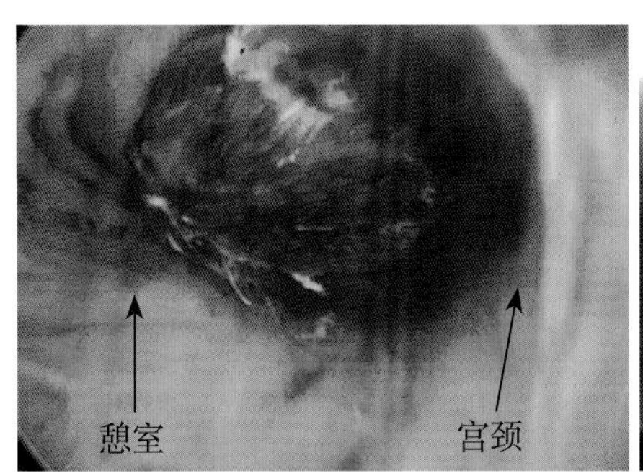

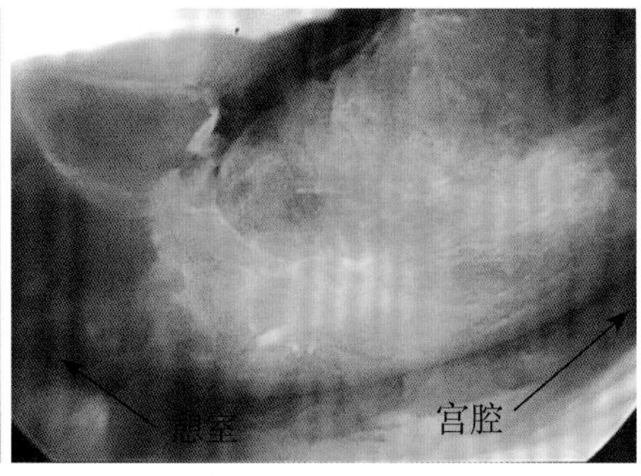

图 5-65 瘢痕妊娠Ⅱ型

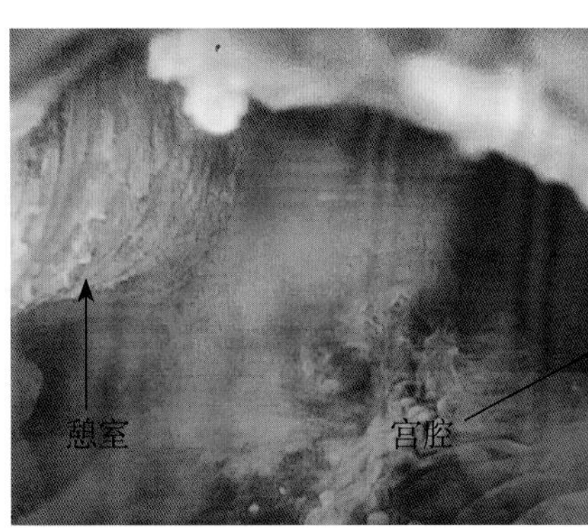

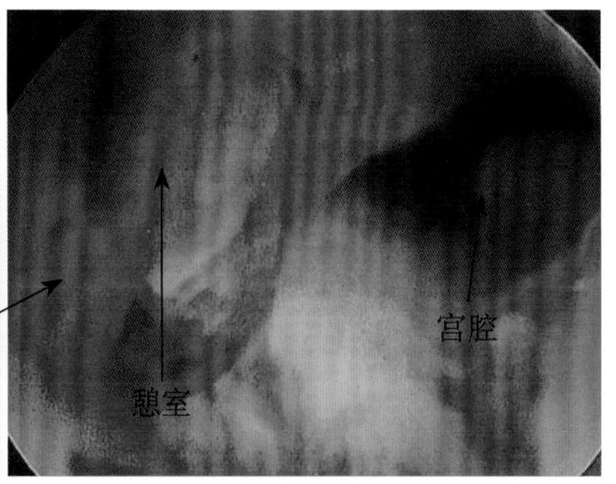

图 5-66 瘢痕妊娠Ⅲ型

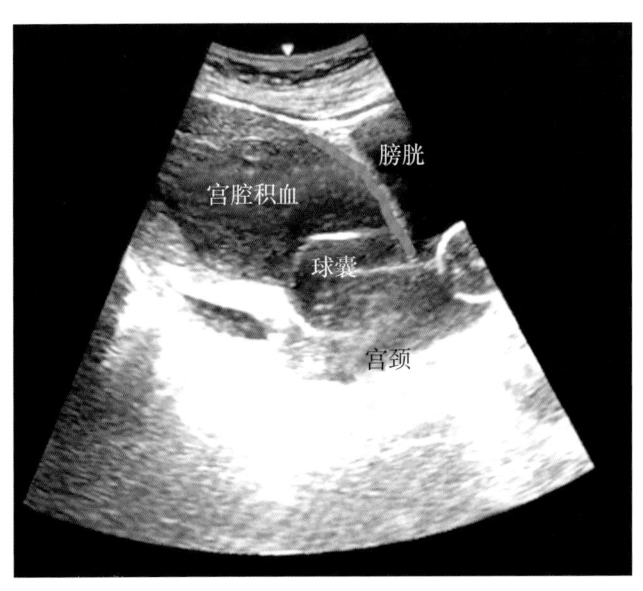

图 5-67　球囊压迫位置不对，导致持续出血，血压下降，宫腔积血

（二）注意事项

1. 由于激素的作用，妊娠子宫的肌肉张力较弱，有利于胚胎的生长发育，但不利于进行手术。当我们进行宫腔镜检查时，随着膨宫液的逐步进入，宫腔在不知不觉中增大，子宫平滑肌在张力的作用下拉长，收缩性变差，增加了下一步进行的清宫难度，也增加了手术出血量。因此，也可以选择超声定位孕囊的位置。先行吸宫，吸宫后子宫收缩，再行宫腔镜检查，以发现未吸净的绒毛组织并精准取出。

2. 瘢痕妊娠的手术治疗风险较大，手术时务必小心谨慎。在减少子宫出血的同时应防止子宫穿孔的发生，特别是瘢痕妊娠Ⅲ型。如果是Ⅲ型瘢痕妊娠，术中应在超声监视下进行手术，以警惕子宫穿孔而不知晓。

若手术吸宫时发生子宫穿孔，可感到无组织物吸出，宫底变深，吸管与所吸组织间有滑腻感，吸不动。应及时停止手术。如果宫腔镜下发生穿孔，膨宫液体进入后，膨宫效果欠佳，镜下可见黄色脂肪组织，应及时退出宫腔镜，给予缩宫素治疗，并观察患者的膀胱症状，尤其是腹痛及阴道出血情况，及时发现腹腔脏器损伤。另外，剖宫产瘢痕位于子宫下段，与膀胱比邻，子宫穿孔时也容易损伤膀胱。

3. 对于高危患者如，Ⅲ型瘢痕妊娠，应由高年资医师进行手术操作，或采取子宫动脉栓塞术联合宫腔镜，且在超声或腹腔镜监视下治疗，能准确地定位孕囊的着床部位，对妊娠组织进行彻底清除，缩短手术时间，增加手术的安全性，减少术中出血，降低手术中子宫穿孔的风险。

六、腹腔镜手术的适应证

由于Ⅲ型瘢痕妊娠的妊娠组织完全位于剖宫产瘢痕憩室，且子宫瘢痕肌层极薄，因而在吸宫或取出瘢痕内妊娠物时极易引起子宫穿孔，甚至损伤膀胱，并且有大出血的风险。建议必要时在腹腔镜监视下进行手术，以提高手术的安全性，必要时同时修补子宫瘢痕处。

七、术后观察和随访

1. 术后记录阴道出血量，至少 24 h。如果第 1 h 内出血大于 200 ml，提示有活动性出血，应积极寻找原因，必要时再次行宫腔镜检查止血或子宫动脉栓塞术。

2. 监测 HCG 的下降情况，及时发现持续性异位妊娠。

3. 术后 2 周及月经后通过超声随诊剖宫产瘢痕的愈合情况。若术后 2 周超声发现剖宫产瘢痕处有不均质回声，特别是Ⅱ型、Ⅲ型的瘢痕妊娠，需结合 HCG 的下降情况进行综合评估（图 5-68）。

如果 HCG 下降良好，可以不予处理，可能是瘢痕处创面的凝血块，一般可在月经后再行检查评估。如果 HCG 下降不理想，可能存在持续性异位妊娠，需要再次采取宫腔镜手术。

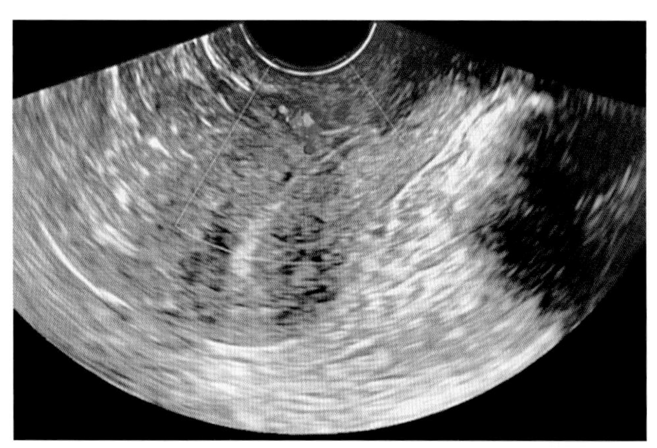

图 5-68 术后 2 周瘢痕处可见无回声，其内可见高回声，0.9 cm × 0.5 cm

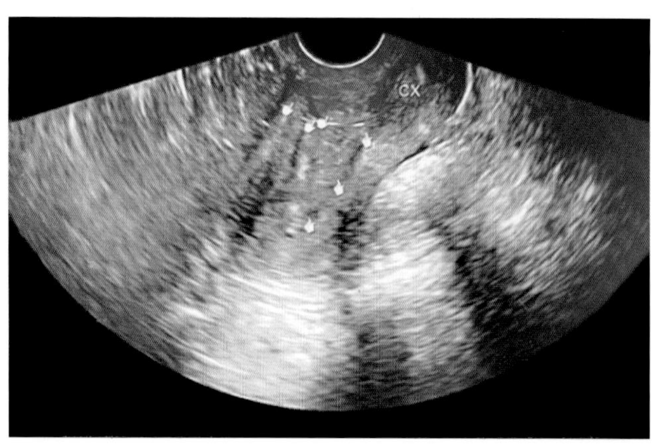

图 5-69 瘢痕妊娠术后首次月经量大，瘢痕憩室可见凝血块，4.7 cm × 2.3 cm，瘢痕处肌壁厚 0.17 cm

4. 监测患者的月经恢复情况以及出血量。术后第一次月经来潮时可能由于瘢痕处创面凝血块脱落，月经量会较多，可给予对症处理，如给予缩宫素或止血治疗（图 5-69）。

5. 指导避孕 为了避免再次出现瘢痕妊娠，应落实避孕措施。如果无生育要求，可以选择绝育手术或长效避孕的方法，如皮下埋植。如果以后仍有生育要求，可以口服短效避孕药或放置曼月乐。在再次妊娠前，应评估剖宫产瘢痕情况，决定是否需要修补剖宫产瘢痕。剖宫产瘢痕修补可选择经阴道或腹腔镜联合宫腔镜下进行。

综上所述，在治疗瘢痕妊娠时，首先应当进行风险评估。建议结合孕周、HCG 水平、超声及 MRI 等影像学结果、瘢痕妊娠分型宫腔镜微创治疗以及团队的能力选择恰当的治疗方法。清宫术是基本的方法，必要时在采用清宫术前进行药物治疗、介入治疗和宫腔镜治疗等预处理，以增加手术的安全性。

第十节 滋养细胞疾病

妊娠滋养细胞疾病（gestational trophoblastic disease, GTD）是一组来源于胎盘滋养细胞的疾病，组织学根据形态特征，将其分为葡萄胎、侵蚀性葡萄胎、绒毛膜癌及胎盘部位滋养细胞肿瘤（placental site trophoblastic tumor, PSTT）等。其中侵蚀性葡萄胎、绒毛膜癌及 PSTT 又统称为妊娠滋养细胞肿瘤（gestational trophoblastic neoplasia, GTN）。

一、宫腔镜诊治滋养细胞疾病概述

宫腔镜并非滋养细胞疾病诊断及治疗的常规方法。但在某些特殊情况下，进行宫腔镜检查不仅可以在直视下观察宫腔形态，明确占位性病变的解剖部位、大小和形态，同时在直视下或辅助定位下清除占位性病变并行组织病理学检查以明确诊断，并可以明确病变是否清除干净，对确诊或除外滋养细胞肿瘤有独特的优势，在鉴别由于妊娠物残留（胚胎残留、不全流产和葡萄胎残留）等原因造成的血HCG异常方面也有临床价值。宫腔镜是否会造成妊娠滋养细胞肿瘤转移一直是医师所担心的问题，从而限制了宫腔镜的应用。目前尚无证据提示宫腔镜检查可引起妊娠滋养细胞肿瘤扩散、种植和转移。一般认为，由于输卵管抗宫腔内压力为≤70 mmHg，只要膨宫压力不高于此值，便可阻止膨宫介质进入腹腔，并能同时进行诊断和手术操作[30, 31]。

二、手术适应证和禁忌证

（一）手术适应证

1. 葡萄胎清宫后残留且与滋养细胞肿瘤难以鉴别时。

2. 葡萄胎清宫后残留病灶并伴有临床症状，需要清除病灶。

3. 足月产或流产后妊娠物残留不能除外妊娠滋养细胞肿瘤时。

4. 特殊类型的滋养细胞肿瘤的检查及病理诊断。

（二）手术禁忌证

1. 同宫腔镜手术禁忌证。

2. 阴道大量出血及可疑子宫穿孔。

三、术前评估及准备

（一）术前评估

1. 患者的一般情况　纠正贫血及营养状况。

2. 二维超声　宫腔深度及其内回声团大小、宫腔内容物质地和血流信号是否丰富等（图5-70）。

3. 三维超声　宫腔内可见低回声团，在判断与肌层及子宫角关系上三维立体图像更清楚。

4. 子宫超声造影　可进一步了解病灶部位、血流信号及肌层侵犯深度（图5-71）。

5. 增强MRI　可以更清楚地显示宫腔内病灶侵犯肌层的浸润深度，宫颈管及子宫浆膜层受累情况，以及盆腔和阴道有无受累等（图5-72）。

（二）术前准备

1. 时间选择　葡萄胎清宫术后1周。

2. 宫颈准备　一般不需要做宫颈药物准备。

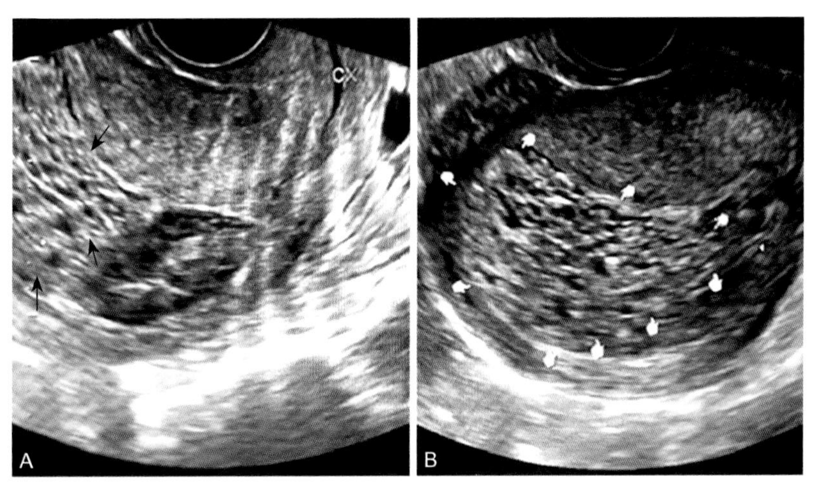

图5-70　葡萄胎的二维超声表现。A. 矢状面；B. 冠状面

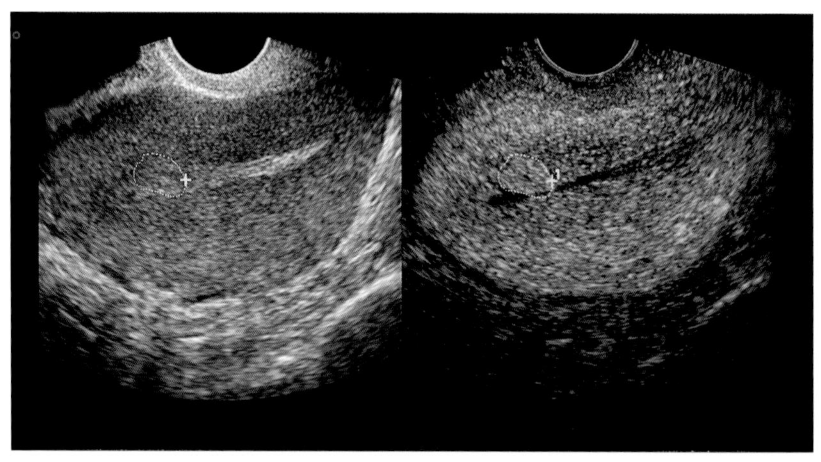

图 5-71 超声造影显示滋养细胞侵袭肌层

3. 做好抢救准备　备血，开放两条静脉通路，准备“三联药物”及球囊。其中“三联药物”是指巧特欣（卡贝缩宫素）、卡前列素氨丁三醇注射液（安列克）及麦角新碱等促进子宫收缩的药物。

四、手术步骤和术中注意事项

（一）手术步骤

1. 宫腔镜下观察　本节均采用带外壳及活检钳通道的宫腔镜。置镜后先探查宫腔情况。

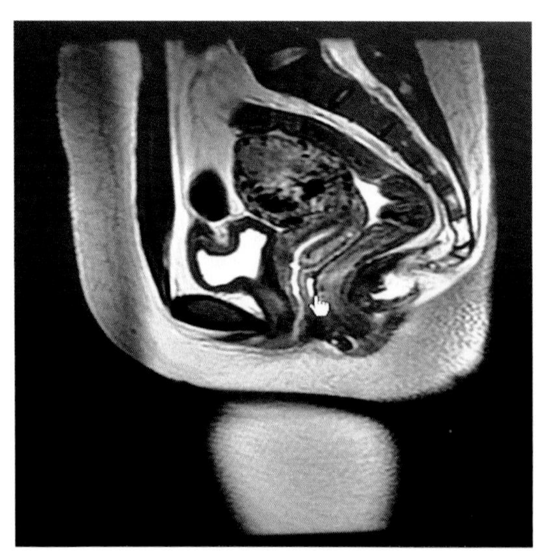

图 5-72 盆腔 MRI 示妊娠滋养细胞肿瘤病灶

（1）宫腔：① 观察顺序：检查宫底部、双侧宫角、双侧输卵管开口、宫腔前后壁和左右侧壁内膜，向后退镜至宫颈解剖学内口处，再次观察宫腔的整体形态。② 注意宫腔的形态和深度，以及占位性病变的解剖部位、大小、形态和色泽。③ 葡萄胎残留典型病变的表现：病灶常为局灶型，呈白色绒毛样表现，偶可见小水泡样结构，在膨宫液的冲刷下有漂浮感，基底部位与子宫关系密切（图 5-73）。④ 非葡萄胎妊娠物残留典型病变的表现：常位于宫角部位，呈灰黄色，质地糟脆，与子宫壁粘连。

（2）宫颈管：宫腔镜下观察宫颈管的关键点同子宫内膜癌。但应注意，需要判断宫颈管内组织物是宫腔脱落所致，还是滋养细胞已经侵犯至宫颈管，

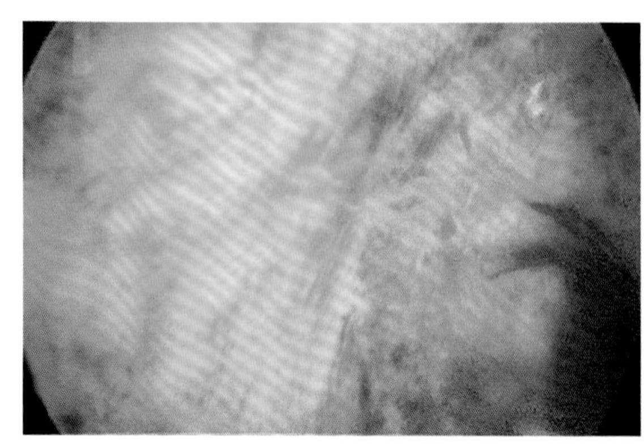

图 5-73 葡萄胎妊娠物残留

必要时可以做活检。

2. 组织采集

（1）残留组织物清除：应用冷刀器械清除组织较电器械更安全。葡萄胎清宫术后的病灶残留通常较小，可以用弯钳及微型剪刀分次清除掉。既往吸宫难以清除掉的葡萄胎组织通常位于宫角处，而宫角处肌层较薄，因此在此部位操作时动作要轻柔，以防子宫穿孔。

对于残留较多的大块组织，尽量找到残留物与正常子宫之间的间隙，钝性分离及整体分离下来。

（2）可疑组织物定点活检：对于局灶型病变或宫颈管病变，建议直视下活检。对于病灶较大、血运丰富或者镜下高度怀疑滋养细胞肿瘤者（图5-74），建议仅取活检，待病理回报后再制订下一步的诊疗方案。

3. 宫腔镜再检查　注意有无子宫穿孔，以及病灶是否清除干净。

（二）术中注意事项

手术常见并发症为大出血、子宫穿孔等。

1. 降低膨宫压力　建议膨宫压力≤70 mmHg。如果宫腔出血影响视野，膨宫压力也尽量不要超过100 mmHg。若宫颈松弛，难以保证宫腔压力，可以用宫颈钳夹住宫颈前后唇，以保证一定的宫腔压力。

2. 避免子宫穿孔　详见第六章。

3. 缩短手术时间　手术时间一般控制在20 min之内。

4. 子宫大出血　术中慎用缩宫素。如果需要使用，应当在宫口充分扩张之后再用。

5. 病理收集　仔细收集所有的清除组织，全部送病理检查。

五、术后观察和随访

1. 注意阴道出血量，根据患者的具体情况，术后观察24 h可以酌情出院。

2. 通常不需要应用抗生素，但是如果患者阴道出血时间长，存在贫血以及手术创面大，可以术前30 min给予静脉点滴一次抗生素以预防感染。

3. 术后24 h常规检查血HCG。此后每周查一次血HCG直至正常。门诊监测即可，适时复查超声。

4. 葡萄胎宫腔残留物通常较少，尽量一次清除，通常不需要行第二次宫腔镜手术。如果在监测HCG过程中或影像学检查仍高度怀疑有残留物，通常术后1个月再次行宫腔镜手术[32]。

5. 建议工具避孕1年。

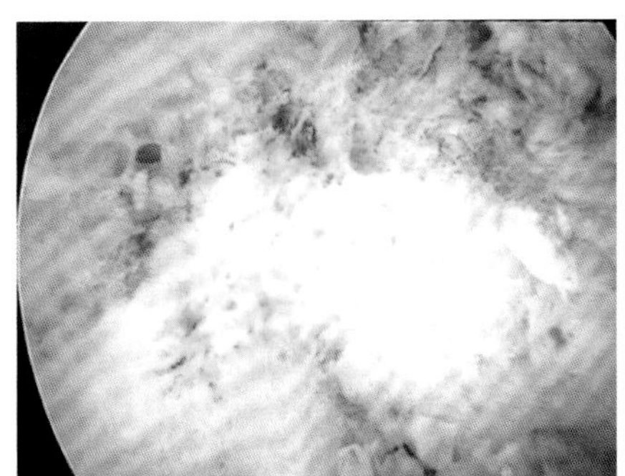
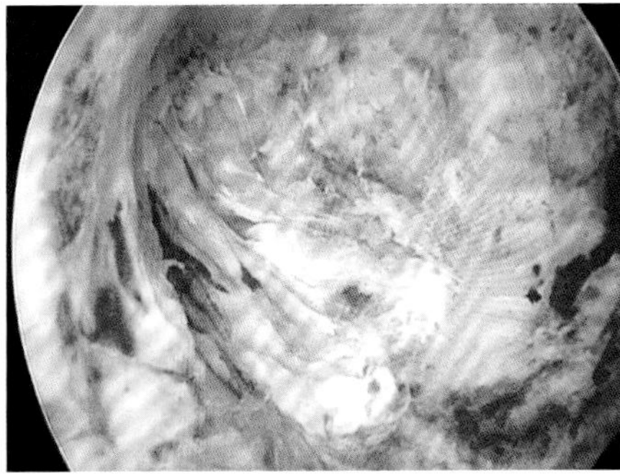
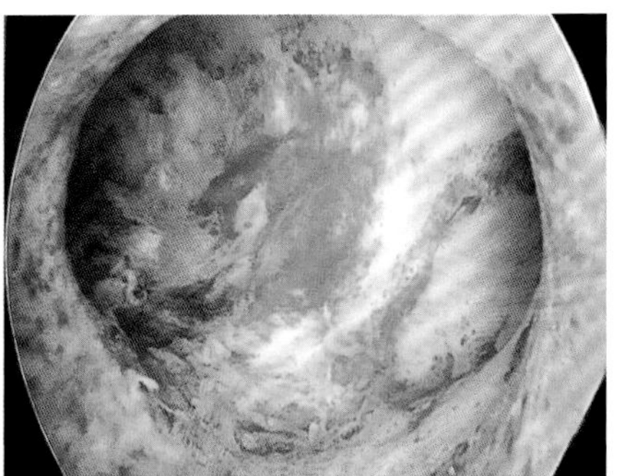

图5-74　妊娠滋养细胞疾病宫腔镜下所见

第十一节 妊娠残留

人工流产术是计划生育的基本手术，近年来因计划外妊娠而终止妊娠的手术逐步增加，尤其是年轻女性在人流中的比例增加。因手术造成的并发症，特别是人流不全需二次手术和内膜损伤后子宫内膜变薄、宫腔粘连可能会给后续的妊娠带来困难，甚至不孕。但是人工流产手术不像其他开腹或腹腔镜手术一样可以在直视下进行，更多的是靠手术者的经验和技巧。即使有超声引导下手术，仍不能完全避免不全流产的发生。对比人流不全和过度刮宫造成的内膜损伤，手术者可能会更倾向于保守一些，尽量减少子宫内膜不可逆的损伤，这样就可能增加了人工流产不全的风险，造成妊娠物残留。

一、病因

妊娠残留是指流产后仍有妊娠组织物残留于宫腔。人工流产不全的发生率为0.6%～4.0%[33]。

1. 患者因素　如合并有子宫肌瘤或子宫腺肌瘤、子宫畸形，可造成宫腔不规则或子宫过大，影响术者的操作。有些患者子宫过度屈曲，如前倾前屈、后倾前屈或前倾后屈，增加了操作难度。

2. 胚胎着床位置　有些患者的胚胎着床于子宫的一侧宫角处，术者担心子宫穿孔而容易发生人流产不全。长时间保胎史，或胎停育时间较长，胚胎机化粘连，均易造成人工流产不全。哺乳期子宫较软，也容易发生人流不全。

3. 医师原因　术者的手术熟练程度与发生人流不全的风险相关。年轻医师恐惧发生子宫穿孔，不敢将吸管送进宫底或宫角处，容易造成妊娠残留。当妊娠 >8 周时，宫腔较大，宫底较深，妊娠物较多，胎盘形成，手术时容易出血，给术者带来思想压力，影响了术者的手术技术发挥。

二、人流不全的治疗

（一）适应证

1. 保守性治疗　适应证为残留组织少，组织活性不高。

2. 手术治疗　适应证为残留组织较多，超声显示残留组织处有丰富或较为丰富的血流信号，HCG值较高，估计不能自行排出者。

3. 手术方式

（1）清宫术：若无超声监测需遍刮宫腔仍然可能残留，也可能会对子宫内膜造成不必要的损伤。

（2）超声引导下清宫术：超声引导下清宫术可减少遗漏而导致再次手术的可能性。但仍有可能定位不准确，依然需要遍刮宫腔，而造成子宫内膜不必要的损伤。

（3）宫腔镜手术：优势在于可以准确地发现残留组织大小及部位，采用HEOS宫腔镜冷刀技术，直接夹取，最大限度地减少了残留，减少创伤（图5-75），能发现有无宫腔粘连并予以解除，术中出血较少。术后恢复更好。

（二）禁忌证

1. 感染　如果合并感染，应予以控制后再手术。

2. 子宫动静脉瘘　进行超声检查时，除注意有无组织物残留，还要注意有无合并子宫动静脉瘘（图5-76）。

合并有子宫动静脉瘘时，手术中可发生泵样大

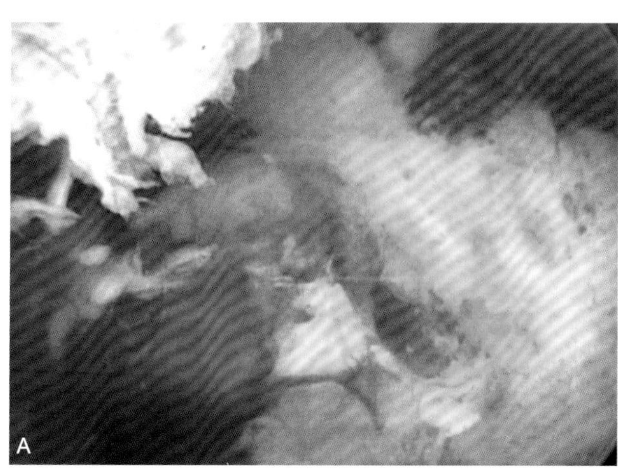

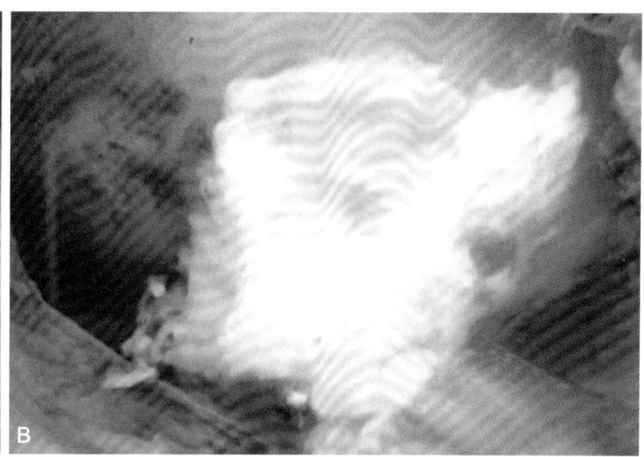

图 5-75　输卵管开口处少量残留。A. 残留妊娠物；B. 夹取残留妊娠物

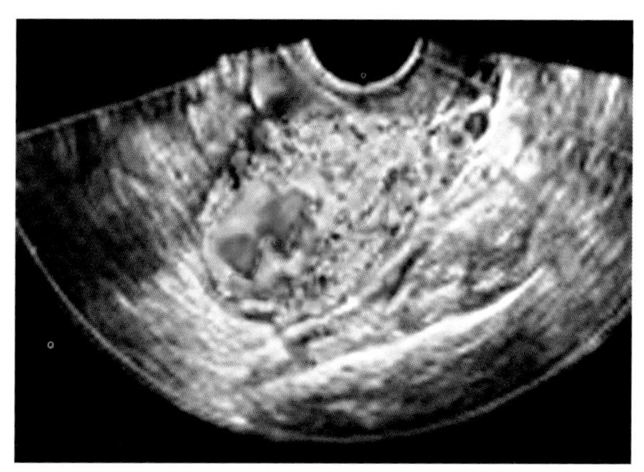

图 5-76　人工流产术后动静脉瘘形成

出血，即短时间出血量大，难以控制。因此，准确测量其大小和部位。评估是否有能力为其手术或需要转院。手术前须备血，必要时可在子宫动脉栓塞后手术。

通常动静脉瘘面积 $<3\ cm^2$，则术中出血的风险较小。如果动静脉面瘘积较大，应慎重手术。

三、术前评估及术前准备

阴道流血是人工流产不全术后的常见症状，但因人而异。

(一)术前评估

常用的辅助检查有超声检查、HCG 和超声造影检查等。

1. 超声检查　术后 2 周常规复查阴道超声，观察宫腔内有无组织物残留，以及子宫内膜恢复情况。可以及时发现宫腔内占位及大小。必须注意宫内占位的血流情况，以鉴别不全流产或是宫腔内未排出的血块。有报道以子宫螺旋动脉 RI 值 0.58 为界值，诊断妊娠物残留的准确率达 79%[34]。

2. HCG 检查　对超声检查提示宫腔内组织物残留的患者，应查血 HCG，并推断残留组织的活性。

3. 超声造影检查　有时残留妊娠物血流信号丰富，需与滋养细胞肿瘤和黏膜下肌瘤鉴别。如果超声检查不能确定诊断，可以行 MRI 或超声造影检查。

不全流产患者行再次手术治疗，可以及时清除宫内残留组织，减少感染的概率。但为有创操作，患者接受度低。

在再次手术前，应充分交代手术的必要性及手术风险，减少患者的紧张及焦虑情绪。在充分医患沟通的基础上，患者通常可以理解并接受手术。

（二）术前准备

1．向患者及家属交代病情，签署知情同意书。

2．宫颈准备　术前放置米索前列醇 400 μg 或术时给予间苯三酚 80 mg。

3．检查宫腔镜设备，并备好操作钳及吸宫设备。

四、手术步骤和术中注意事项

1．扩张宫颈，达宫腔镜外鞘号数后加 0.5 号。

2．放置宫腔镜探查。首先探查宫腔形态，检查有无宫腔粘连，寻找残留组织的部位，并判断残余组织体积以及有是否有粘连。

3．对于残留组织较少者，可在直视下夹取组织物（图 5-77）。对于组织物残留较多者，可定位吸宫或轻度搔刮松动后再行宫腔镜检查，观察有无残留，必要时再行夹取。

术中应注意，妊娠子宫较软，膨宫液进入宫腔后，子宫腔膨大较未孕时明显。退出宫腔镜后，子宫收缩较慢，宫腔大于术前水平。如进行吸宫或刮宫，可稍候数分钟再行操作。

五、术后观察和随访

1．观察阴道出血量。

2．1 周后复诊，测 HCG 查看病理结果。

3．术后 1 个月禁止性交。

4．指导避孕，术后避孕 3 个月。有生育要求者 3～6 个月后再妊娠。无生育要求者，应选择长效避孕措施。

5．随访下次月经来潮情况。

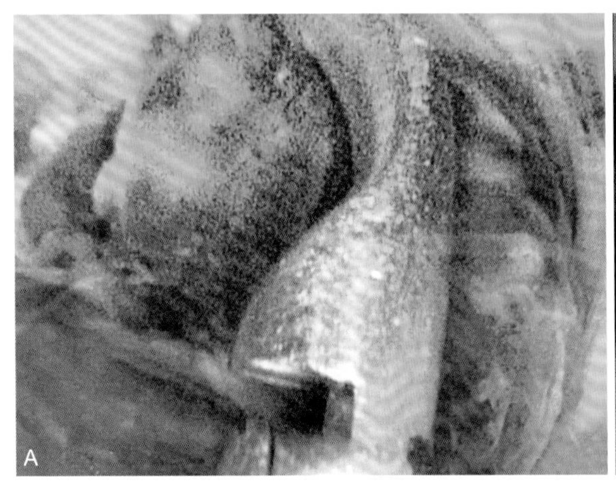

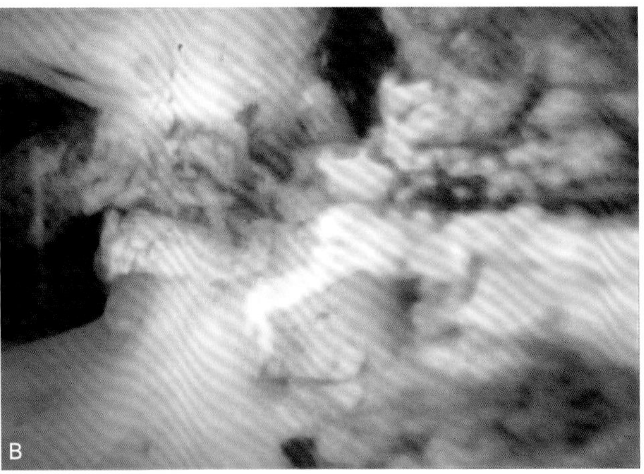

图 5-77　妊娠残留手术。A. 直接夹取；B. 妊娠残留，取出宫腔粘连组织物并送病理检查

第十二节　宫腔镜与子宫内膜修复

子宫内膜随月经发生周期性变化，其厚度被认为可以在一定程度上反映子宫内膜的功能状态，在胚胎着床过程中起关键作用。子宫内膜过薄或过厚均可影响胚胎着床，其中以子宫内膜过薄的影响更显著。这类患者临床常表现为月经过少或闭经，不仅影响妊娠率，还易发生不良妊娠结局，如流产、胚胎着床后位置异常、前置胎盘或胎盘植入等。应重视薄型子宫内膜对月经和生育的影响，以提高妊娠成功率。

一、薄型子宫内膜的定义

目前关于薄型子宫内膜尚无统一定义。一般认为，经阴道超声检查取子宫矢状面，子宫内膜厚度＜7 mm称为薄型子宫内膜（图5-78）[35, 36]。薄型子宫内膜可能的病因包括宫腔操作史、子宫内膜感染史、盆腔放疗史、子宫动脉栓塞术后和先天性发育异常等，其发病机制并不完全清楚。

同时，薄型子宫内膜极易合并一种特殊的宫腔粘连，且通过超声检查往往难以观察到。宫腔镜下常表现为宫腔两侧壁、子宫角和宫底部出现纤维素样粘连带，宫腔呈向心性缩窄[37]。

二、手术适应证及禁忌证

（一）手术适应证

1. 月经过少甚至闭经，超声提示子宫内膜厚度＜7 mm。

2. 不孕，且患者有生育要求。

（二）手术禁忌证

同宫腔镜手术禁忌证。

三、术前评估及准备

（一）术前评估

1. 患者一般情况　术前应了解患者的宫腔手术史，以及月经量的变化和严重程度。

2. 经阴道超声　子宫内膜菲薄，小于7 mm。选取子宫矢状面，测量从一侧基底膜垂直跨过宫腔线至另一侧基底膜的最厚处距离[38]。同时可以了解内膜下血流情况以及是否存在粘连可能。

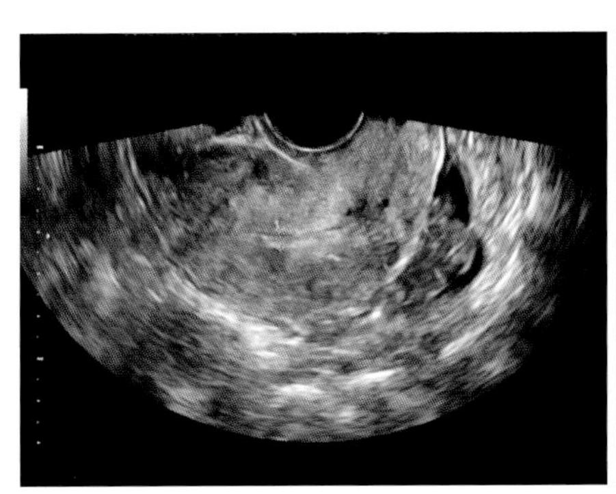

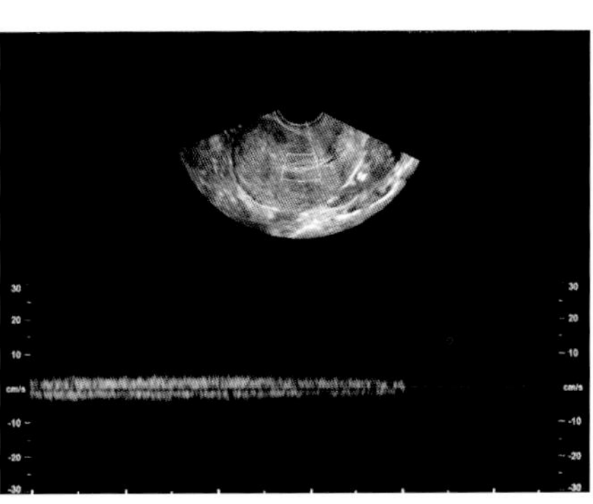

图5-78　薄型子宫内膜及内膜下血流情况的超声表现

（二）术前准备

1. 同常规宫腔镜术前准备。特别提醒的是，部分患者可能合并宫颈粘连，而导致手术困难。可参考本书中有关“宫腔粘连”章节的内容进行术前准备和手术。

2. 辅助超声监测　依据病情严重程度及手术方案，进行个体化选择。

四、手术步骤及术中注意事项

（一）手术步骤

1. 观察及判断明确病因　对薄型子宫内膜患者，进行置镜后手术操作时，不仅要观察子宫内膜，还要特别观察宫腔形态、宫腔体积、双侧宫角和输卵管开口以及宫颈管情况，观察有无宫腔粘连、粘连部位和程度（图 5-79），残余子宫内膜的面积大小，以及是否合并子宫内膜炎等。

2. 子宫内膜微创　用小号刮匙从上至下沿宫腔四壁轻柔搔刮一周，以改善内膜血流，促进内膜修复生长。应注意操作深度。

3. 解除宫腔粘连　若合并粘连，常见宫腔挛缩变形，或宫腔狭窄，或宫角不可见，正常子宫内膜少见或不可见。如果是周围型侧壁粘连，可沿宫腔镜操作孔伸入微型剪刀，沿宫腔侧壁剪开粘连，扩大宫腔容积，暴露下方血管，改善内膜血运情况，促进内膜的修复和生长。当术中操作可见红色的肌层组织时，表示操作深度已够，应及时停止此处手术。建议适当剪除质韧、血运差的粘连瘢痕组织，以利于新生的子宫内膜生长。操作中应尽量保护正常的子宫内膜组织。解除宫腔粘连后，应该尽量使宫腔恢复或接近正常形态。

（二）术中注意事项

当宫腔发生大面积粘连时，会出现解剖结构不清、进入宫腔困难及子宫穿孔风险明显增加的情况。可在超声引导下探查宫腔，分离粘连，并警惕子宫穿孔。切忌盲目手术，避免不必要的损伤。可参考本书中有关“宫腔粘连”章节。

五、术中联合治疗方案

对于薄型子宫内膜的患者，建议选择联合治疗方案，以期获得更好的临床效果。

1. 干细胞　近年来干细胞疗法已成为治疗组织损伤的新方法，间充质或经血来源干细胞在子宫内膜的应用提示其能够改善月经量，增加内膜厚度。但干细胞存在来源有限及交叉感染等问题，引发的社会与伦理问题较多，在临床应用时值得关注。

2. 富血小板血浆（platelet-rich plasma, PRP）　PRP 来自于自体静脉血，对其离心后可以提取出一种血小板浓聚物，含有多种生长因子，在治疗难以愈合的创面中有着良好的应用效果。但在制备过程中需加入外源性柠檬酸钠抗凝剂，存在污染风险，

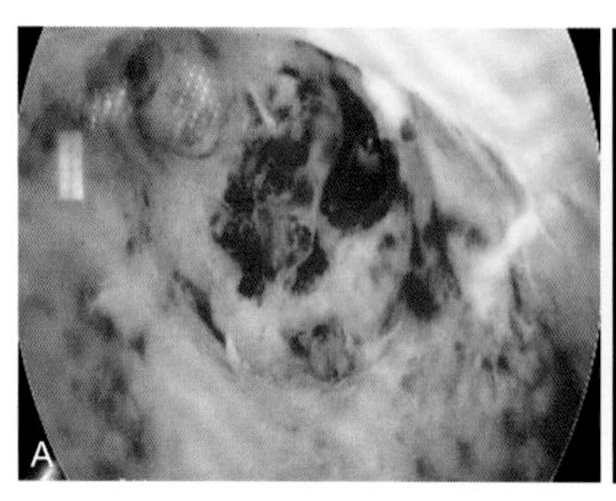

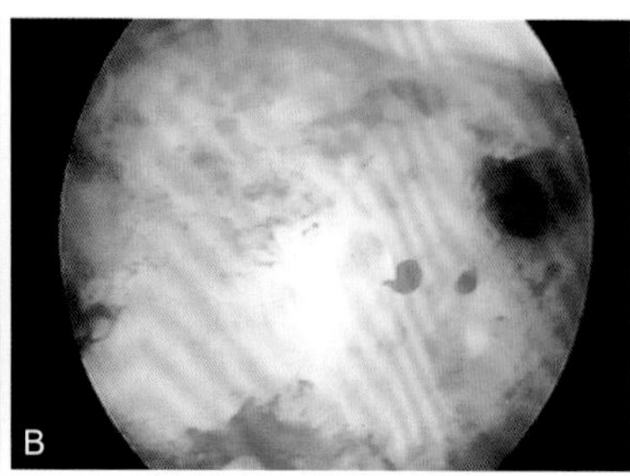

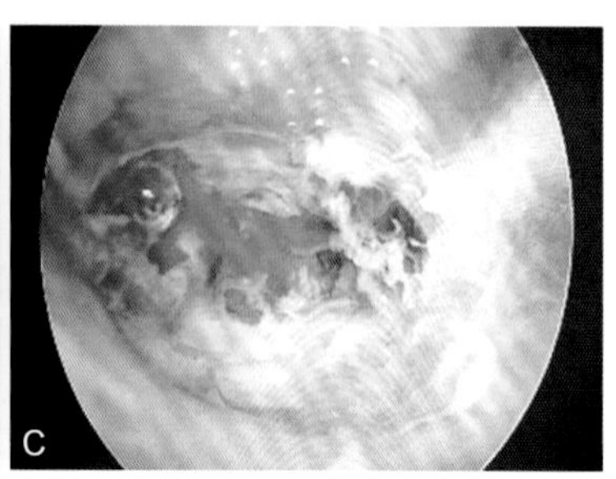

图 5-79　宫腔镜直视下观察薄型子宫内膜合并宫腔周围性粘连情况

抽血后需进行2次离心操作，过程略为复杂；且制备完成后PRP呈液体状态，应用于宫腔时需要联合其他工具如Foley球囊共同使用。

3. 富血小板纤维蛋白（platelet-rich fibrin, PRF）

PRF有以下特点：① 是第二代血小板浓缩物，不需要添加外源性抗凝剂，完全来源于自体静脉血；② 制备过程简单；③ 最终呈固态，可直接置入宫腔且不易移位。它通过激活其中的血小板、细胞因子和生长因子而变得具有生物活性，发挥作用时间长，可以诱导组织再生，加快组织修复。

PRF修复治疗一般在宫腔镜手术操作结束后或月经干净后进行。根据Choukroun的方案[39]进行PRF的制备：入室前抽取自体静脉血20 ml，并立即以400 g离心力离心10 min，即可完成PRF的制备。入室后，在宫腔镜手术操作结束或消毒之后，妇科医师将制得的PRF置入宫腔内，建议连续应用3个周期。一项前瞻性研究表明，应用PRF可促进内膜再生修复，在改善薄型子宫内膜领域展现了良好潜力（图5-80）。

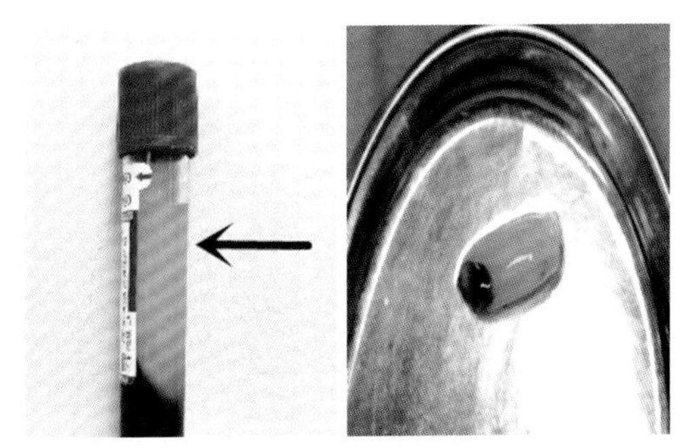

图5-80　富血小板纤维蛋白

六、术后治疗和随访

（一）术后联合药物治疗，促进子宫内膜的再生修复

1. 雌激素　适当的雌激素治疗有助于子宫内膜修复再生。雌激素的给药途径包括口服、经皮及经阴道给药等，但研究表明经阴道用药对子宫内膜厚度的改善和妊娠率提高疗效更佳，建议于月经干净后阴道用戊酸雌二醇4 mg/d，连用7天[40]。

2. 其他药物　多项研究报道阿司匹林、西地那非和己酮可可碱等有助于子宫内膜增长，但临床证据尚不充分[35]，需要更多的临床研究加以验证。

（二）随访时间选择

1. 术后随访时间　每个月一次，连续3个月。此后每半年一次至一年。

2. 随访复查方法　月经情况，超声检查，术后2～3个月可再次行宫腔镜探查术，但应注意多次宫腔镜手术对内膜可能造成的损伤。

（三）妊娠指导

建议尽快妊娠。选择自然妊娠者建议在术后1次月经周期后尝试怀孕，选择辅助生殖者建议在术后排卵后第2天或LH峰第4天行新鲜或冻融胚胎移植术。

第十三节　绝经后宫腔镜操作

随着宫腔镜的广泛临床应用，宫腔镜直视下内膜活检或电切，已成为诊断绝经后子宫内膜病变的金标准。由于雌、孕激素水平下降，绝经后女性子宫萎缩、宫腔缩小及宫颈管组织硬韧、狭窄，甚至发生宫颈粘连，从而增加了宫腔操作的困难。本节针对绝经后宫腔镜操作进行阐述。

一、术前评估及准备

1. 详细了解现病史及健康情况　绝经后女性合并症增加，围术期风险明显增高，应详细询问现病史、既往史、手术史和用药史，了解患者的健康状况，尤其了解有无内外科合并症，有无手术适应证及禁忌证。

2. 完善相关的实验室检查　术前全面评估患者各器官系统的功能，积极改善各系统状况。完善常规及必要的特殊检查极其重要。针对可疑或合并的内外科疾病应做相应的检查，如针对呼吸系统，必要时行胸部 X 线、肺功能和动脉血气分析等；针对心血管系统，必要时行超声心动图、双下肢静脉彩超、心肌损伤标志物和 D- 二聚体等检查；针对内分泌系统，术前可监测血糖和糖化血红蛋白等。

3. 围术期风险评估　麻醉风险的评估及围术期风险评估非常必要，尤其是合并内外科疾病者。其中包括心血管风险、肺部并发症、肾功能、脑卒中、脑出血以及血栓与出血等风险评估。对于正在接受华法林抗凝药物治疗者，应在术前 5 天停用，并监测国际标准化比值（international normalized ratio, INR）[41]。

对于操作困难的宫腔镜手术，比如节育器嵌顿和断裂等，应高度重视，必要时采用腰硬联合麻醉。

二、绝经后女性宫腔镜手术前的宫颈预处理

为了提高手术成功率，尤其是绝经后患者，术前良好的宫颈软化是非常重要的。

1. 渗透性扩张棒　为了机械性预处理宫颈，可采取海藻棒和硅胶棒等。手术前晚将其置于宫颈管内，上缘超过宫颈内口，通过机械性刺激及扩张棒吸水膨胀，从而使宫颈扩张。

2. 米索前列醇　手术前晚或手术前 4 h 予米索前列醇片 0.2 ~ 0.4 mg，口服或放置于阴道后穹窿，有心血管疾病者禁用。

3. 间苯三酚　适用于宫腔镜电切手术时间较长及有原发性高血压或青光眼等内科合并症的患者。用法为 40 ~ 80 mg 术前 15 ~ 30 min 静脉滴注，5 min 左右滴完[42]。

三、探宫腔及扩宫颈的技巧

由于绝经后女性存在生殖道萎缩，宫颈萎缩、变平且弹性下降等，需注意钳夹宫颈的技巧。术中应尽量向足侧牵拉宫颈。使宫颈处于水平位，减少宫颈屈度，使探针顺利进入，从而有助于手术的顺利实施。

对于存在宫颈管狭窄，探针无法进入宫腔者，在探宫腔时，应顺势进入宫腔。切不可盲目探入宫腔，造成宫腔穿孔或损伤周围脏器。若存在宫口粘连，必要时应用超声监测，在超声的指引下向宫腔方向探入。此外，对于较严重的宫颈管粘连，还可利用宫腔镜扩大倍数，并在超声严密监测下用小分离钳分离疏松的宫颈粘连带，往往也能达到分离宫颈粘连的目的（图 5-81、图 5-82）。

针对扩张宫颈管困难的问题，操作时可采用最小号的扩宫棒依次扩宫。对于宫颈萎缩的患者，可用两把宫颈钳于宫颈 3 点和 9 点处钳夹，左手同时握紧两把宫颈钳，使扩宫棒在宫颈内稍作停留，充分扩张宫颈后快速更换扩宫棒。扩宫前应注意探针的长短，避免扩宫棒进入宫腔过深而导致子宫穿孔。

四、绝经后宫腔镜检查

在对绝经后女性进行宫腔镜检查时应注意，绝经后宫腔与宫颈的长度比例为 1∶1，应全面检查宫腔及宫颈。另外，绝经后的宫腔病变多表现为绝经后阴道出血及无症状子宫内膜增厚。结合文献，多数病理结果为子宫内膜息肉、萎缩性子宫内膜炎、黏膜下子宫肌瘤、宫腔粘连、宫腔积脓、子宫内膜

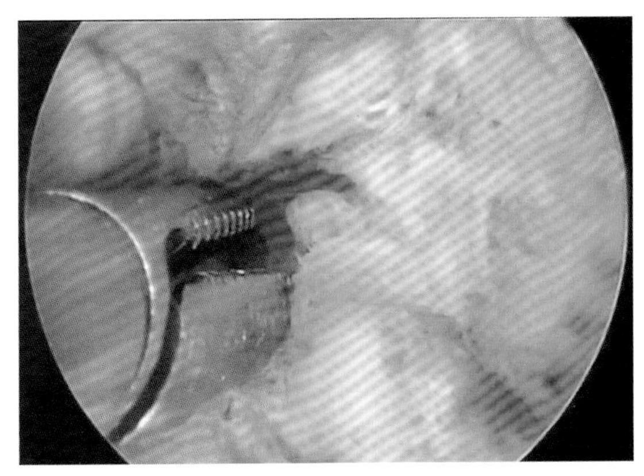

图 5-81　用分离钳分离宫颈粘连

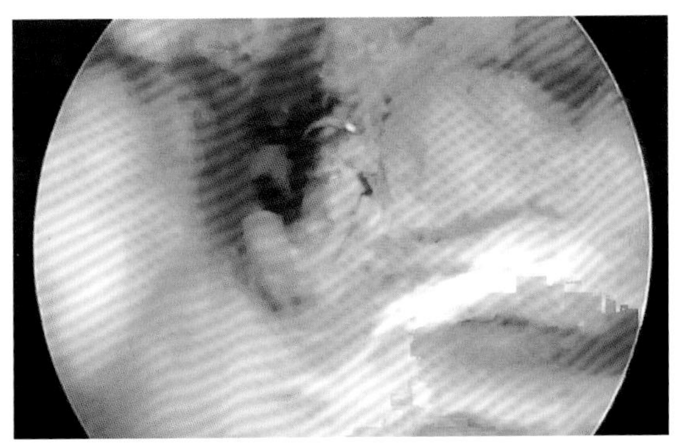

图 5-82　成功分离粘连的宫颈口

增生和子宫内膜癌等。现将绝经后宫腔病变的宫腔镜下图像一一展示。

1. 萎缩性子宫腔　绝经后的宫腔与宫颈的长度比例为 1∶1。宫腔萎缩，可成桶状（图 5-83）。

2. 子宫内膜息肉　宫腔内可见自子宫内膜表面凸出的结节，可单发或多发，大小不一。例如，图 5-84 示宫腔左侧宫角处可见两处子宫内膜息肉。

3. 萎缩性子宫内膜炎　多见于老年绝经后女性，子宫内膜萎缩、充血，呈红色（图 5-85）。

4. 黏膜下子宫肌瘤　肌瘤呈圆形或椭圆形，凸向宫腔，质地较硬，外有包膜，表面可见树枝状血管。0 型黏膜下子宫肌瘤有蒂，需与子宫内膜息肉相鉴别（图 5-86）。

5. 宫腔粘连　宫腔内前后壁粘连在一起。可疏松，可致密。对于疏松的膜性粘连，容易分离。对

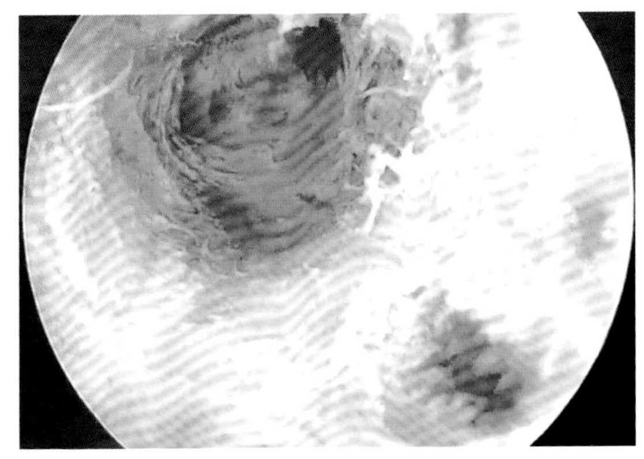

图 5-83　绝经后的宫腔与宫颈

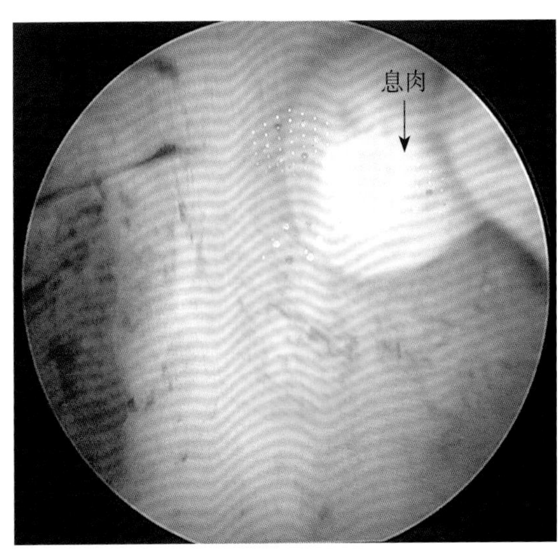

图 5-84　子宫内膜息肉

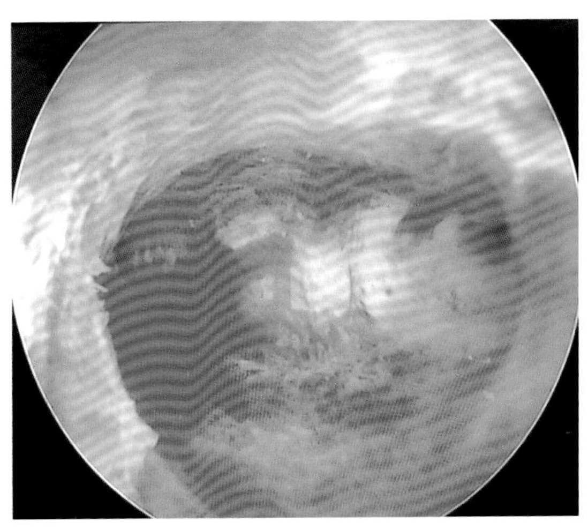

图 5-85　萎缩性子宫内膜炎

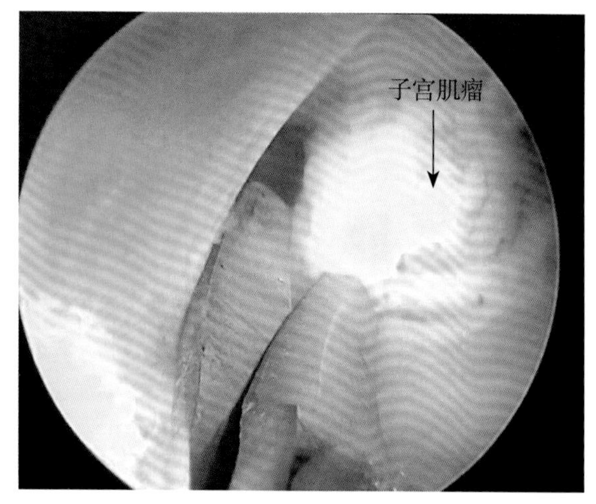

图 5-86 黏膜下子宫肌瘤

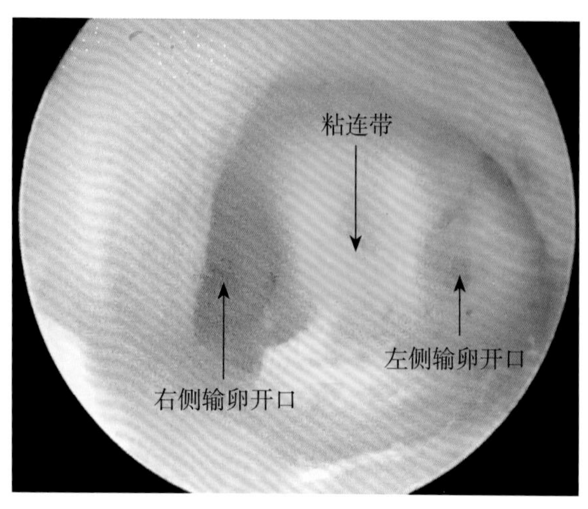

图 5-87 宫腔粘连

于肌性或纤维性粘连，需要用冷刀或电切分离（图 5-87）。

6．子宫内膜增生　子宫内膜腺体过度增生，可为局限性或广泛性。图 5-88 可见子宫后壁近宫底处局限性子宫内膜增生。

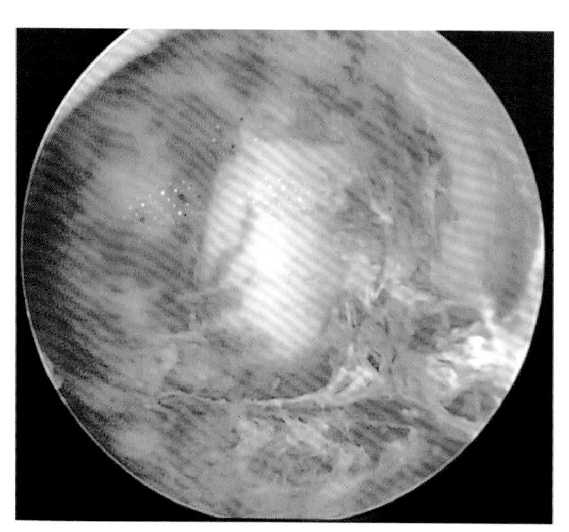
图 5-88 子宫内膜增生

五、术后观察及随访

绝经后女性对手术的承受能力较低，术后应加强管理，防止围术期并发症的发生。术后常规吸氧，进行心电监护，监测生命体征，注意液体出入量的平衡，防止低血糖的发生，并应用抗生素预防感染。术后住院观察 24 h，及时门诊复诊。根据不同的临床表现和病理结果，给予后续治疗或严密随访。

第十四节　宫颈扩张困难

宫颈条件直接决定宫腔操作的难易，尤其是绝经后老年女性或者既往有宫颈损伤病史的患者属于高危人群。宫颈条件的评估及准备是手术成功的重要前提。

一、宫颈准备的重要性

（一）解剖部位的重要性

1. 宫颈是宫腔镜进入宫腔必经的门户。

2. 宫腔镜经宫颈进入宫腔后，器械通过宫腔镜的专用孔道进入宫腔，以期达到在探查宫腔的同时进行操作，即直视下操作。

（二）操作环境的保证

1. 操作灵活度的保证　器械在宫腔内做机械性旋转和牵拉的时候，手术视野的范围以及操作时器械的灵活度对手术的影响是不言而喻的。因此，如果宫颈扩张不满意，未达到理想的条件，手术视野的控制和操作的灵活度会受到极大限制，甚至会出现子宫穿孔等副损伤。

2. 宫颈准备不满意除了对手术操作本身的灵活度有影响外，亦可能会导致宫颈的损伤（撕裂或挫伤）。

综上，对于高危人群，如宫颈显著萎缩者或者既往有宫颈创伤的绝经多年的老年女性，以及存在宫颈瘢痕的患者，尤其需要谨慎，并且要考虑到手术失败的可能性。术前要认真评估，做好充分准备。

二、宫颈术前评估

（一）重视高危人群

1. 绝经后女性，使用 GnRH-a 后。

2. 有宫颈损伤史、宫颈手术史和宫颈瘢痕。

（二）术前生殖器官详细检查

1. 妇科检查　通过视诊和双合诊了解生殖道的现状，尤其是宫颈外口的弹性、位置和大小等。

2. 宫颈细胞学检查　除外宫颈病变。

3. 影像学评估　了解宫颈质地以及与周围器官之间的关系。

三、宫颈准备方式

（一）药物准备

1. 术前 4 h 阴道内放置米索前列醇 200 μg 可有效软化宫颈，利于宫颈扩张，更有利于宫腔镜操作，减少并发症。

2. 阴道内置米索前列醇的副作用很小，因此也是最常用的给药途径（以生理盐水湿润药片并碾碎后放置于阴道后穹窿）。但要注意米索前列醇的使用禁忌证，如哮喘、青光眼以及未控制的高血压等。

（二）机械准备

1. 一次性导尿管　于宫腔镜术前应用，由宫颈管置入可达到宫颈扩张效果。

2. 使用海藻棒进行预处理。

四、扩张宫颈的技巧

（一）宫颈外口粘连

如遇宫颈外口粘连，先寻找宫颈外口的部位，探针进入困难时可试用以下方式：

1. 用血管钳钳尖分离扩张粘连的宫颈外口。

2. 用 20 ml 注射器针头小心分离粘连的宫颈外口，再以血管钳或探针小心扩张。

（二）宫颈内口粘连

遇宫颈内口粘连时一定要小心谨慎地探查扩张，尤其对绝经后子宫萎缩的患者，盲目暴力探入并扩张易导致子宫穿孔甚至周围脏器损伤。需以探针小心逐步深入，分离宫颈管内的疏松组织后再使用宫颈扩张棒充分扩张宫颈内口，必要时在超声引导下操作可以较准确地把握探针或探棒扩张深入的方向。

（三）可视化（直视下）操作

如操作中感扩张特别困难，可选择以下操作：

1. 可在充分扩张宫颈外口的前提下，将宫腔镜放入宫颈管中。在宫腔镜直视下寻找宫颈内口粘连处，直视下使用活检钳逐步分离，并扩张宫颈内口粘连处直到进入宫腔。同时，为了保证安全，亦可同时使用超声引导。一般在宫腔镜直视下和超声引导下均可视的前提下操作都会成功，并且避免了盲目暴力扩张可能导致的穿孔甚至子宫周围脏器损伤。

2. 使用最细的宫腔镜检查镜（扩张到 5 mm 即可），在直视下找准宫腔的方向前进。因为宫颈是一个通道，即使由于绝经多年而出现萎缩或粘连，通道的原始结构一定是存在的，就是需要耐心地去找、去分离。只要找对方向，再逐步扩张，就可以减少损伤的风险。

3. 宫颈瘢痕化　这种情况往往是既往手术或严重损伤的后遗问题。宫颈通道的正常结构已被完全破坏，一般有明确病因及临床表现，需要通过多种影像学的反复评估来证实。遇到此情况时最好做到以下几点：① 术前跟家属先沟通，知晓手术存在的困难以及医师所做的各种努力和准备，以得到患者和家属的理解。② 一定在超声引导下操作，小心谨慎，禁忌粗暴施力。如反复尝试失败，即暂停操作，以避免出现严重的并发症，如子宫穿孔或出血，周围脏器如肠管和膀胱等的损伤。

五、病例分享

患者，女，79 岁，因“绝经 30 年，阴道出血 1 周”就诊。超声检查提示宫腔内高回声，初步诊断子宫内膜息肉。患者有高血压和糖尿病病史多年，控制良好，监测血压和血糖均稳定后拟行宫腔镜检查（图 5-89）。

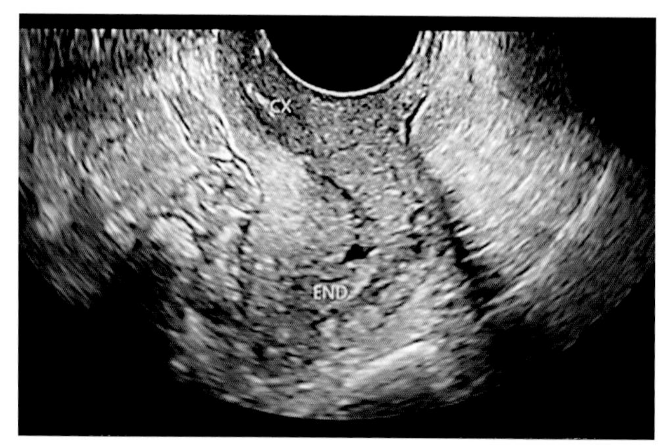

图 5-89　术前超声图像

术中发现宫颈内口紧密粘连，探针由宫颈外口进入后继续前行时阻力大，故未强行前进。充分以宫颈扩张棒扩张宫颈外口至 9.5 mm 后，置入 HEOS 宫腔镜进入宫颈外口内探查，见宫颈管完全粘连。探针初次探查时方向已偏移，在原粘连处旁分离出一个假腔，约深 2 cm，无活动性出血。在宫腔镜直视下以尖剪刀及分离钳分别分离宫颈粘连后逐步进入宫腔，继续扩张宫腔后探查见宫腔内息肉，予直视下摘除（图 5-90），再探宫腔和宫颈无异常，术毕。手术顺利，术后恢复佳。

六、小结

（一）术前评估是关键前提

1. 要提前发现宫颈萎缩、瘢痕或宫颈发育不良，有的放矢，制订好应对措施，并充分向患者及家属交代病情，告知有手术并发症或手术失败的可能。

2. 对预计操作困难的手术，要请经验丰富的医师或医学团队实施。

（二）宫颈预处理的重要性

进行预处理时予米索前列醇外用，并缓慢机械扩张。

（三）必要时进行超声引导并及时终止操作

术中遇到困难时需进行超声引导并“适可而止”，不要盲目操作，对不清晰的方向和部位暂停操作。尽量避免副损伤。

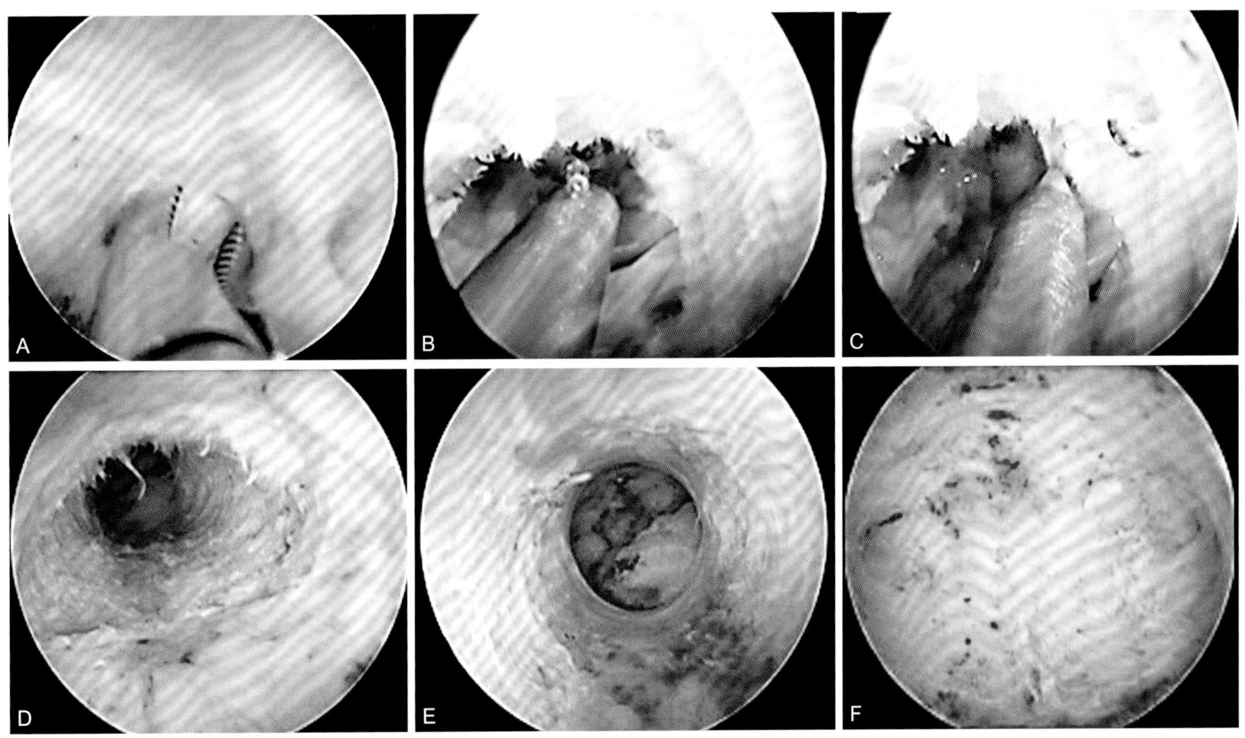

图 5-90　图示宫颈粘连分离过程。A–E, 直视下尖剪 + 弯钳）及用冷刀切除息肉后

参考文献

[1] Clark TJ, Middleton LJ, Cooper NAM, et al. A randomized controlled trial of outpatient versus inpatient polyp treatment for abnormal uterine bleeding. Health Technol Assess, 2015, 19(61): 52-55.

[2] Sparic R, Mirkovic L, Malvasi A, et al. Epidemiology of uterine myomas: a review. Int J Fertil Steril, 2016, 9(4): 424-435.

[3] Munro MG, Critchley HO, Broder MS, et al. FIGO classification system (PALM-COEIN) for causes of abnormal uterine bleeding in nongravid women of reproductive age. Int J Gynaecol Obstet, 2011, 113(1): 3-13.

[4] AAGL. Practice report: practice guidelines for the diagnosis and management of submucous leiomyoma. Minim Invas Gynecol, 2012, 9(2): 85-89.

[5] 子宫肌瘤的诊治中国专家共识专家组. 子宫肌瘤的诊治中国专家共识. 中华妇产科杂志. 2017, 52(12): 793-800.

[6] Sirkeci RF, Belli AM, Manyonda IT. Treating symptomatic uterine fibroids with myomectomy: current practice and views of UK consultants. Gynecol Surg, 2017, 14(1): 11.

[7] 夏恩兰. 宫腔镜电切术治疗子宫肌瘤962例疗效分析. 中华医学杂志, 2005, 85(3): 173-176.

[8] 曹泽毅. 中华妇产科学(临床版). 北京: 人民卫生出版社, 2010(1): 424-426.

[9] 中华医学会妇产科学分会. 宫腔粘连临床诊疗中国专家共识. 中华妇产科杂志, 2015, 12(50)12: 881-887.

[10] 段华, 甘露. 宫腔粘连的诊疗现状与进展. 重庆医科大学学报, 2017, 4(42)4: 373-376.

[11] 武玉萍, 冯力民. 宫腔粘连的治疗进展. 现代实用医学, 2017, 3(29)3: 284-286.

[12] 李菁, 冯炜炜等. 宫腔镜对绝经后无症状子宫内膜增厚的诊断意义. 现代妇产科进展, 2019, 1(28)1: 16-21.

[13] 黄春玉, 杨保军等. 宫腔镜辅助分段诊刮术在子宫内膜癌诊断中的应用. 中国内镜杂志, 2010, 10(16)10: 1086-1088.

[14] 杨艳景, 薛颖等. 宫腔镜手术在绝经期子宫内膜癌患者诊断中的应用价值. 河北医药, 2017, 7(39)14: 2146-2148.

[15] 林小娜, 黄国宁, 孙海翔, 等. 输卵管性不孕诊治的中国专家共识. 生殖医学杂志, 2018, 11(27): 33-36.

[16] 北京市医疗机构计划生育技术服务工作规范. 2019版.
[17] Yu LL, Zhang X, Zhang T, et al. Detection of congenital uterine malformation by using transvaginal three-dimensional ultrasound. J Huazhong Univ Sci Technolog Med Sci, 2014, 34(5): 782-784.
[18] Szkodziak P, Woźniak S, Czuczwar P, et al. Usefulness of three dimensional transvaginal ultrasonography and hysterosalpingography in diagnosing uterine anomalies. Ginekol Pol, 2014, 85(5): 354-359.
[19] 中华医学会妇产科学分会. 女性生殖器官畸形诊治的中国专家共识. 中华妇产科杂志, 2015, 50(10): 729-733.
[20] 聂明月,杨晓葵,段华. 子宫纵隔切除患者的IVF/ICSI-ET临床结局. 国际生殖健康/计划生育杂志, 2016, 35(6): 470-472.
[21] 苏应宽. 妇产科手术学. 2版. 北京: 人民卫生出版社, 1994: 298.
[22] Neulander EZ, Tiktinsky A, Romanowsky I, et al. Urinary tract infection as a single presenting sign of multiple vaginal foreign bodies: case report and review of the literature. J Pediatr Adolesc Gynecol, 2010, 23(1): e31-33.
[23] Cooper NA, Smith P, Khan KS, et a1. Vaginoscopic approach to outpatient hysteroscopy: a systematic review of the effect on pain. BJ OG, 2010, 117(5): 532-539.
[24] 郑杰, 夏恩兰. 阴道内镜的临床应用评价. 中国内镜杂志, 2012. 18(4): 350-353.
[25] Jurkovic D, Hillaby K, Woelfer B, et al. First trimester diagnosis and management of pregnancies implanted into the lower uterine segment Cesarean section scar. Ultrasound Obstet Gynecol, 2003, 21(3): 220-227.
[26] 中华医学会妇产科学分会计划生育学组. 剖宫产术后子宫瘢痕妊娠诊治专家共识. 中华妇产科杂志, 2016, 51 (8): 568-571.
[27] 刘冬梅, 刘勇, 顾小宁, 等. 超声造影评价子宫剖宫产瘢痕妊娠的诊断价值. 中国超声医学杂志, 2019, 35(11), 1019-1022.
[28] 袁岩, 戴晴, 蔡胜, 等. 超声在剖宫产瘢痕妊娠诊断的诊断价值. 中华超声影像学杂志, 2010, 19: 321-324.
[29] 马贺迪, 戴姝艳等. MRI 测量Ⅱ及Ⅲ型剖宫产瘢痕妊娠病灶大小对微创治疗方式选择的意义. 现代妇产科进展, 2019, 28(9): 43-48.
[30] 顾宇, 冯凤芝. 宫腔镜手术在妊娠滋养细胞肿瘤患者鉴别诊断中的应用研究. 中国医刊, 2015, (50)3: 42-45.
[31] 中国抗癌协会妇科肿瘤专业委员会. 妊娠滋养细胞疾病诊断与治疗指南(第四版). 中国实用妇科与产科杂志, 2018, (34)9: 994-1001.
[32] 石一复. 再论宫腔镜及腹腔镜用于妊娠滋养细胞疾病/肿瘤诊治. 中国计划生育和妇产科, 2016(8)10: 1-4.
[33] 彭萍, 刘欣燕, 戴晴, 等. 超声监测在早孕电吸人工流产手术中的应用价值. 中国医学科学院学报, 2010. 10: 21-25.
[34] 陈英, 李静云, 何英, 等. 子宫螺旋动脉RI值对不全流产和完全流产的诊断价值. 江苏医药2018, 44(03), 275-278.
[35] Liu Kimberly E, Hartman Michael, Hartman Alex. Management of thin endometrium in assisted reproduction: a clinical practice guideline from the Canadian Fertility and Andrology Society. Reprod Biomed Online, 2019, 39: 49-62.
[36] 赵静, 黄国宁, 孙海翔, 等. 辅助生殖技术中异常子宫内膜诊疗的中国专家共识. 生殖医学杂志, 2018, 27(11): 20-27.
[37] 李小娟, 段海霞. 辅助生殖治疗中宫腔镜手术应用及注意问题. 山东大学学报(医学版), 2019, 57(10): 38-44.
[38] 邵小光, 魏晗, 房圣梓. 辅助生殖技术中薄型子宫内膜的诊断标准与临床处理. 中国实用妇科与产科杂志, 2020, 36(6): 496-500.
[39] Dohan DM, Choukroun J, Diss A, et al. Platelet-rich fibrin (PRF): a second-generation platelet concentrate. Part I: technological concepts and evolution. Oral Surg Oral Med Oral Pathol Oral Radiol Endod, 2006, 101(3): e37-44.
[40] Tourgeman DE , Slater CC , Stanczyk FZ , et al. Endocrine and clinical effects of micronized estradiol administered vaginally or orally. Fertil Steril, 2001, 75(1): 200-202.
[41] 中华医学会老年医学分会, 解放军总医院老年医学教研室, 中华老年心脑血管病杂志编辑委员会. 老年患者术前评估中国专家建议(精简版). 中华老年心脑血管病杂志, 2016, 18(1): 19-24.
[42] 夏恩兰. 宫腔镜学及图谱. 3版. 郑州: 河南科学技术出版社, 2016: 204.

第六章

宫腔镜术中紧急情况处理

宫腔镜手术作为一种经自然腔道的手术方式，具有创伤小、恢复快及住院时间短等优势，已经与开腹手术、腹腔镜手术及阴式手术一起成为妇科手术的四大基本技能。随着医学技术的不断发展，宫腔镜技术已在二级及以上医院普及。而随着宫腔镜手术普及度的扩大，手术并发症，尤其是严重并发症的出现，逐渐引起了广大医务工作者的重视。宫腔镜手术虽为直视下操作，但基于不同疾病类型和不同年龄的患者，操作的难易程度会有非常大的差异。以下就常见宫腔镜术中紧急情况的处理及防范进行说明。

宫腔镜术中常见的紧急情况有子宫穿孔、出血、过度水化综合征和空气栓塞等。

第一节　子宫穿孔

宫腔操作手术中子宫穿孔的发生率为0.76%～2%，但在临床实际中可能高于这个值。解剖结构异常，如巨大体积的子宫特殊部位的肌瘤或绝经后女性，明显增加了手术操作的难度。应时刻保有风险防范意识，及时识别手术中的危险信号，尽量减少手术并发症，提高手术的安全性。术前应该予以充分评估，术中谨慎操作，尽量减少术中紧急情况的发生。防患于未然是基本原则。对于每一例患者，都应该仔细评估，做好手术规划。对于高危人群，更应该高度重视。

一、常见高危因素

（一）宫颈狭窄（扩张宫颈困难）

1．概述　宫颈狭窄一般有明确的病因。大多数因为肿物的压迫，主要是宫颈部位的肿物。之前有关宫腔镜适应证的章节提到在进行宫腔镜手术之前必须除外宫颈的病变，尤其是宫颈的恶性肿瘤。在除外宫颈病变前提下的宫颈狭窄，基本考虑为压迫或绝经多年所致，少数为宫颈手术后瘢痕结局。后者一般有较明确的病史。基于此，术前评估显得尤为重要。术前的影像学检查可以提供有效的依据，重点是我们自己是否有这个风险意识，是否认真阅读影像学的图文报告并且意识到风险，同时制订防范措施，尤其是当遇到特殊部位的肿物时，通常在手术适应证明确、评估和准备充分的前提下，同时又与患者及家属有足够的沟通时，即使出现风险，也会有机会应对，同时取得患者及家属的理解。

2．病例分析

【主诉】患者，女，46岁，因“月经紊乱3个多月”入院。

【现病史】既往月经规律，4/28天，量中，无痛经，末次月经2019年9月20日。2019年6月出现经量增多，为既往月经量的4倍，周期缩短为25天，经期延长至10天，伴尿不尽感，尿流率减慢，无尿频及尿急，大便无改变，无腹痛和腹胀。

【既往史】1992年行右侧乳腺纤维腺瘤切除术，2008年行剖宫产＋子宫肌瘤剔除术，2013年行宫腔镜下宫腔息肉摘除术，2019年3月行宫颈息肉摘除术。2019年胃镜检查提示多发息肉，未治疗。

【月经及婚育史】已婚，配偶体健，12岁初潮，月经规律，4/28天，G3P2，2008年剖宫产，2009年药物流产1次，2010年人工流产1次，现未避孕。

【妇科检查】外阴呈已婚式。阴道通畅。宫颈呈轻度糜烂样改变，接触性出血（＋），宫体前位，如孕3个月大小，无压痛，质中，活动度可。双侧附件区未及异常。

【辅助检查】妇科超声（图6-1）：子宫前位，大小9.9 cm×9.7 cm×10.8 cm，后壁可见一10.0 cm×9.1 cm×9.3 cm低回声团，外缘紧邻浆膜，内缘紧邻并挤压内膜。于宫底右侧壁可见一2.5 cm×2.3 cm低回声结节，距浆膜层约0.34 cm，距子宫内膜1.58 cm。前壁可见3个低回声结节，大小分别约2.6 cm×1.8 cm、2.1 cm×1.9 cm、1.9 cm×2.0 cm，内膜厚约0.44 cm，回声均匀。宫颈管内可见两个偏高回声，大小分别约0.9 cm×0.6 cm和1.1 cm×0.6 cm。CDFI检查示其内可见血流信号，与宫颈前唇向交通，RI 0.63。盆腔MRI提示子宫肌瘤及子宫腺肌瘤。

【诊疗经过】完善相关检查，排除手术禁忌，于2019年9月5日行宫腔镜检查术（图6-2）。

术中将探针自宫颈外口进入宫腔困难，逐步扩张宫颈外口至9.5号，置宫腔镜于宫颈管内。仔细寻找宫颈内口处，反复探查，仍只见被压迫变形的宫颈管，无法找到宫颈内口（图6-2A）。考虑存在巨大子宫左后壁肌瘤压迫宫腔变形，遂行B超引导下探查术。

超声下见子宫左后壁巨大肌瘤结节压迫宫颈和宫腔（图6-2B）。因巨大肌瘤的压迫，使子宫的解剖位置发生改变，极度前倾、前屈。牵拉宫颈后唇后在超声引导下以探针探入宫腔，宫腔深12 cm，反复尝试进一步扩张宫颈。仅5号（5 mm）扩张棒可进入。用小号刮匙在超声引导下搔刮宫腔，刮出少许子宫内膜组织，未见明显异常。B超监视下未见宫壁损伤。此例宫腔镜探查未成功的原因就是因为巨大子宫肌瘤对宫颈的压迫导致，所以术前的预估很重要。当医患双方都有充分的准备时，手术能使患者在尽量减少损伤的前提下最大获益。

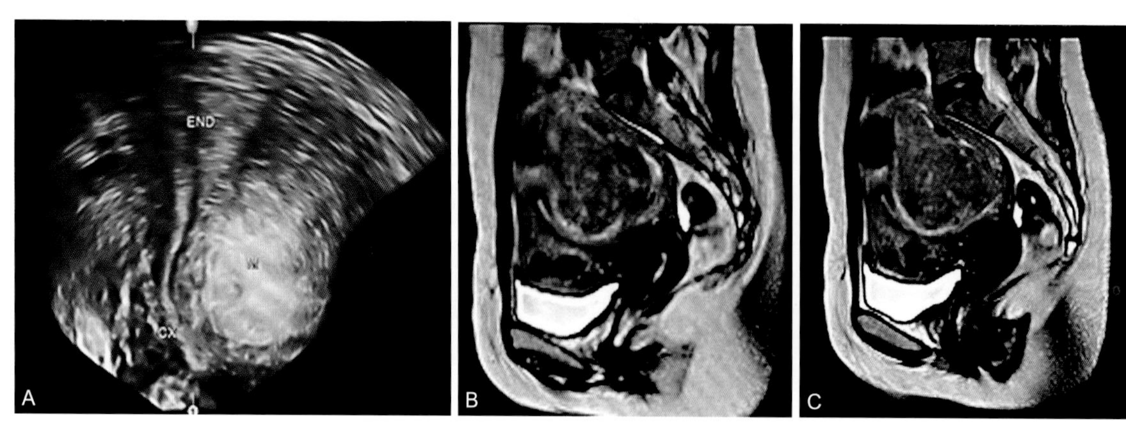

图6-1 患者的影像学检查。A、三维超声；B、C 盆腔MRI；提示子宫肌瘤及子宫腺肌瘤

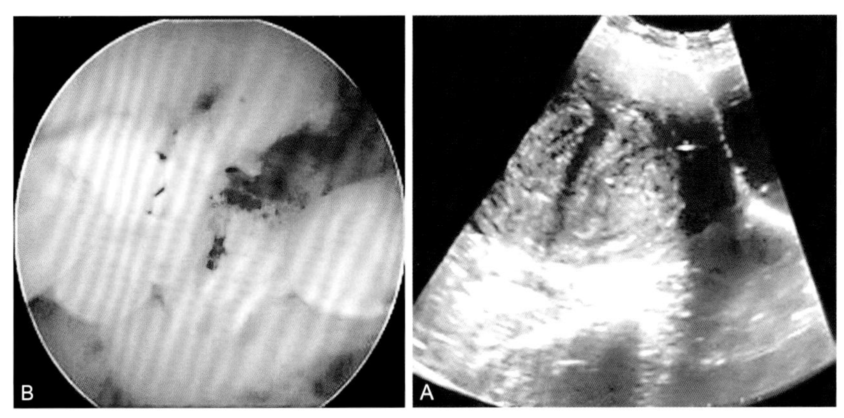

图 6-2　宫腔镜检查术。A. 用宫腔镜探查宫颈，未找到内口；B. 术中超声

（二）子宫位置过度后倾后屈或者前倾前屈（或被肿物压迫亦会导致子宫位置异常）

如图 6-3 所示，子宫的位置关系到宫腔操作方向。过度前倾或后倾的子宫，手术操作时容易出现子宫穿孔，甚至损伤周围脏器。我们强调预防的重要性，在充分预估的前提下，高度重视，谨慎操作，尽量防范手术并发症。

如果术前评估提示子宫位置倾斜角度过度，如肿物压迫、剖宫产术后或者其他子宫手术（如开腹子宫肌瘤剥除术）后粘连等，影像学检查提示子宫位置异常，或者绝经后子宫萎缩以及宫颈狭长都会导致手术难度明显增加。那么术前需针对具体情况，制订应对方案。除了谨慎操作外，有如下的手术操作技巧可供选择：

1. 将宫颈钳反方向稍用力牵拉宫颈，可适度纠正子宫过度前倾或后倾的程度，例如，对极度前倾的子宫钳夹宫颈后唇并往下牵拉，对极度后倾的子宫牵拉宫颈前唇往下牵拉，有利于探针或宫颈扩张器由宫颈顺利地进入宫腔，减少造成夹层乃至穿孔的风险。

2. 术前发现子宫位置异常者，必要时可在超声引导下操作。如操作过程中阻力明显，也不能鲁莽操作，尤其需要避免暴力。超声引导下的操作可以减少穿孔风险，但不能完全避免穿孔。

3. 子宫肌腺病可导致宫腔操作困难。子宫肌腺病通常导致宫体球形增大，尤其是子宫后壁增大的比例大于前壁，会导致宫腔变得窄小。同时，子宫

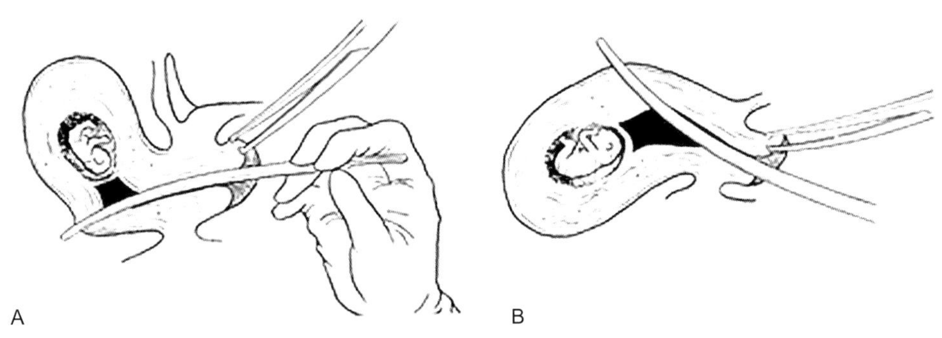

图 6-3　子宫过度前倾及后倾示意图。A. 过度前倾；B. 过度后倾

肌壁由于子宫腺肌病的影响，容受性舒张度差，膨宫难度明显增加。我们建议，对于子宫腺肌病患者，术前评估应该更加充分，尤其是影像学检查。有条件的话，可以加做三维超声、静脉超声造影或者盆腔 MRI，以便详细判断细微的解剖变化以及子宫与周围脏器的关系，尽量避免手术并发症。举例如下：

图 6-4 为一例严重子宫肌腺病患者的全子宫切除的标本。患者 40 岁，已婚未育，月经周期尚正常，继发痛经伴月经量增多 10 年，渐进加重，已严重贫血（血红蛋白 50 g/L）。患者曾间断多次在多家医疗机构诊治。保守治疗，效果欠佳，建议手术。

入院后先行宫腔镜检查，以便除外子宫内膜病变。宫腔镜探查过程很困难，宫颈扩张感阻力大，但仍然能进入 9 cm 深度。之后逐步扩张宫颈至 9.5 mm 后，置镜探查，膨宫极其困难；适当加大膨宫压力，也未能显示正常的宫腔形态，未能见到双侧宫角及双侧输卵管开口。此时术者意识到操作并未在宫腔，考虑可能是宫腔因腺肌病病灶而导致宫腔变形，前述操作进入了子宫壁肌层的夹层，遂立即停止操作，请超声科医师行超声检查引导操作。在膀胱充盈、超声引导下，探针循着宫腔线的方向探入，成功进入宫腔，探查宫腔深 12 cm，但膨宫效果仍然欠佳。见宫腔狭长，双侧宫角及双侧输卵管开口清晰可见。子宫内膜外观未见异常。诊刮取内膜送检。病理示增殖期子宫内膜。因患者尚未生育，建议予以 GnRH-a 治疗 6 个月后视子宫情况决定后续治疗。如宫腔条件允许，可放置曼月乐控制病情。经过上述治疗后 1 年余，痛经短暂缓解后，又进展为重度，且继发子宫出血。患者要求行全子宫切除术。遂予手术，过程顺利。术中标本如图 6-4 所示。

（三）绝经后子宫（宫腔萎缩和宫壁薄弱）

绝经后生殖道萎缩，子宫萎缩，宫壁菲薄，极易出现子宫穿孔。对绝经后患者进行宫腔镜操作时，更需要术前充分评估，预计手术风险，并做出相应预案。

术前务必有良好的宫颈准备，必要时术中在超声引导下操作。在此我们分享手术心得：在用探针探宫腔时，不要一探到宫底，应该逐步、轻柔，细心体会是否抵达宫底。扩宫颈时重在扩张宫颈管，注意扩张棒的深度，避免因扩张棒过深而造成子宫穿孔。在置入宫腔镜时，也应该轻柔、谨慎地操作。无论何种器械，力度稍重，都有可能造成菲薄的宫底穿孔。所以，术前充分评估，做好手术准备，制订防范措施，尽量避免损伤，是提高手术安全的重点。

（四）妊娠子宫

妊娠子宫的特点是宫腔大，宫壁柔软，操作时

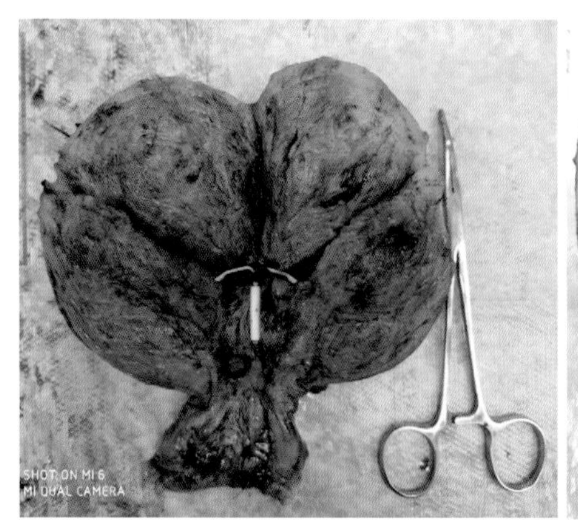

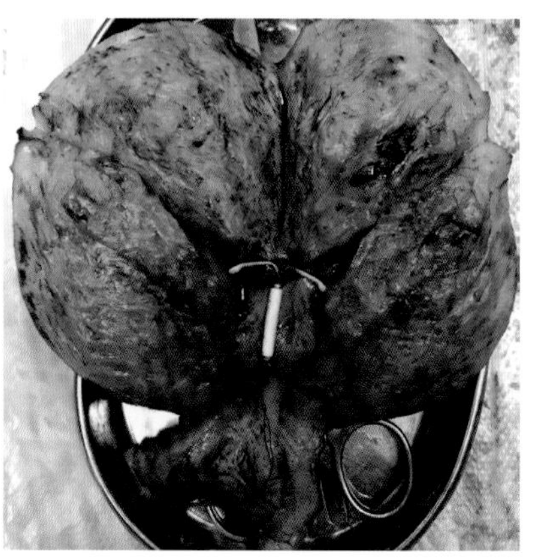

图 6-4　重度子宫腺肌病全子宫

需要特别小心。现提供病例加以说明。

【主诉】患者，女，28 岁，育龄期女性。因“停经 2 个多月，发现左侧宫角孕囊，要求终止妊娠”入院。

【现病史】患者平素月经不规律，末次月经 2017 年 12 月。停经 30 余天自测尿 HCG 阳性，无阴道出血或腹痛等不适症状。1 天前就诊于我院门诊。B 超提示宫腔内近左侧宫角可见孕囊，大小约为 1.3 cm × 1.5 cm × 0.9 cm，可见卵黄囊，未见胎芽及原始心管搏动，考虑宫角妊娠。门诊以“宫角妊娠”收入院。现患者无发热、恶心、呕吐或咯血。病程中，精神及饮食良好，因哺乳期，睡眠欠佳，二便如常。

【既往史】体健，G2P1。2017 年 1 月孕足月顺产一子，就诊时为哺乳期。

【体格检查】T 36.5 ℃，P 78 次 / 分，R 18 次 / 分，BP 110/70 mmHg，心、肺查体无异常，腹软，无压痛及反跳痛，肝、脾肋下未及，双下肢无水肿。

【妇科检查】外阴为已婚式。阴道通畅，黏膜光滑，可见少量分泌物。宫颈光滑，宫体前位，增大如孕 6 周大小，质软，无压痛。双侧附件区未及肿块及压痛。

【辅助检查】经阴道妇科超声（2018 年 2 月 22 日，本院）：子宫前位，增大，肌壁回声均匀，于宫腔内近左侧宫角可见孕囊，大小约 1.3 cm × 1.5 cm × 0.9 cm，可见卵黄囊，未见胎芽及原始心管搏动。双侧附件区未见异常回声。宫内早孕 6 周左右，未见胎芽及原始心管搏动，建议复查。血 HCG 35399 mIU/ml。

【初步诊断】① 宫角妊娠？② 哺乳期。

【诊疗经过】入院后复查三维超声及超声造影，明确孕囊位于左侧宫角，局部肌层厚度为 0.15 cm。经全科讨论，考虑患者早孕，但部位特殊，需谨慎选择终止妊娠的方式，尤其宫角位置深在，宫角处肌层轻薄，而且哺乳期子宫软，容易发生妊娠产物残留或子宫穿孔，乃至周围脏器损伤等并发症。故决定在超声引导下，在宫腔镜检查明确妊娠的部位后操作，同时备血，充分向患者及家属交代手术风险。

于 2018 年 2 月 24 日行宫腔镜检查术 + 负压吸引术（图 6-5）。麻醉成功后，用探针探宫腔深 9.5 cm。置镜后，先探查宫颈管，未见明显异常。再探宫腔，见宫腔形态正常，右侧宫角可见，右侧输卵管开口清晰可见。左侧宫角处前壁可见一囊状凸起，遮挡左侧输卵管开口，于 B 超监视下行负压吸引人工流产术，过程顺利。将吸出的组织漂洗后可见绒毛。术后再探宫腔，见左侧宫角部结构恢复，输卵管开口可见，出血不多。术后缩宫素静脉点滴维持 24 h，出血不多。术后病情平稳，第 3 天复查血 HCG 为 6946 mIU/ml，故出院。术后 3 周 HCG

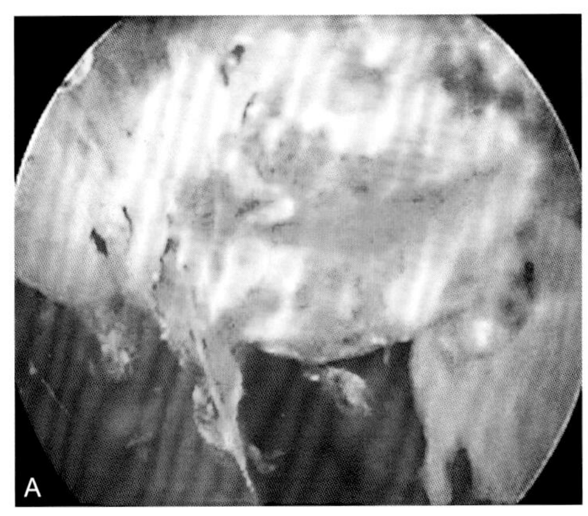

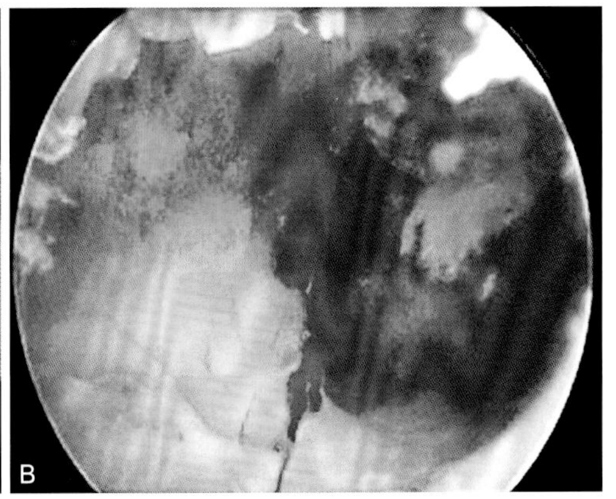

图 6-5　清宫前（A）及清宫后（B）

下降至正常，1 个月后月经恢复。

本病例为发生于哺乳期的宫角妊娠，属于极高危险的情况。如果不加重视，可能出现子宫穿孔，甚至周围脏器损伤的严重后果。我们在超声引导下以及宫腔镜评估之后谨慎操作，并做好紧急情况的应对工作，包括充分跟患者及家属沟通。手术过程顺利，无并发症发生。术后密切随访，患者如期康复。

所以对于以上各种高危因素，最重要的是要重视并做好防范，充分做好术前准备，术中操作轻柔，并加强术中和术后监测。

二、诊断

1. 在探宫腔或宫腔内操作时，如有“无底感”，一定要高度警觉，暂停操作，并立即请麻醉医师评估患者的生命体征，通过超声查看盆腔情况。目前宫腔镜检查或手术多为在麻醉下进行。患者自身的感受往往是缺失的，所以来自医务人员的感知和监管相当重要。

2. 在非全麻患者，如术中患者突然感到剧烈牵拉疼痛，并伴有恶心和呕吐，以及出现内出血症候时，应考虑发生了子宫穿孔。

3. 在宫腔镜手术中如置镜探查，因为穿孔导致子宫的完整性被破坏，宫腔压力无法维持，会无法膨宫。如果看到漂浮的肠脂垂、大网膜或肠管，则可确诊子宫穿孔。

三、临床表现

1. 宫腔塌陷，视野不清。

2. B 超检查见子宫周围出现游离液体，或大量灌流液进入腹腔。

3. 宫腔镜可见漂浮的肠脂垂、肠管或大网膜。

4. 如有腹腔镜监护，则可见子宫浆膜面透亮、起水泡、出血、血肿或穿孔的创面。

5. 卵圆钳等器械进入腹腔，钳夹导致肠管、大网膜乃至血管损伤。夹出物见上述组织，并出现相应的症状和体征。

6. 电器械进入腹腔后，因电作用而损伤盆、腹腔脏器，引起相应的并发症等。

四、处理原则

1. 一旦发现穿孔，应立即停止手术。

2. 查找穿孔部位，确定严重程度，决定治疗方案。

3. 如为单纯穿孔，出血少，在除外周围脏器损伤及内出血后，可密切观察，保守治疗。

4. 如穿孔情况不明，则需腹腔镜探查。

5. 如为复合穿孔，建议开腹探查。

6. 对确诊或可疑子宫穿孔的病例，如保守治疗期间病情加重，建议腹腔镜或开腹探查。

五、治疗原则

1. 单纯性穿孔　如发现单纯由探针或宫颈扩张棒导致的穿孔，而无进一步钳夹电凝或电切操作，需立即暂停手术，最好立即行超声检查，以判断子宫形态及其周围情况。如果系单纯性穿孔，手术已完成，影像学未提示盆腔内明显异常，可以暂停手术，同时使用缩宫素促进子宫收缩，并予以抗生素预防感染，密切观察患者的自觉症状及生命体征。如手术未完成，需尽快仔细分析手术剩余步骤的难易和急缓程度。若非紧急问题，则建议暂停手术，密切观察，待 1～3 个月后再考虑下一次手术。若条件允许，穿孔部位小，且能够部分闭合，可请上级医师帮助，直视下尽快完成手术，但务必避免再次损伤。

2. 复杂性穿孔　如穿孔口大，穿孔的部位不明确，有进一步钳夹或电器械操作，可疑有腹腔内脏器，如肠管或血管的损伤；或症状及体征提示活动性腹腔内出血者，需立即开腹探查。

3. 在保守治疗过程中，病情加重或发生进行性加重的感染者，需开腹探查。

六、病例分析

（一）病例 1：子宫穿孔

【主诉】患者，女，57 岁，主因"宫内节育器 29 年，绝经 7 年，要求取出宫内节育器"于 2020 年 1 月 14 日入院。

【现病史】患者既往月经规律，50 岁自然绝经，无异常阴道出血或排液，规律体检。1 周前我院超声提示子宫内膜厚约 0.36 cm，宫内节育器。患者要求取出宫内节育器，故入院。

【既往史】患原发性高血压 10 余年，最高 190/100 mmHg，现口服硝苯地平控释片（拜新同）30 mg 每日 2 次治疗，自诉监测血压正常。诊断 2 型糖尿病 5 个月，规律口服二甲双胍 0.25 g 每日 3 次、西格列汀 100 g 每日 1 次治疗，自诉监测血糖正常。12 岁初潮，3～4/30 天，量中等，痛经（+），偶需口服止痛药物。24 岁结婚，家庭和睦，爱人体健。G3P1，1988 年顺产 1 活婴，1987 年、1989 年各人流产 1 次，1991 年上节育器。

【体格检查】T 36.6 ℃，P 76 次 / 分，R 18 次 / 分，BP 145/83 mmHg。心、肺未见异常。

【妇科检查】外阴为已婚型。阴道通畅，黏膜光滑，可见少量白色分泌物，无异味。宫颈萎缩，光滑、质中，宫颈口粘连，接触性出血（－），见尾丝长 2 mm。宫体后位，萎缩、质中，活动可，无压痛。双侧附件区未及异常包块及压痛。

【辅助检查】

（1）生殖激素六项：见表 6-1。

表6-1　生殖激素六项检查结果

FSH (mIU/ml)	LH (mIU/ml)	E_2 (pg/ml)	P (ng/ml)	T (ng/ml)	PRL (ng/ml)
88.06	47.41	41	0.455	1.04	4.44

（2）HPV 未发现人乳头状瘤病毒感染，TCT 未见上皮内病变和恶性肿瘤细胞。

【经阴道妇科超声】子宫后位，大小 3.4 cm×3.6 cm×3.8 cm，肌壁回声欠均匀，肌壁间可见 2～3 个低回声结节。较大者位于后壁，大小约 1.7 cm×1.7 cm×1.8 cm。CDFI 示其内及周边未见血流信号。子宫内膜厚约 0.36 cm，宫腔内未见明显异常。宫内节育器（T 型）位置居中。左侧卵巢大小 1.2 cm×1.4 cm×1.1 cm，右侧卵巢大小 1.3 cm×0.9 cm×1.0 cm。双侧附件区未见异常回声。诊断：① 子宫多发肌壁间结节；② 宫内节育器，位置居中。

【入院诊断】子宫内避孕装置、子宫平滑肌瘤、绝经期、高血压 3 级、2 型糖尿病。

【诊疗经过】完善相关化验检查，排除手术禁忌，于 2020 年 1 月 17 日在静脉麻醉下行宫腔镜检查 + 宫颈粘连松解 + 子宫内膜粘连松解术 + 宫内节育器去除 + 诊断性刮宫术。尽管宫颈口可见尾丝，长 2 cm，但宫颈萎缩，外口粘连严重，探针无法进入宫腔。用文氏血管钳分离宫颈外口粘连后，探针探查顺利。探宫腔深 6.5 cm，逐步扩张宫颈口至 9.5 号。置 HEOS 宫腔镜探查，宫腔塌陷，无法膨宫。再次探查宫腔深度大于 6.5 cm，无底感，考虑患者子宫穿孔，立即暂停手术。超声检查见盆腔少量液性暗区，观察无明显增多。患者生命体征平稳。术后予缩宫素静脉点滴以促进子宫收缩，并严密监测患者的生命体征和自觉症状。观察 2 日，无不适，予出院。3 个月后复诊，再次行超声引导下宫腔镜检查并顺利取出宫内节育器。

（二）病例 2：子宫穿孔并肠损伤

患者，女，52 岁，乳腺癌术后化疗中。因超声提示宫内占位（宫腔息肉）拟行宫腔镜检查。完善术前检查后在静脉全麻下行宫腔镜探查。

行宫腔镜探查，示宫颈萎缩，质韧，扩张宫颈至 5.5 cm 后探查镜进宫腔后见宫腔萎缩，于子宫左后壁近宫角处有息肉样赘生物（图 6-6）。因当时不具

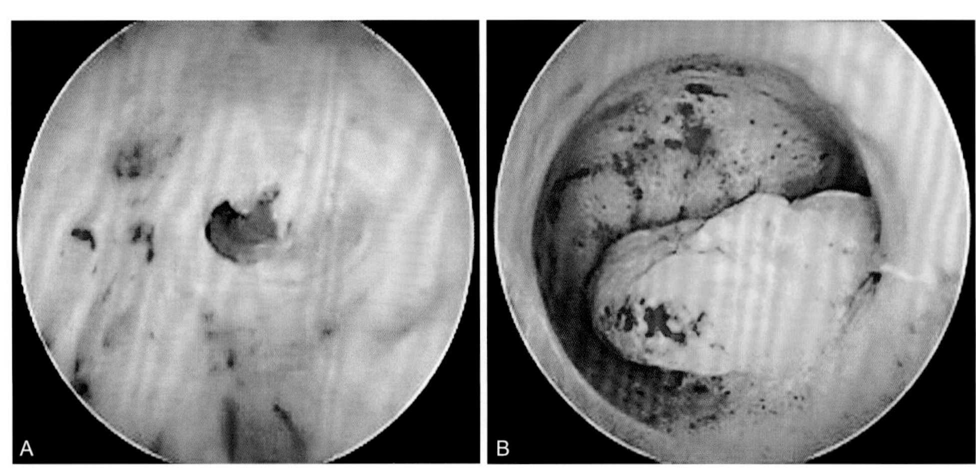

图 6-6　宫腔镜下表现。A. 宫颈粘连；B. 粘连松解后显示宫腔息肉

备能直视下操作的宫腔镜，故探查后以取石钳进宫腔夹取息肉。宫颈质韧，妨碍取石钳操作和术者手感，在操作过程中突感无底，夹取组织可疑，遂立即停止手术，并做超声检查，提示盆腔少量积液。生命体征平稳。患者暂回病房观察。

术后 2 h 患者麻醉清醒后喝水，突感下腹剧痛。高度可疑肠管损伤，即刻行腹腔镜探查。术中见左侧宫底近宫角处破裂口，并见小肠一处穿孔。予子宫修补及小肠修补。术后恢复顺利。术后病理为子宫内膜息肉。

此患者为绝经后并乳腺癌术后化疗中，是发生子宫穿孔的高危人群。对于此类高危人群，直视下操作非常重要。此例因及时发现，及时处理，才未酿成严重后果。但如果未及时处理，极有可能并发严重盆、腹腔感染，结局难以预料。

第二节　宫腔内大出血

宫腔镜检查及操作的另一种紧急情况是宫腔内大出血，主要发病机制是由于子宫内膜下方肌层组织破坏过深。应对原则以预防为主，还包括术前药物、预处理（如预防性子宫动脉栓塞）、备血及宫腔球囊压迫等。在超声引导下进行手术可减少出血，必要时联合腹腔镜监护。

一、常见高危因素

造成宫腔内大出血的常见高危因素有：① 子宫穿孔。② 动静脉瘘。③ 胎盘植入。④ 宫颈妊娠。⑤ 剖宫产瘢痕妊娠。⑥ 多次宫腔操作或宫腔粘连史后的妊娠。⑦ 合并全身凝血功能障碍性疾病等。

二、诊断

1. 存在以上高危因素。

2. 宫腔镜下视野不清晰，宫腔内被血液或血性膨宫液充盈。在膨宫液充分流动灌洗的情况下，宫腔内仍充满血性膨宫液。引流出的膨宫液持续为鲜血样。

3. 严重者生命体征出现变化，出现失血后临床表现，如心率加快和血压下降等。

三、辅助检查

1. 实验室检查提示血红蛋白下降，甚至凝血功能异常。

2. 急诊影像学检查可提示宫内积液或积血。

四、处理原则

处理原则应依据出血量、出血部位、范围和手术种类而定。

1. 若怀疑子宫穿孔，应终止手术。

2. 按摩子宫，促其收缩。

3. 宫颈或者静脉使用缩宫素促进子宫收缩。

4. 保持静脉通路充分和通畅，维持循环稳定。

5. 必要时使用导尿管球囊填塞压迫或子宫动脉介入治疗止血。若止血效果欠佳，做子宫切除术的准备。

对于存在上述高危因素的病例，或术中发生大出血，务必充分向患者及家属说明手术的难度及风险，做好抢救准备，并及时启动抢救。

五、病例分析

1. 病例 1：子宫下段剖宫产瘢痕妊娠

【主诉】患者，女，42 岁，主因“停经 50 天，下腹不适 1 天”于 2019 年 4 月 2 日入院。

【现病史】患者平素月经规律，5/28 ~ 30 天，经量中等，偶有痛经，可忍受。末次月经 2019 年 2 月 11 日。患者停经 40 多天自测尿妊娠试验呈阳性，就诊于我科门诊。查尿 HCG 阳性。B 超检查提示剖宫产瘢痕妊娠，患者无腹痛及阴道出血。为求进一步治疗，急诊以“剖宫产瘢痕妊娠”收入院。

【既往史、月经史及生育史】既往体健，初潮 12 岁。23 岁结婚，G3P1，2010 年于我院行剖宫产术，分娩一女活婴，现体健。共行 2 次药物流产术。末次流产时间为 1998 年。不规律避孕。

【体格检查】T 36.5 ℃，P 76 次 / 分，R 18 次 / 分，BP 116/78 mmHg。腹软，无压痛及反跳痛。

【妇科检查】外阴呈已婚式。阴道通畅，黏膜光滑、完整，有少量白色分泌物，无异味。宫颈光滑，正常大小，无接触性出血、举痛及摇摆痛。宫体前位，增大如孕 6 周多大小，质软，无压痛，活动可。双侧附件区未触及明显增厚、包块及压痛。

【辅助检查】

（1）经阴道超声（图 6-7A-B）：子宫前位，增大，肌壁回声均匀，宫腔下段可见孕囊，下缘突入剖宫产瘢痕处，大小约 0.9 cm × 1.5 cm × 0.8 cm。可见胎芽和卵黄囊，未见原始心血管搏动。胎芽长 0.44 cm。于剖宫产瘢痕最薄处肌壁厚约 0.51 cm。CDFI 示其与瘢痕之间可见较丰富的血流信号，RI 为 0.59。双侧卵巢及双侧附件未见明显异常回声。超声提示：考虑剖宫产瘢痕妊娠（超声评估早孕 6 周左右，未见原始心管搏动）。

（2）三维超声（图 6-7C）：子宫前位，增大，肌壁回声均匀，宫腔下段及剖宫产瘢痕处可见孕囊，大小约 2.2 cm × 1.4 cm × 0.8 cm，其内胎芽和卵黄囊均可见，胎芽长 0.31 cm，可见较弱的原始心血管搏动。剖宫产瘢痕最薄处肌层厚约 0.36 cm。CDFI 示孕囊与前壁下段及剖宫产瘢痕处可见较丰富的血流信号，RI 为 0.52。冠状面双侧宫角可见。双侧附件未见明显异常回声。超声提示：考虑剖宫产瘢痕妊娠（宫内早孕 6 周左右，活胎）。

【入院诊断】① 剖宫产瘢痕妊娠 I 型；② 剖宫产个人史。

【诊疗经过】充分交代病情后，于 2019 年 4 月 4 日在超声引导下行宫腔镜子宫瘢痕妊娠物去除术。术中见子宫下段剖宫产瘢痕处可见孕囊，为 I 型，无明显外凸。探宫腔深 9 cm，依次扩张宫颈管至 8 mm，用 8 号吸管负压吸引宫腔一遍，用 7 号吸管负压吸引宫腔一遍，清理出孕囊及蜕膜组织约 20 g。

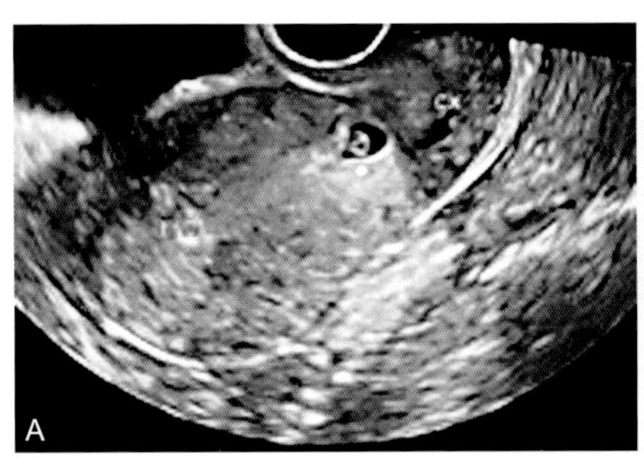
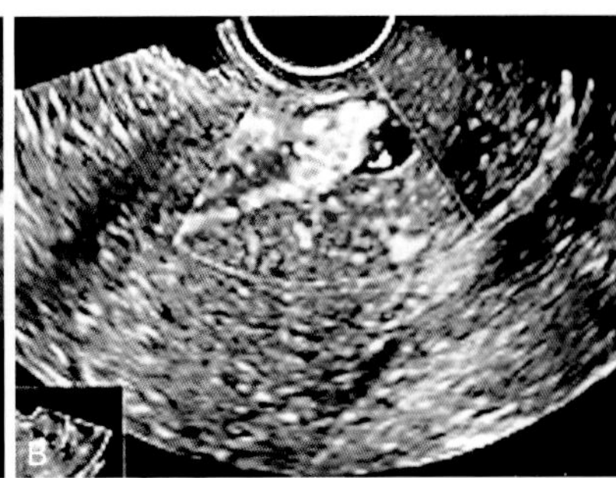
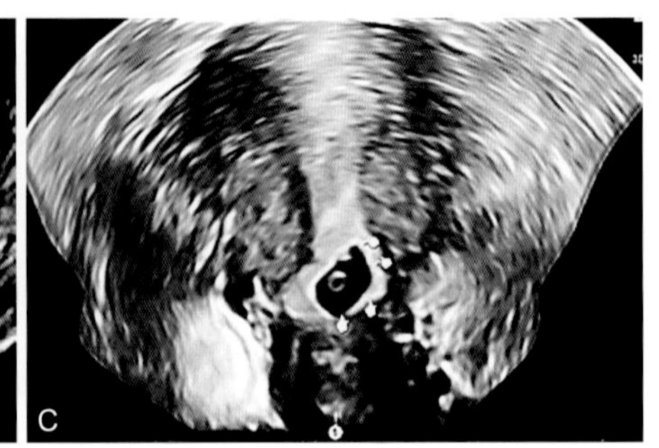

图 6-7 影像学检查。A. 二维超声；B. 二维超声及局部血运；C. 三维超声

再次扩张宫颈管至 9.5 mm，并置宫腔镜探查。示宫颈黏膜正常，未见异常，宫腔形态正常。子宫内膜厚，双侧宫角显示清晰。双侧输卵管开口显示清晰，子宫下段剖宫产瘢痕处左侧可见一大小约 2 cm × 1.5 cm 的憩室。该处组织毛糙，并可见少许残余组织，似妊娠绒毛。镜下行妊娠组织清除术。同时进行超声监测，提示子宫下段剖宫产瘢痕处完整。取出组织送病理。手术顺利，术中出血 20 ml。

术后 4 日查 HCG 1867 mIU/ml。

【术后病理】绒毛及蜕膜组织。部分绒毛水肿，绒毛滋养叶细胞增生。补充检测 STR，除外葡萄胎。

2. 病例 2：宫颈妊娠

【主诉】患者，女，32 岁，主因“停经 50 天，阴道不规则出血 10 天”，超声可疑宫颈妊娠入院。血 HCG 18 000 mIU/ml。入院后复查阴道彩超，提示宫腔内无妊娠囊，宫颈管扩张呈桶状，孕囊在宫颈内口下方，周围血流信号丰富，RI 为 0.36。以探头外压孕囊不移动，不变形（图 6-8A、B）。

【既往史】已婚已育，G2P1，足月顺产一次，无再生育愿望。无特殊慢性病史。

【妇科检查】外阴呈已婚式。阴道通畅，黏膜光滑，有少量血性分泌物，无异味。宫颈柔软、膨大，宫颈外口闭合，未见组织物堵塞，无举痛及摇摆痛。宫体呈前位，增大如孕 7 周多大小，质软，无压痛，活动可。双侧附件区未触及明显增厚、包块及压痛。

【初步诊断】宫颈妊娠。

【诊疗经过】全科讨论患者系宫颈妊娠，血 HCG 18 000 mIU/ml，决定预处理后清宫。向患者及家属充分交代病情，签署手术知情同意书。先由介入科行超声选择子宫动脉栓塞术。术后 48 h 患者出现低热伴轻微下腹坠痛，阴道有少量血性分泌物，无组织物排出。遂在备血、备宫缩剂及止血球囊后，在超声引导下行清宫术。手术顺利，术后宫腔镜探查，见宫腔及宫颈无残留（图 6-8C、D）。术毕清出组织送病理，结果为绒毛及蜕膜组织。

术后动态监测，血 HCG 逐步下降，至术后 2 周恢复正常。术后 4 周月经自然来潮。

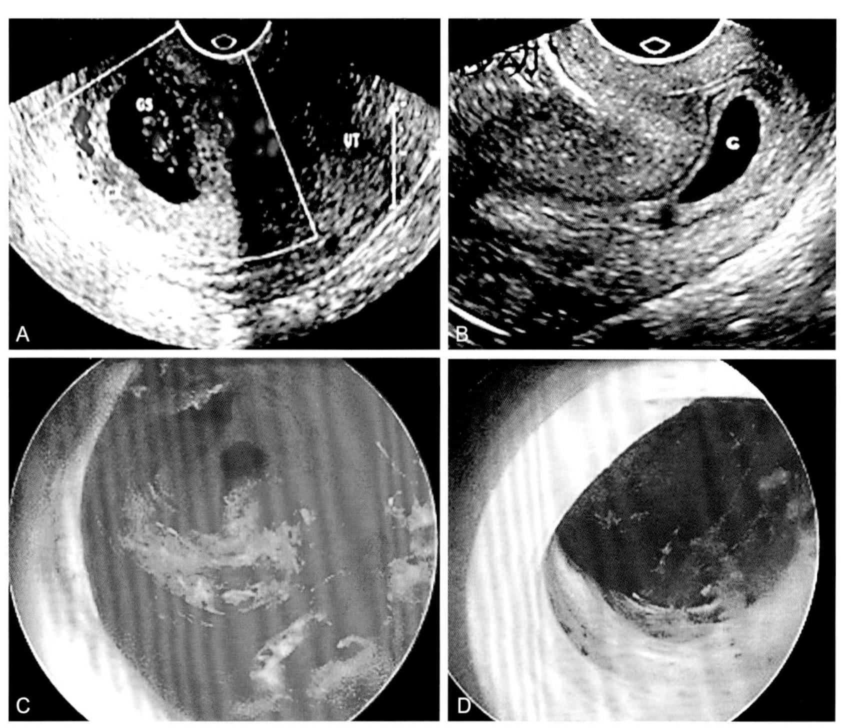

图 6-8 超声检查。A、B. 术前超声图像；C、D. 宫腔镜下清宫术后宫颈

第三节 过度水化综合征

过度水化综合征（TURP/TURE 综合征）是由于宫腔灌流液过度吸收，造成低钠血症和低渗透压。

一、常见高危因素

1. 使用介质种类 低黏度膨宫液如 5% 葡萄糖溶液。

2. 宫腔内压力 大于平均动脉压，子宫肌层破坏深度大于 4 mm。

3. 手术时间 大于 1 h 。

4. 膨宫液用量过多，超过 8000 ml，即需要警惕。

5. 无出水或无连续灌流装置的宫腔镜操作。

6. 出水管道阻塞或宫口较紧，膨宫液不能外流。

二、临床表现

1. 通常多表现为低钠血症、低渗透压、恶心、呕吐以及肌肉抽搐、癫痫发作及昏迷等神经症状。

（1）术中：血氧下降，血气检查显示严重低钠血症。

（2）术后：患者出现恶心、呕吐、肌肉抽搐、精神淡漠及低钠血症的表现。实验室检查显示低钠、低氯。

2. 如延误治疗，会出现中枢伤害（脑水肿）、喷射性呕吐、抽搐、呼吸停止、永久性大脑损害甚至死亡。

三、处理原则

1．吸氧，利尿，治疗低钠血症和低钾血症（表6-2），纠正电解质紊乱和过度水化综合征，处理急性左心衰竭，防治肺和脑水肿。

2．切忌快速、高浓度静脉补钠，以免造成暂时性脑内低渗透压状态，使脑组织间的液体转移到血管内，引起脑组织脱水，导致大脑损伤。

补钠公式：所需钠量 =（血钠正常值 － 测得血钠值）× 52% × 公斤体重。

可使用 3% 或 5% 氯化钠溶液，首次补总量的 1/3，使血清钠上升约每小时 1 mmol/L，达 135 mmol/L 即可。

3．宫腔镜双极电系统以生理盐水作为宫腔内灌流介质，发生低钠血症的风险降低，但仍有液体超负荷的危险。

表6-2 纠正低钠血症

血钠下降值（mmol/L）	出入量差值（ml）	处理原则
0 ~ 5	≤ 500	无须处理
8 ~ 10	500 ~ 1000	观察，测血钠，利尿
16 ~ 20	1000 ~ 2000	停手术，测血钠，利尿，补钠
>20	>2000	入住 ICU，利尿，补钠

四、病例分析

【主诉】患者，女，23 岁，主因“痛经 8 年，进行性加重 5 年伴不规则阴道出血 5 年”入院。

【现病史】患者既往月经规律，7/30 ~ 31 天，量中。16 岁月经初潮时即开始出现痛经，可忍受，未用药。19 岁（2014 年）痛经进行性加重。经期前 3 天明显，需口服止痛药布洛芬缓解。伴肛门坠胀及腹泻、呕吐和发热。体温最高达 38.5℃，需予解热镇痛等对症治疗方能缓解。同时出现月经改变，经期延长为 10 ~ 25 天，经量增多，为既往的 3 倍，伴血块、头晕及乏力，出现贫血，周期尚正常。2016 年 12 月痛经进一步加重，整个经期均疼痛，曾因疼痛晕厥一次。既往均未就诊，2017 年初于当地医院治疗半年，无效。2017 年 5 月，再次就诊于当地医院，检查后建议上级医院诊疗。遂就诊于北京某三甲医院。超声检查提示宫腔内异常回声——黏膜下肌瘤不除外，子宫多发肌瘤。建议手术治疗。8 月于我院门诊就诊，肛查示子宫中位，如孕 9 周大小，无压痛，双侧附件区未触及明显异常。考虑：子宫腺肌瘤、子宫多发肌瘤（黏膜下），建议手术治疗。

2017 年 9 月在我院行宫腔镜检查术。术中见宫腔形态失常，子宫底可见一大小约 4 cm × 3 cm × 5 cm 的质韧肌瘤样结节凸向宫腔内。子宫内膜外观无异常，行诊刮术。病理提示增殖期子宫内膜。后予 GnRH-a 治疗共 3 周期。用药第二周期后闭经。闭经期间无明显腹痛，无其他不适。用药 3 周期后，为进一步治疗入院。发病病程以来，患者饮食、睡眠可，二便正常，体重无明显变化。

【既往史】对青霉素类、头孢类、红霉素类及双黄连等药物过敏。余无特殊病史。未婚未育，无性生活史。

【体格检查】T 36.5 ℃，P 78 次 / 分，R 18 次 / 分，BP 124/80 mmHg。

【妇科检查（肛查）】外阴显未婚式，宫体后位，如孕 8 周大小，质硬、活动好，压痛（－）。双侧附件区未触及明显包块、压痛及增厚。

【辅助检查】

（1）血 CA125 156 IU/L。

（2）超声：子宫后位，大小 5.8 cm × 7.2 cm × 5.2 cm，肌壁回声不均匀，宫底可见低回声团，大小约 5.7 cm × 4.0 cm，内部回声不均，内可见结中结。CDFI 示其内可见丰富血流信号，RI 0.45，后壁峡部可见低回声结节，大小约 0.7 cm × 0.8 cm，距浆膜层约 0.45 cm。内缘紧邻内膜。内膜显示欠佳，冠状面示低回声团似压迫宫底内膜，提示子宫肌壁低回声团（压迫子宫内膜）。

【入院诊断】① 异常子宫出血；② 子宫腺肌病；③ 子宫腺肌瘤？子宫肌瘤？

【诊疗经过】入院后完善相关化验检查，排除手术禁忌，于 2018 年 1 月 31 日在全麻下行宫腔镜检查 + 宫腔镜下子宫肌瘤电切术。术中探宫颈管内膜未见明显异常。子宫内膜萎缩、光滑。双侧宫角显示清晰，输卵管开口可见。于宫底可见一大小约 4 cm × 3 cm × 4 cm 的质韧腺肌瘤样结节凸向宫腔内，包膜不明显。考虑手术难度较大，行超声引导下操作。以单极电切环逐步电切凸入宫腔内的赘生腺肌瘤。瘤体质韧，切除过程困难。切除过程中出血稍多。切除时间共持续约 50 min，使用 5% 葡萄糖溶液作为膨宫介质，宫腔压力 100 mmHg，灌流量总共为 13 500 ml，流出 11 500 ml，尿量 1000 ml。再探宫腔，可见切面平整，充分止血，查无渗血。

在手术接近结束，通过宫腔镜查看宫腔的过程中，患者突发气管插管内涌出大量粉红色泡沫样物质，伴血氧下降，低至 85%。立即请麻醉科主任到场组织抢救。血氧饱和度波动在 85% ~ 94%，血压波动在 120 ~ 130/60 ~ 80 mmHg，心率 90 ~ 110 次 / 分。动脉血气：pH 7.062，PCO_2 62 mmHg，PO_2 104 mmHg，BE 12.7，Hb 11.6，血清葡萄糖 21.65 mmol/L，血清镁 0.53 mmol/L，尿素氮 2.35 mmol/L，肌酐 53 μmol/L，尿酸 133 μmol/L，钾 2.75 mmol/L，钠 123 mmol/L，氯 91 mmol/L，钙 1.93 mmol/L，磷 0.89 mmol/L，谷丙转氨酶 8 U/L，谷草转氨酶 15 U/L，总胆红素 28.8 μmol/L，白蛋白 30.1 g/L，肌钙蛋白 0.09 ng/ml，肌红蛋白 17.9 ng/ml，肌酸激酶同工酶 MB(免疫法)1.24 ng/ml。B 型钠尿肽前体 71.63 pg/ml。考虑为稀释性低钠血症。予呋塞米（速尿）20 mg 入壶，甲泼尼龙 80 mg、吗啡 10 mg、西地兰 0.4 mg 入壶，再予氯化钙及 10% 氯化钠溶液纠正电解质紊乱，继续由麻醉医师处理及监护。病情平稳后拔除气管插管，观察患者无呼吸困难及其他不适，生命体征平稳后送回病房继续监护。术中麻醉满意，术中共计出血 100 ml，补液 2850 ml，尿量 2600 ml。返回病房时，血压 120/70 mmHg，心率 90 次 / 分。

血气分析：血液酸碱度 7.39，PCO_2 40 mmHg，O_2 115 mmHg，钠 128 mmol/L，钾 3.3 mmol/L，钙 1.04 mmol/L，血糖 6.8 mmol/L，乳酸 3.4 mmol/L，实际碳酸氢盐 24.2 mmol/L，BE－0.7 mmol/L，血氧饱和度 98%。按照稀释性低钠血症的补充原则循序渐进补充电解质。

术后 1 日，患者一般状态可，稍感头晕，无心慌或心前区疼痛等。BP 118/76 mmHg，P 102 次 / 分，T 37. ℃，血氧饱和度 98%，心、肺查体未见异常。复查电解质，示血清葡萄糖 6.43 mmol/L，血清镁 0.59 mmol/L，钾 4.19 mmol/L，钠 136 mmol/L，氯 104 mmol/L，钙 2.13 mmol/L，磷 1.48 mmol/L。考虑低钠、低氯、低钾血症已明显纠正，继续给予支持并纠正电解质治疗，观察病情变化。

术后 2 日，患者无不适主诉，电解质紊乱已纠正。术后第 7 日，患者病情平稳出院。

【术后病理】①子宫腺肌瘤；② 增殖期子宫内膜。

【术后诊断】① AUB-A；②子宫腺肌瘤；③稀释性低钠血症。

【小结】该患者是一个未婚未育的年轻女性，痛经及 AUB 的病程很长，持续进展，痛经、经期延长及经量增多症状严重，且已行两次宫腔镜手术。本次手术尾声出现了 TURP。回顾整个手术过程，因宫内赘生物位置深在，质地韧，边界不清，手术较困难，出现了灌流和循环的失衡。所幸发现及时，迅速纠正，未造成严重后果。

【后续管理】经全科讨论，决定术后继续使用 GnRH-a 共 6 个周期后再入院评估。若条件允许，则宫腔镜下放置曼月乐。如期于宫腔镜下放置曼月乐，术中见宫腔形态正常。随访至今 2 年，无不适症状，无贫血。近期盆腔超声显示子宫稍饱满，肌壁间回声不均，宫内环居中，内膜 0.2 cm，双侧附件区未见明显异常。

第四节　空气栓塞

空气栓塞是由于手术操作中的组织气化和室内空气，经过宫腔创面开放的血管进入静脉循环所导致的气体栓塞。空气栓塞是极其严重的宫腔镜手术并发症，一旦发生，死亡率极高，关键在于预防。

一、高危因素

1. 宫腔镜下电切　在膨宫液体灌注下电切宫腔内组织的过程会产生气体。这时气体与创面接触，如进入血液循环，则可能出现空气栓塞。所以要避免出现大量空气与大面积创面相接触的状态。

2. 宫腔镜术中膨宫液置换时未及时停止电切过程　膨宫液未持续灌流，出现空气时，仍然继续切割组织是最危险的。

二、临床表现

1. 肺动脉压上升，呼气末 CO_2 压力下降。

2. 心动过缓，血氧饱和度下降。

3. 心前区听诊闻及大水泡音。

4. 当更多的气体进入时，血流阻力增加，导致低氧，心输出量减少。

5. 低血压，呼吸急促。

6. 循环衰竭，心跳停止。

三、处理原则

1. 立即停止操作，正压吸氧，纠正心、肺功能衰竭。

2. 输入生理盐水以促进血液循环，放置中心静脉导管，监测心肺动脉压 。

3. 给予高压氧等治疗。

四、预防

1. 正压通气。

2. 避免头低臀高体位。

3. 手术前排空注水管内的气体。

4. 进行宫颈预处理，避免粗暴扩宫而导致宫颈裂伤。

5. 加强术中监护与急救处理。

空气栓塞是极其严重的并发症，发生率低。一旦发生，则死亡率极高。临床实例很少，特别需要强调的是，重在预防！

第七章

超声技术在宫腔镜手术中的作用

超声成像从20世纪50年代末发展至今，新技术及新设备不断涌现，使超声影像技术成为临床诊断及治疗不可或缺的重要检查手段。由于超声具有安全、便捷、易操作、可动态观察及诊断准确性高等优势，因此在临床术前评估、术中监护及术后随访中起到了极其重要的作用。

第一节　术前评估

一、适应证

治疗方案为宫腔镜手术患者。

二、术前超声评估

超声在术前评估中起着重要的作用，可为临床治疗提供科学的诊断信息。根据临床的需要，可采取二维超声、彩色多普勒血流图（color Doppler flow imaging, CDFI）。三维超声及超声造影诊断方法。

（一）二维超声和CDFI显像检查

常规采用经阴道超声检查，对子宫内膜及宫腔内的异常情况进行详细的描述，包括病变的声像图特征表现、大小或范围、位置、比邻关系及血流显像，并做出相应的诊断（图7-1、图7-2）。

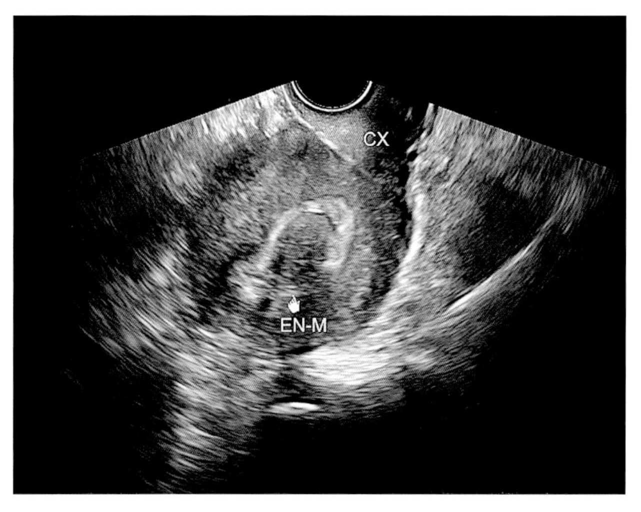

图7-1　二维超声显示宫底后壁肌瘤，向黏膜下生长，箭头所示

（二）三维超声检查

采用经阴道三维超声检查，在二维超声矢状切面及横切面基础上显示病变与子宫前后壁的位置关系，再通过三维超声冠状面显示病变与子宫左右侧壁及宫底的位置关系，从而明确病变的空间立体位置，以便更有效地指导宫腔镜手术。三维超声是二维超声的补充（图7-3）。

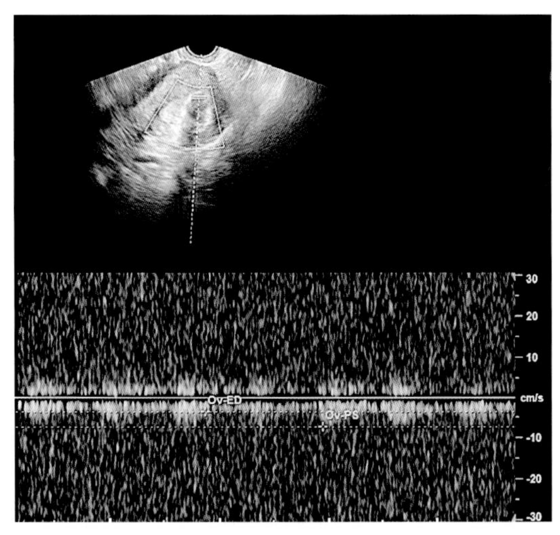

图 7-2 CDFI 示黏膜下肌瘤周边环绕血流信号

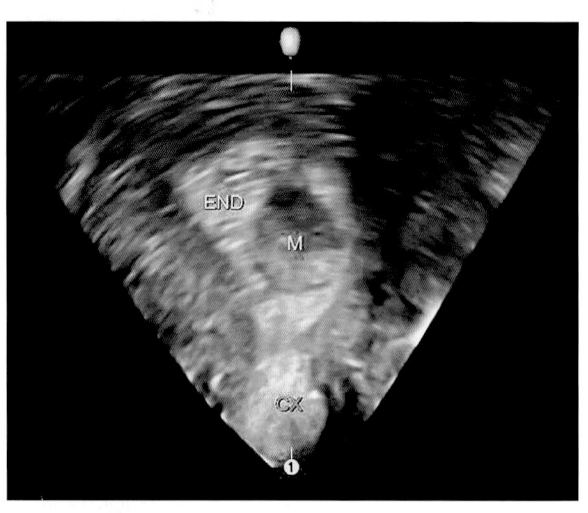

图 7-3 三维超声子宫冠状面显示肌瘤由宫底向子宫黏膜下生长

（三）超声造影检查

超声造影技术是应用微泡造影剂注入血管或管腔内，通过造影谐波成像技术有效地增强实质性器官及实体肿瘤的二维超声成像及血流信号，使超声与 CT、MRI 一样实现了增强显像。针对子宫内膜或宫腔病变，可采用经肘静脉注射微泡造影剂，在二维超声下观察病变区域造影剂的增强及消退情况，从而鉴别病变的良恶性和累及范围，为临床治疗提供更加精准的诊断依据。当二维彩色多普勒超声难以鉴别病变性质及侵及范围时，可应用超声造影技术帮助明确诊断（图 7-4 至图 7-6）。

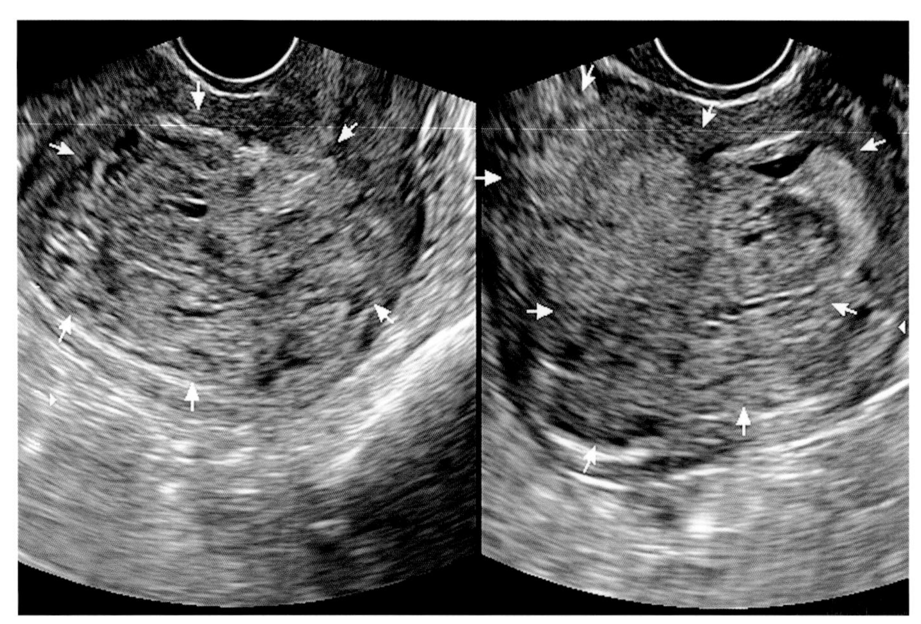

图 7-4 二维超声显示子宫内膜呈不规则增厚，内部回声不均匀（箭头所示）

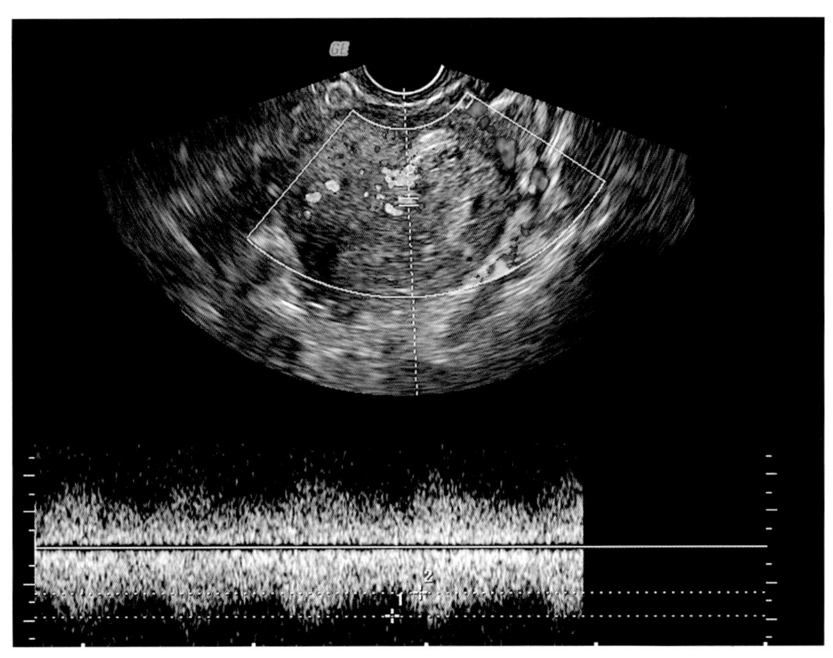

图 7-5　CDFI 示增厚的子宫内膜内可见丰富的低阻血流信号，阻力指数（RI）为 0.34

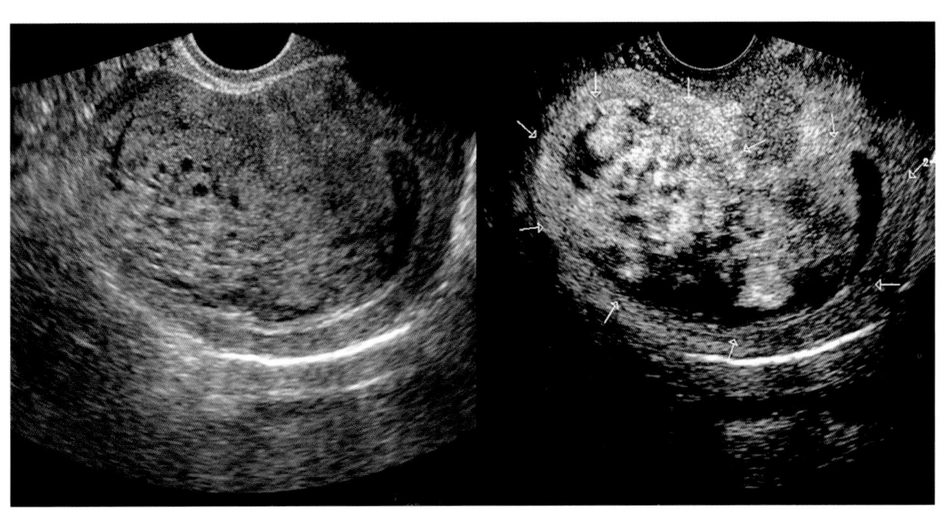

图 7-6　超声造影显示增厚的子宫内膜呈非均匀高增强，部分无增强表现，子宫内膜与子宫前壁间界限欠清。超声造影提示子宫内膜癌（箭头所示）

三、注意事项

尽管超声影像技术具有可实时动态观察、操作便捷及诊断迅速等优势，但仍存在一定的局限性，因此临床医师需将超声诊断结果与其他临床检查相结合，进行综合分析后再制订手术方案，以达到良好的手术效果。

第二节 术中监护

一、适应证

在宫腔镜手术过程中存在子宫穿孔、宫腔病变残留的风险。

二、术中超声监护

(一)二维超声和 CDFI 监测

采用经腹壁二维超声动态观察。完全按照手术室的无菌条件进行操作，必要时需适度充盈膀胱，作为超声观察的透声窗，以清晰地显示子宫轮廓及子宫腔，重点观察病变及其比邻部位，在超声监视下定位指导宫腔镜手术，尽量减少损伤(图 7-7 至图 7-9)。

(三)术中超声造影评估

宫腔镜术毕，为了评估治疗效果，可采用经肘静脉注射微泡造影剂，经腹壁二维超声动态观察。术中通过对病变区域术前和术后超声造影表现的比较，进行手术效果的评估，可指导临床，达到更有效的治疗。

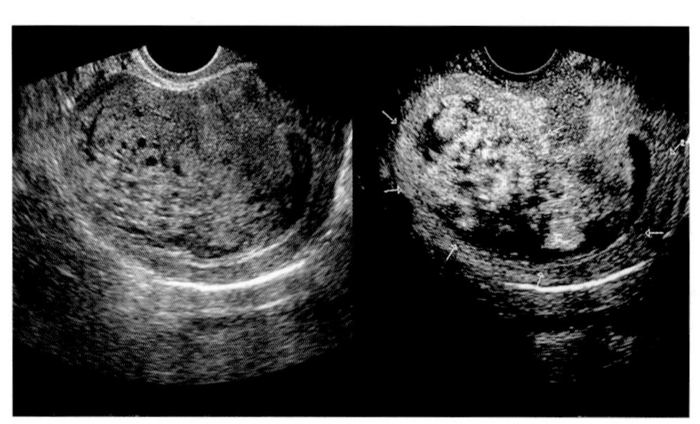

图 7-7 术前二维超声显示子宫多发肌瘤合并宫内早孕 6 周左右，部分肌瘤压迫子宫内膜

三、注意事项

在超声监护过程中需要密切观察宫腔镜在宫内的移动度、宫内出血以及盆腔是否出现液体增多和子宫肌层的连续性和完整性。

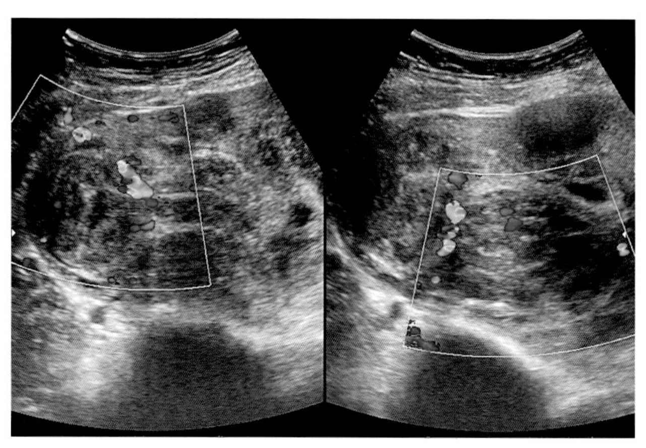

图 7-8 CDFI 显示肌瘤周边环绕血流信号

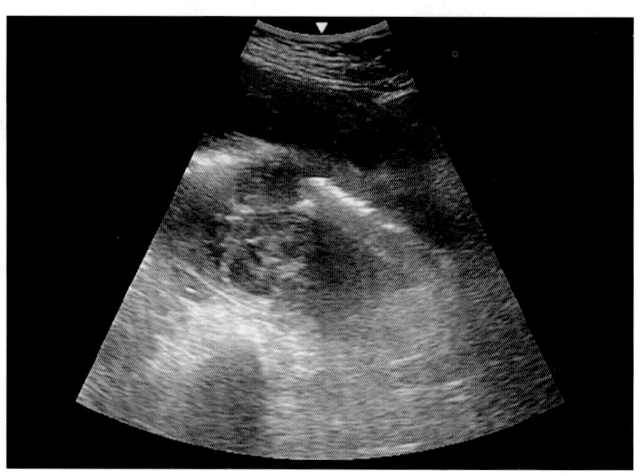

图 7-9 术中在超声监视下清宫

第三节　术后随访

一、适应证

宫腔镜术后 3 个月以上的患者。

二、术后随访超声评估

（一）二维超声和 CDFI 检查

主要采用经阴道二维彩色多普勒超声检查，重点观察手术部位的恢复情况，对手术部位的声像图表现进行描述，为临床提供科学的评估信息（图 7-10、图 7-11）。

（二）三维超声检查

采用经阴道三维超声检查，结合二维彩色多普勒超声矢状面和横切面观察，再通过三维超声冠状面显示术后部位愈合情况及其比邻情况，准确地评估手术效果（图 7-12、图 7-13）。

（三）超声造影检查

在二维彩色多普勒超声检查中发现手术部位异常声像图表现，但不能明确其原因时，可采用经静脉超声造影检查，以鉴别其性质，从而为临床提供更有利的诊断及治疗依据。

三、注意事项

宫腔镜手术患者存在个体差异。部分患者手术瘢痕较明显，可应用超声造影技术进行鉴别，必要时也可结合其他影像学检查。

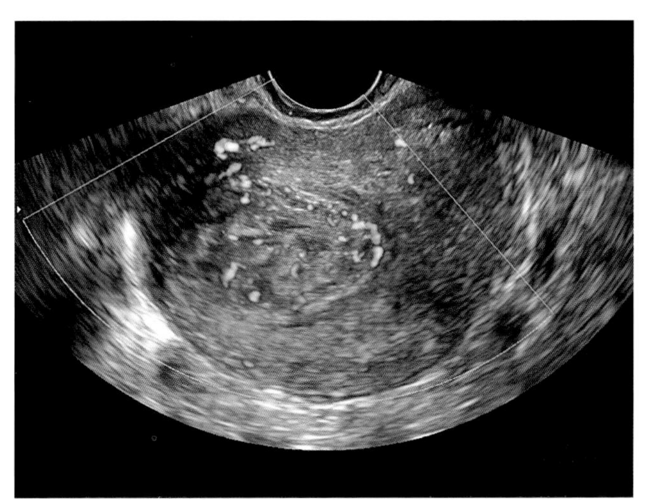

图 7-10　术前二维超声宫底横切面显示宫底右侧壁 。CDFI 示其内及周边血流信号

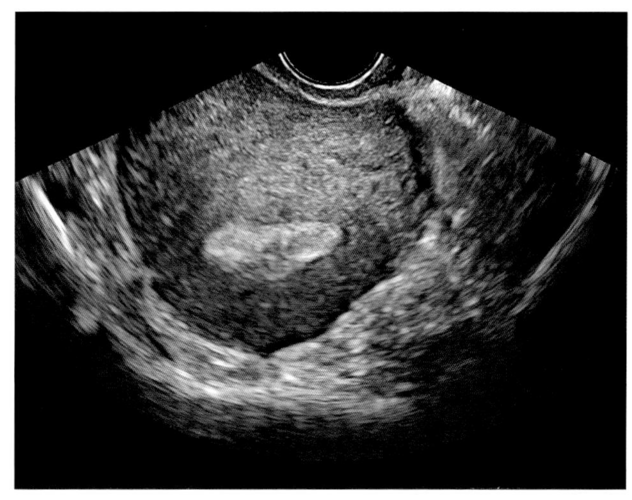

图 7-11　子宫肌瘤术后，二维超声观察子宫肌壁未见异常回声

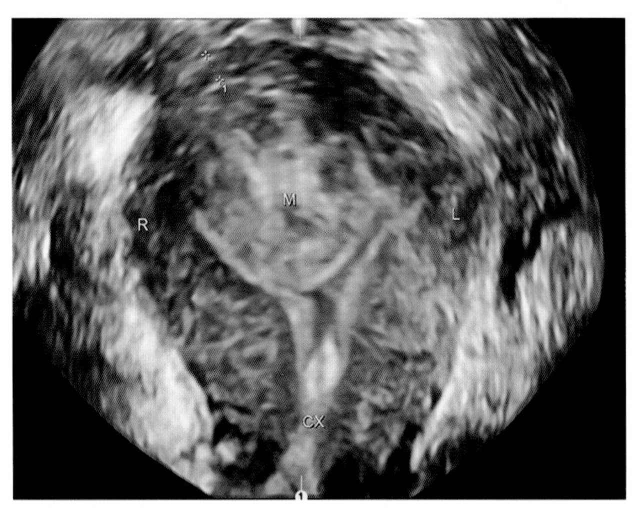

图 7-12 术前三维超声子宫冠状面显示宫底右侧壁肌瘤

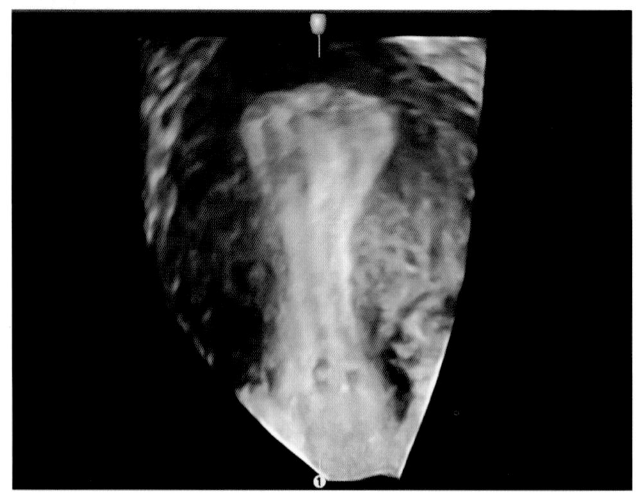

图 7-13 子宫肌瘤剔除术后三维超声显示子宫肌壁未见异常

第八章

宫腔镜术后管理

宫腔镜手术已成为妇科手术的重要内容之一。虽然理论上分为宫腔镜检查和宫腔镜治疗两大部分，但前述章节已说明随着医疗技术的发展，“即诊即治”已成为宫腔镜手术的趋势。宫腔镜术后管理亦成为宫内疾病系统诊疗中的重要环节，包括近期管理和远期管理。术后近期管理保证了疾病早期诊治的安全性，远期管理是在疾病诊治的基础上系统维护长期健康。宫腔镜作为诊治宫腔疾病的金标准，近期管理和远期管理相辅相成，缺一不可。

第一节　概述

一、近期管理

（一）概述

宫腔镜术后近期管理主要指术后初期，包括围术期的术后至1周内的恢复情况，包括生命体征、阴道出血和子宫复旧等。亦需要结合术前评估和建议，根据术中特殊情况予以重点观察，以便及时发现问题，并予处理。对于高龄、有多种合并症的患者，围术期管理更为重要，更需要系统化管理。

（二）管理内容

1. 观察生命体征，必要时予持续心电监护及吸氧。注意麻醉的后续影响，尤其对于超过60岁或者有多种内科合并症的患者。

2. 观察阴道出血量，根据术中情况决定是否需要使用缩宫素及使用时间，是否使用止血药物等。

3. 抗生素的选择　手术时间长、创面大者，如子宫黏膜下肌瘤电切术、纵隔子宫电切术和子宫内膜电切术等，可酌情通过静脉途径预防感染。

4. 缩宫素的应用　对于手术时间短、创面范围小而浅的患者，如术中直视下观察出血不多，术后不必使用缩宫素；而子宫内膜电切术或手术创面宽大伴子宫内膜及肌层破坏较深的患者，术后需要维持缩宫素静脉点滴，以促进子宫收缩，减少出血，同时需要认真观察阴道出血量。

5. 宫内压迫水囊止血的观察　宫腔镜手术中发现较大血窦出血，难以止血时，可以在使用缩宫素的同时，在超声引导下局部放置Foley尿管后注水扩张水囊进行压迫止血。例如，对剖宫产瘢痕妊娠行清宫术后，瘢痕部位肌层菲薄，收缩不利，血窦无法关闭。此时需要紧急压迫止血，可在超声引导下放置Foley尿管进宫腔，并保证部位精准度，有效压迫止血。向水囊内注入生理盐水25～30 ml，术后严密观察阴道出血量及生命体征的变化。如稳定，可在术后12 h抽出水囊内1/2容积的液体，术后24 h全部放出水囊内液体后拔除。

6. 注意术中灌流液的出入量及其差值，预防TURP综合征的出现。

7. 使用葡萄糖溶液作为膨宫介质行电切术后，需监测电解质和血糖的变化。对于糖尿病患者，如手术时间长，术后亦需要监测血糖。

8. 术后禁性生活及盆浴半个月。

9. 注意如出现腹痛、阴道出血明显增多以及发热等不适症状，应及时就医。

10. 预约术后1~2周门诊复查，注意病理结果，并制订下一步的治疗措施。

二、远期管理

（一）概述

宫腔镜远期管理主要是指针对疾病的长期管理，属于长期医疗决策范畴。近期管理是患者安全、有效地完成疾病诊治的保证，而远期管理则是在疾病诊治的基础上，系统维护长期的健康。两者相辅相成，缺一不可。没有近期管理，疾病早期诊治无法保证；没有长期管理，则诊治的效果无法延续，无法保障总体的长期健康。

（二）管理内容

远期管理主要是针对疾病的长期管理，结合患者的年龄、生育要求、所患疾病类型以及合并症，需术后制订个体化医疗决策，以便长期管理。因为宫腔镜手术整体即诊即治的趋势，很多检查与治疗的过程基本是合二为一的，所以我们针对病例一并说明。

以下章节将分别结合病例说明常见宫腔内疾病的整体管理，即近期管理和远期管理。

第二节 宫内异物或残留

宫内异物或残留分为常见的两类，一类是老年患者宫内节育器嵌顿或残留，另一类是育龄期患者妊娠物残留。

一、老年患者宫内节育器的嵌顿及取出

此类患者常为绝经多年的老年女性，常伴有内科合并症，同时生殖器官已萎缩，是出现宫腔镜并发症的高危人群，术后近期监管很重要。

（一）术后近期管理

随着手术器械及手术技巧的发展和进步，宫腔镜下复杂取节育器首选使用直视下冷器械操作，具有用时少、损伤小的特点，大大减少了手术并发症的发生。

术后应常规监测生命体征。采用心电监护监测至少2～4 h。动态观察患者术后生命体征的变化，同时低流量（2 L/min）吸氧，或者根据年龄、心肺状况以及术前和术中内科和麻醉师的评价及决策，制订监护和吸氧计划，包括体位的选择。

1. 内科合并症的观察和应对 内科合并症的管理从术前评估开始，术中及术后早期也都是关键时段，根据具体疾病做好观察和必要的治疗，如对高血压和糖尿病进行监管和及时用药等。

2. 子宫复旧 术后24 h观察腹痛、阴道排液及出血等。如前所述，一般为采用冷器械手术。手术时间短，宫腔损伤小，宫腔观察明确且清晰。但因是老年萎缩子宫，故不能掉以轻心，还是要加强观察，并进行必要的监测，同时与患者和家属做好术后沟通。

3．抗生素的应用　从宫腔镜的手术特点分析预防感染的方式。目前建议术前至术日口服抗生素 24 h 即可。如术前合并贫血，或有其他感染高危因素，或术时出现并发症而需要加强抗感染强度时，可考虑静脉用药途径，并适当延长应用时间。

4．手术并发症的术后管理　如发现老年患者宫内节育器嵌顿或操作过程中出现子宫穿孔，更要加强术后早期的监控，以便及时发现腹腔内出血或邻近器官的损伤，并给予及时处理。应高度重视患者的症状，尤其是腹痛、腹胀和血尿等不适，必要时请相关科室会诊。密切监测生命体征及相关血常规、凝血及血生化等指标的变化，必要时通过超声动态观察盆、腹腔内的积液情况，并积极进行抗感染治疗，认真观察病情变化，必要时手术止血或修补损伤的器官。

（二）术后远期管理

1．如取节育器过程顺利，除宫内节育器外未发现宫内异常，未出现手术并发症，对内科慢性疾病亦未产生严重影响，则按照妇科疾病健康管理的原则进行远期管理即可。

2．如果出现手术并发症，根据种类、部位和严重程度进行相应的远期管理。

（三）病例分享

【主诉】绝经 16 年的老年女性，因“绝经后阴道出血 1 周”入院。

【既往史】患糖尿病 6 年，血糖控制欠满意。患冠心病 8 年，药物治疗中。盆腔超声提示子宫 3.2 cm × 3.5 cm × 2.7 cm，子宫内膜厚 0.25 cm，宫腔内未见明显异常，宫内节育器 O 型，位置居中。

【术前准备】内分泌科医师会诊后改用胰岛素，控制血糖直至满意。对于冠心病，心内科医师评估后调整药物，稳定病情。麻醉科医师充分了解心肺状态，确认无手术禁忌，待血压和血糖均稳定，建议在心电图、心脏超声及下肢血管超声检查均未提示异常后择时选择手术。同时签署《手术知情同意书》，告知手术的必要性以及风险。

【手术过程】在全麻下行宫腔镜检查。宫腔镜检查。如图 8-1 所示，宫内节育器部分嵌顿于肌层中，子宫内膜萎缩，宫腔内未见其他异常（图 8-1）。遂在直视下使用剪刀和分离钳小心分离包裹在节育器周围

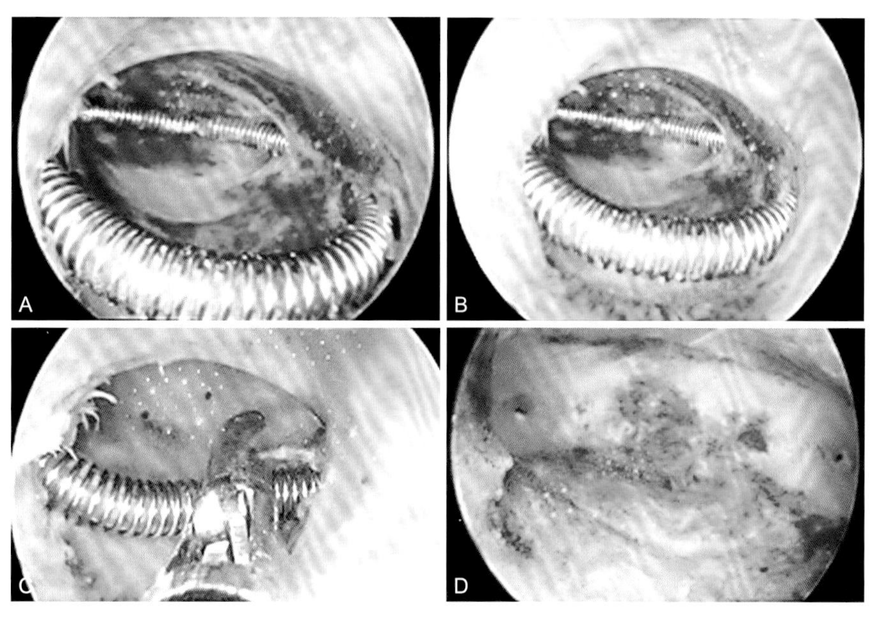

图 8-1　宫腔镜下取嵌顿环

的组织，至整个节育器全部游离至宫腔内，再在直视下取出，过程顺利。术后宫腔镜下查看无异常。

【术后管理】

（1）近期管理

① 生命体征：心电监护监测 2 h。动态观察患者术后生命体征，平稳正常，同时予低流量间断（2 L/min）吸氧。术后 2 h 恢复进水、进食，自解小便。

② 内科合并症的观察和应对：该患者合并糖尿病，术前评估血糖控制不满意，内科改胰岛素控制血糖至满意后手术，术后即刻及术后 2 h 监测血糖均正常。血压及血氧呼吸监测均正常，无不适。术后 2 h 顺利恢复正常饮食。

③ 子宫复旧：手术顺利，无并发症，无腹痛，有少量阴道出血。

（2）远期管理：手术顺利，术后恢复好，内科合并症无加重。定期妇科随诊，针对合并症就诊于相关科室，进行长期管理即可。

二、育龄期妊娠物残留

宫内妊娠物残留的临床表现多为流产后阴道淋漓出血，伴贫血或宫内感染。进行宫腔镜检查，术前应充分评估全身情况，如血常规、炎症指标、血生化及血 HCG，以及宫内占位大小、部位和局部血运情况。做好充分的术前准备，必要时在超声引导下操作，尤其是位于宫角的妊娠物残留。局部血运丰富者建议备血，并做好介入栓塞止血的准备。

（一）术后近期管理

结合术中情况，观察生命体征、腹痛及阴道出血等情况。必要时复查血常规，口服或静脉点滴抗生素预防感染。如无异常，术后 24 h 可出院。出院后动态监测血 HCG，直到恢复正常。注意月经复潮情况，通常 2 周后复诊。

现描述特殊情况下的术后近期管理：

1. 合并贫血和感染　合并贫血者需要积极给予支持和抗贫血治疗，同时从术前开始予预防感染的治疗。合并感染者，围术期要规范使用抗生素，足量、足疗程。必要时联合使用抗生素。

2. 特殊部位妊娠物残留　剖宫产瘢痕部位及宫角处妊娠均为特殊部位妊娠。这些部位的特点是肌层菲薄，妊娠物血流丰富，操作难度大，易发生出血、穿孔乃至邻近器官损伤，也容易发生残留。所以，术后尤其需要严密观察，及时注意患者的症状、体征、子宫复旧和阴道出血情况，及时完善辅助检查，如血常规、凝血和血 HCG 等，必要时予以影像学复查。

（二）术后远期管理

对于此类患者，予以长期的月经、生育及避孕管理和指导尤为重要，可建议患者在清宫后、短期内无生育需求时，口服短效避孕药或者放置宫内缓释避孕装置。

（三）病例分享

病例 1

【主诉】患者，女 23 岁，因“人流术后 3 个月，阴道淋漓出血 1 个月”入院。

【现病史】3 个月前因早孕 7 周行人工流产术。术后 1 周阴道出血止。手术 1 个月后出现阴道淋漓出血，间断持续 4 个月余。

【妇科检查】外阴未见异常，阴道畅，宫颈光滑，见少许暗红色分泌物自宫口流出。子宫前位，正常大小，质中、活动可，无压痛，双侧附件区未见异常。

【辅助检查】

（1）血常规正常。

（2）生殖激素检查结果见表 8-1。

（3）三维超声：子宫前位，大小 4.8 cm × 5.4 cm × 3.3 cm，子宫内膜厚约 0.23 cm，宫腔线分离 0.41 cm，

表8-1　生殖激素检查结果

FSH（mIU/ml）	LH（mIU/ml）	E_2（pg/ml）	P（ng/ml）	T（ng/ml）	PRL（ng/ml）	HCG（mIU/ml）
1.75	0.97	1.1	9.87	0.84	2.17	1.59

透声差。于左侧宫底部宫腔内见一偏高回声，与左侧宫角肌壁分界不清，范围约 3.1 cm × 2.8 cm，距左侧宫角浆膜层约 0.12 cm。CDFI 示其内及周边可见血流信号，RI 0.57。于右侧卵巢内可见一无回声，约 2.9 cm × 1.7 cm。CDFI 示周边可见血流信号。对患者进行超声造影。经肘静脉注射超声造影剂声诺维 3 ml。在左侧宫底部有高回声团，大小约 3.4 cm × 2.9 cm，显影早于肌层，呈不均匀高增强，周边呈环状，其内大部分呈廓清状，造影剂消退晚于子宫肌层。提示：宫内残留，位于宫角的可能性大。

【初步诊断】宫内残留，宫角可能性大。

【手术操作】完善检查，排除手术禁忌证后，行宫腔镜手术。术中见宫角残留组织物，予宫腔镜检查术 + 宫角残留物取出术 + 诊刮术。手术顺利，术中出血不多。术后病理：（宫腔内容物）凝血组织、坏死组织及退变的绒毛，另见少许分泌期子宫内膜组织。

病例 2

患者 29 岁，剖宫产瘢痕妊娠，在外院予以宫腔镜清宫。术毕剖宫产瘢痕出血不止，予宫腔内放置尿管，向水囊内注入生理盐水 30 ml，压迫止血后病情不稳定，急诊转入我院。

回顾外院手术记录，诊断为Ⅰ型瘢痕妊娠，直接在宫腔镜下清宫，过程顺利。清出组织中见完整孕囊。因出血多，压迫水囊半小时后发现心率加快至 100 次 / 分，血压和血氧尚正常。急查 Hb 有下降，凝血功能尚正常。同时患者感下腹坠痛，但阴道出血不多。急诊超声提示宫腔内大量积血，水囊位于宫颈内口处。考虑水囊放置部位欠准确，未能有效止血，急转我院。

即刻将患者送往手术室。在超声引导下先放出原水囊中液体后，拔除原宫腔内尿管，清理出宫腔内凝血块约 800 ml。之后在超声引导下探查子宫下段瘢痕处，重新放置水囊（30 ml），使其紧密贴合原剖宫产瘢痕部位，切实起到压迫止血的作用。观察无活动性出血后，患者安返病房。

病房持续予以心电监护，病情稳定，无宫腔内活动性出血和积血。生命体征平稳正常，Hb 逐渐回升。

术后监测血 HCG 下降满意。3 天后复查超声，宫腔内无异常。

【小结】该患者为瘢痕妊娠清宫术后，术中瘢痕处出血压迫了水囊。但由于位置不够准确，压迫止血效果欠佳。术后观察生命体征不稳定，出现活动性失血征象。即刻完善检查，重新置入球囊，以有效压迫止血，从而挽救了患者的生命。

第三节　宫腔粘连

宫腔粘连是由于子宫内膜广泛受损后修复不利导致的宫腔内组织粘连。一般有明确的诱因，如反复不规范的宫腔操作等，但粘连的程度存在较大差异。宫腔镜手术分离粘连选择使用冷器械还是能量器械需视情况决定，操作的难易程度及术后宫内创面或有所不同。据此术后的观察和应对会有差异。

一、术后近期管理

(一)轻度粘连

术后需监测生命体征和子宫复旧，必要时监测电解质和血糖。如果为轻度粘连，可使用冷器械操作分离，用生理盐水膨宫，宫腔创面小，对循环的影响亦小。术后子宫复旧佳，无腹痛，阴道出血少。手术当日，开台前半小时预防性使用抗生素静脉点滴即可。

(二)中度以上粘连

一般需要能量器械参与操作，通常使用的膨宫介质为葡萄糖溶液。手术操作时间较长，创面较大。手术时间长于 1 h，膨宫液灌注量大于 8000 ml，尤其是使用葡萄糖溶液作膨宫液者，要高度重视术后监管。

1. 术后除观察患者的症状外，应持续心电监护至少 4 h，记尿量和阴道出血量。是否使用缩宫素视情况定。急查血常规、血电解质及血糖。如出现血电解质异常，尤其是低钠时一定要及时纠正。

2. 需要加强抗生素的应用，一般至少静脉点滴 48 h。如出现发热或腹痛等，需要积极排查感染，可以做阴道分泌细菌培养。

二、术后远期管理

(一)子宫内膜恢复的观察

如果是轻度粘连的年轻患者，可以先观察月经的恢复情况，根据卵巢周期(性激素检查)判断子宫内膜的修复情况。

(二)协助子宫内膜恢复的药物治疗

可予以人工周期(低剂量天然雌孕激素复合制剂，剂型和剂量的选择视宫腔粘连程度、患者年龄和生育状态综合决策)3 个月，期间观察月经情况。根据月经恢复情况制订下一步管理规划。

(三)生育管理

如有生育要求，患者月经恢复，超声判断子宫内膜无异常，可以尽快尝试生育计划。如果患者顺利妊娠，要强调对于宫腔粘连松解术后的患者，其妊娠并发症的发生率是升高的，比如胎盘粘连、植入或者前置胎盘等。不管是早期妊娠还是中晚期妊娠患者，均是高危人群。需要定期评估，制订相应预案。

(四)避孕管理

如无生育要求，一定要注意避孕，避免再次非计划妊娠而导致反复宫腔操作和损伤。避孕方式可根据患者年龄和使用依从性等选择，包括短效口服避孕药或宫内避孕装置或者工具避孕等。

三、病例分享

(一)病例 1

【主诉】患者，女，37 岁，因“人工流产术后 4 个月，发现宫腔异常回声 5 天”入院。

【现病史】入院 4 个月前患者于外院行人工流产术，1 周后阴道出血止。术后 4 个月闭经，就诊于我院，无恶心、呕吐、腹痛及腹胀等不适。G1P1，有近期生育计划。既往月经规律，12 岁，3/30 天，量中，痛经(－)。

【月经及婚育史】G4P1，2007 年足月顺产一女婴。3 次人工流产。末次月经 2017 年 4 月 5 日。2017 年 6 月 10 日末次人流。妇科检查无异常。

【辅助检查】

(1)血常规、凝血和血生化均正常。

(2)生殖激素检查结果见表 8-2。

(3)经阴道超声：子宫内膜厚 0.3 cm，宫腔内见一偏高回声团，0.8 cm×0.6 cm，与后壁内膜相延续。CDFI 未见血流信号，宫腔线分离，约 0.31 cm。双侧附件未见异常回声。提示：宫腔内稍高回声

表8-2　血生殖激素检查结果

FSH（mIU/ml）	LH（mIU/ml）	E_2（pg/ml）	P（ng/ml）	T（ng/ml）	PRL（ng/ml）	HCG（mIU/ml）
6.37	1.14	1.1	6.63	0.35	1.57	0.6

（内膜局限性增生？），宫腔少量积液。

【宫腔镜检查】宫腔内轻度粘连。在超声引导下宫腔内直视下用冷刀（小剪刀）剪开各个粘连带，恢复宫腔形态，并取少许子宫内膜样组织。术后病理：少许子宫内膜分泌期表现。

（二）病例 2

某 21 岁患者，G2P0，两次人工流产后闭经 3 个月，无发热或腹痛。超声提示散在细小宫内高回声带。监测生殖激素六项，显示有排卵。

在宫腔镜下检查，见宫腔侧两壁间有致密的纤维粘连，两侧宫角及输卵管开口不可见，宫腔狭长。在直视下用小尖剪刀逐一分离两侧纤维粘连带，同时通过超声引导，以避免分离及修剪过度，直至暴露双侧宫角及双侧输卵管开口，过程顺利。

（三）术后管理

1. 术后近期管理　这两例均为育龄期女性，无内外科合并症，手术顺利，用冷器械完成，创面小，术中监护无异常。

2. 术后长期管理

（1）病例 1 患者有近期生育计划，故使用药物协助子宫内膜修复。按其卵巢周期节律，予以人工周期（芬吗通 1/10 口服，每日 1 次）3 个月，期间观察月经规律。第四周期未用药，成功妊娠。

（2）病例 2 的 21 岁患者，术后动态监测生殖激素变化，结合术前生殖激素检查结果，观察其月经情况。拟在下一个周期开始人工周期治疗，但患者要求暂不用药观察。结果月经自行来潮，开始时月经量较少，但周期正常，后量逐渐增多，并恢复至既往月经量。随访至今，月经正常。嘱严格避孕。

（3）小结：以上两个病例都是多次宫腔操作后发生的宫腔粘连，经过宫腔镜下冷器械的操作达到了良好的恢复效果。需要说明的有两点：① 要强调预防为主的概念。宫腔操作的次数越多，对子宫内膜的损害就越大。② 有宫腔粘连松解手术的患者，再次妊娠时，需防范妊娠并发症，应要考虑前置胎盘和胎盘植入等。

第四节　异常子宫出血

异常子宫出血（AUB）是妇科临床常见的症状，指不符合正常月经周期“四要素”（即月经的频率、规律性、经期长度和出血量）的正常参数范围，并源自宫腔的出血。限定于育龄期非妊娠女性，不包括青春发育前和绝经后出血，且排除妊娠和产褥期相关的出血。

我们结合常见病例说明 AUB 术后管理，尤其是中长期的管理。

一、排卵障碍相关所致 AUB（AUB-O）

（一）概述

AUB-O 是常见宫腔镜手术的适应证。近期管理目的是止血并明确诊断，远期管理的关键是调整月经、促进生育及减少恶变风险。根据年龄、生育要求和不同的疾病种类，采用不同的治疗方式。

（二）病例分享

【主诉】患者，女，45 岁，围绝经期女性。停经 2 个月后不规则阴道出血 2 个月，乏力、心悸 2 天入院。

【现病史】患者既往月经规律，5～6/30～35 天，量中，无痛经，4 月前月经未来潮，未予重视。2 个月前无明显诱因出现阴道淋漓出血，量少，色鲜红，用护垫可，出血 20 天后量增多，约为既往月经量的 2 倍，4～5 片 / 日，完全浸透。持续 10 天后出血减少，用护垫可，淋漓不尽，12 天前（2019 年 11 月 24 日）出血再次增多，未予重视。2 天前开始出现乏力和心悸，今日来我院就诊。查血红蛋白 67 g/L，超声提示子宫内膜厚 1.66 cm。急诊以“AUB”收入院。

【月经及婚育史】患者初潮 12 岁，月经正常，5～6/30～35 天，量中，无痛经，25 岁结婚，G1P0，1999 年人流一次，之后未避孕未怀孕，未系统诊治，家庭和睦，配偶体健。无慢性病史，无血液病病史。

【妇科检查】外阴已婚型。阴道通畅，黏膜光滑，可见少量鲜红色血性液。宫颈正常大小，光滑、质中，接触性出血（－），举痛（－）。宫体前位，正常大小，质硬，活动可，无压痛。双侧附件区未及异常包块及压痛。

【辅助检查】

（1）血常规：白细胞 6.66×10^9/L，红细胞 2.56×10^{12}/L，血红蛋白 67 g/L，血小板 448×10^9/L。

（2）宫颈 TCT 及 HPV 均为阴性。

（3）盆腔超声：子宫前位，大小 6.6 cm × 6.4 cm × 5.9 cm，肌壁回声欠均匀，后壁可见一低回声结节，大小约 2.2 cm × 1.7 cm × 1.7 cm。CDFI 示未见血流信号。子宫内膜厚约 1.66 cm，回声不均。CDFI 示未见明显血流信号。宫颈可见数个无回声结构，较大者径约 0.7 cm。左侧卵巢大小 2.7 cm × 1.8 cm × 1.8 cm，右侧卵巢大小 2.8 cm × 2.3 cm × 1.8 cm。其边缘可见一无回声，大小约 0.9 cm × 1.0 cm × 1.1 cm。

采取宫腔镜检查＋诊刮术。术中探宫腔深度 10 cm，宫颈内膜正常。宫腔形态正常，子宫内膜不均质增厚，宫底内膜呈蜂窝状改变，伴陈旧性凝血块。未见丰富血运及异型血管，双侧宫角清晰可见，双侧输卵管开口可见。予诊刮术，刮出内膜样组织约 50 g，质脆。

【术后病理】子宫内膜单纯性增生。

【术后诊断】① 围绝经期 AUB-O；② 贫血；③ 继发不孕。

【术后管理】

（1）近期管理：患者为 45 岁围绝经期女性，无内外科合并症，手术时间短，过程顺利，创面小，术中监护无异常。术后监测生命体征及子宫复旧均无异常。

（2）远期管理：3 个月全周期孕激素治疗（地屈孕酮 20 mg/d × 20 天 × 3 个月）。期间月经规律，量少。贫血改善。3 个月后复查盆腔超声，示子宫内膜 0.6 cm，均匀。建议宫内放置曼月乐，长期管理，患者同意。随访至今，月经量少、稀发，偶有点滴出血。

【小结】从宫腔镜的角度来说，手术本身能够快速清理子宫内膜而达到止血效果。术后组织病理学诊断明确后，应该尽快启动下一步治疗。对于子宫内膜单纯性增生不伴不典型增生者，可予以孕激素全周期或后半周期治疗。对于围绝经期女性，继发贫血者，可以考虑使用全周期治疗，或者直接宫内放置曼月乐长期管理。目的是减少再次出现非预期 AUB，同时预防子宫内膜过度增生，甚至恶变。总之，AUB-O 的长期管理非常重要。

二、子宫内膜息肉所致 AUB(AUB-P)

（一）概述

在 AUB 中 13%~32% 为子宫内膜息肉。息肉可单发或多发。超声检查是首选的辅助检查手段，诊断需摘除息肉后行组织病理学检查方可明确。治疗目的是解决伴随其存在的 AUB 或不孕等问题。首选的治疗方式是宫腔镜下息肉摘除术，在诊断的同时又进行了治疗。

(二)病例分享 1

【主诉】患者，48 岁，主因“阴道不规则出血 1 年多”于 2019 年 10 月 14 日入院。

【现病史】患者既往月经规律，6/28～29 天，量中，无痛经，末次月经 2019 年 9 月 29 日。2018 年无诱因出血月经量增多伴周期缩短，6～7/24～29 天，月经量为既往月经量的 1.5 倍，伴轻微腹痛及腰酸，无头晕及心悸。2018 年体检发现贫血。妇科超声提示子宫内膜息肉，建议复查。2019 年 9 月 16 日体检，妇科超声提示子宫内膜息肉较前增大，大小约 3.3 cm×2.9 cm×1.9 cm。2019 年 10 月 9 日就诊于我院，再次行妇科超声，提示：① 宫腔内偏高回声(黏膜下肌瘤或内膜息肉可能)。② 子宫肌壁间结节。建议手术，遂门诊以“子宫内膜息肉，黏膜下肌瘤？”收入院。病程中无腹痛或腹胀，饮食和睡眠可，大小便正常，近期体重无明显变化。

【既往史】既往无特殊，2016 年确诊过敏性鼻炎。1 年未发作。

【月经及婚育史】13 岁月经初潮，月经规律，6/28～29 天，量中，无痛经，末次月经 2019 年 9 月 29 日。已婚，工具避孕，G2P1，2007 年顺产一子，体健。2016 年行人工流产一次。

【妇科检查】体征平稳正常。外阴已婚经产式，阴道通畅，宫颈外口可见分叶状息肉样赘生物，约 1 cm×0.8 cm。宫体后位，正常大小，质中，无压痛，活动度可。双侧附件未见异常。

【辅助检查】

(1)三维超声：子宫后位，大小 5.9 cm×5.4 cm×4.0 cm，肌壁回声欠均匀，后壁可见一低回声结节，大小约 0.7 cm×0.6 cm，内膜厚约 0.56 cm。冠状面示宫腔形态正常。宫腔内可见高回声，大小约 3.2 cm×2.1 cm。CDFI 示可见条状血流信号与宫底后壁相交通，RI 0.75。双侧宫角可见。双侧附件区未见异常回声(图 8-2)。提示：① 宫腔内高回声(内膜息肉可能)。② 子宫肌壁间结节。

(2)超声造影：经肘静脉注射超声造影剂声诺维 2 ml，宫腔内高回声周边造影剂于 13 s 与子宫肌层同步显影，呈环状高增强，随即内部呈等增强，内部造影剂消退与子宫肌层同步，早于周边。宫腔内高回声符合子宫内膜息肉造影声像图表现。

【入院诊断】① AUB。② 子宫颈息肉。③ 子宫内膜息肉。④ 子宫平滑肌瘤。⑤ 过敏性鼻炎。

【诊疗经过】入院后完善相关实验室检查，无异常发现。针对过敏性鼻炎，请耳鼻喉科会诊除外手术禁忌，并做好相应术前准备。

【宫腔镜检查】在静脉麻醉下行宫腔镜检查术。

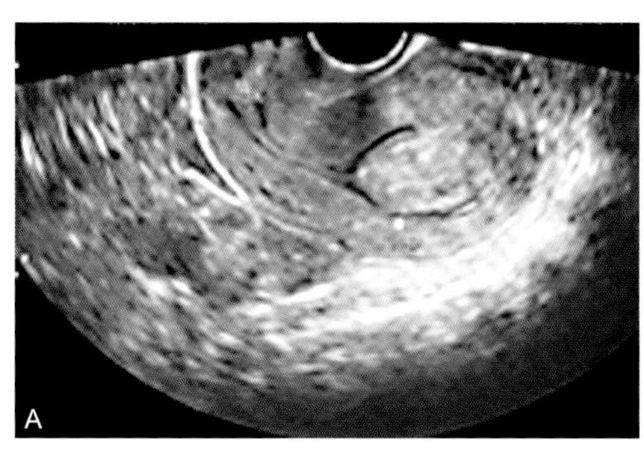
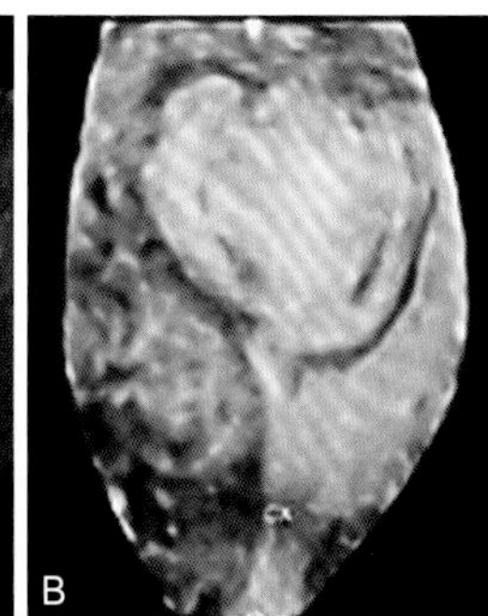
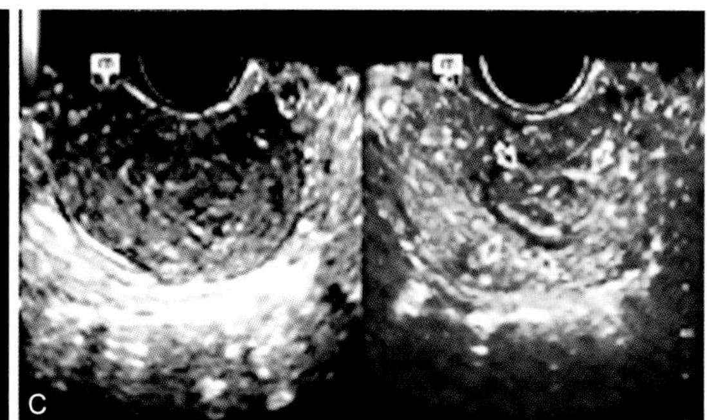

图 8-2　术前超声。A. 二维超声 ;B。 三维超声；C. 超声造影

术中用探针探查宫腔深 8 cm，逐步扩张宫颈口至 9.5 号。置镜探查，在宫颈外口可见分叶状息肉样赘生物，较大者约 1 cm×0.8 cm，予完整摘除。子宫颈内膜未见异常。宫腔内可见一单发大赘生物充满整个宫腔，范围约 3 cm×2 cm×2 cm。蒂部位于宫底后壁，宽约 3 cm（图 8-3）。予单极电切环 50 W 功率电切蒂部，完整切除。后探查宫腔，见子宫形态正常，子宫内膜中等厚度，双侧宫角清晰可见。双侧输卵管开口可见，行诊刮术，刮出少许子宫内膜组织，手术过程顺利。术中使用 5% 葡萄糖溶液共 3000 ml，膨宫压力 100 mmHg。电切时间约 10 min，术中监护各项生命体征平稳。

【术后病理】（子宫内膜）分泌期子宫内膜，子宫内膜息肉样增生，另见小灶平滑肌，其内可见小灶子宫内膜腺体。（宫腔赘生物）子宫内膜息肉。（宫颈息肉）宫颈内膜息肉。

【术后管理】

（1）术后近期管理：患者 45 岁，无特殊合并症，唯有过敏性鼻炎，近期无发作。术前已给予预防措施。术后生命体征平稳。观察阴道出血不多。后期无特殊处理。

（2）术后远期管理：术后予孕激素周期治疗 3 个月，月经规律。之后复查超声无异常，建议可考虑宫内放置曼月乐管理。患者要求先观察，故密切随诊。目前，AUB-P 的标准诊断治疗模式为宫腔镜手术切除并诊刮，病理诊断明确后决定下一步治疗。如证实为子宫内膜息肉，近期无生育需求，可以放置曼月乐以防复发。

（三）病例分享 2

【主诉】患者，女，31 岁，主因“阴道不规则出血 1 个多月”入院。

【现病史】患者平素月经规律，6/30 天，量中，无痛经。末次月经 2019 年 9 月 2 日无诱因出现阴道少量出血，量少，色粉，无腹痛、腹胀、腰酸及头晕等不适，9 月 8 日就诊于我院门诊。门诊超声检查示宫腔内偏高回声，大小约 1.0 cm×0.6 cm。给予黄体酮 200 mg 每日 2 次，共 10 天，停药 5 天后，月经来潮。末次月经 2019 年 9 月 23 日，至 9 月 29 日基本干净。门诊复查超声，示宫腔内偏高回声，大小约 1.2 cm×0.8 cm×0.5 cm，建议宫腔镜检查及治疗。病程中无腹痛或腹胀，饮食及睡眠可，大小便正常，近期体重无明显变化。

【既往史】13 岁月经初潮，平素月经规律，6/30 天，量中，无痛经。已婚，工具避孕，G1P1。2017 年顺产一女，体健。

【体格检查】T 36.5 ℃，P 80 次 / 分，R 20 次 / 分，BP 110/70 mmHg。

【妇科检查】外阴已婚经产式。阴道通畅，黏膜光滑，有少量白色分泌物，无异味。宫颈光滑，正常大小，无接触性出血，无举痛及摇摆痛。宫体前位，正常大小，质中，无压痛，活动度可。双侧附

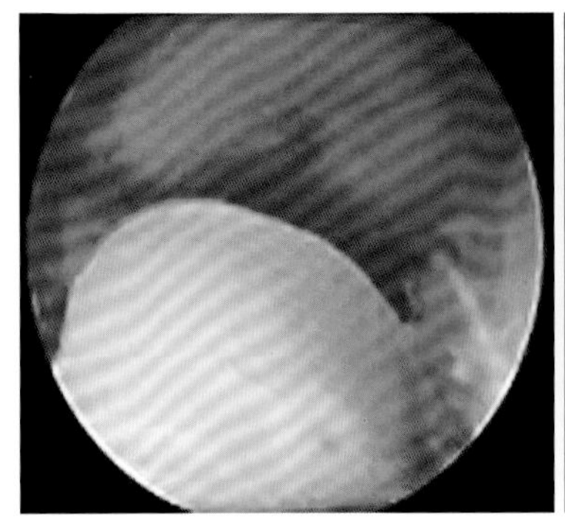
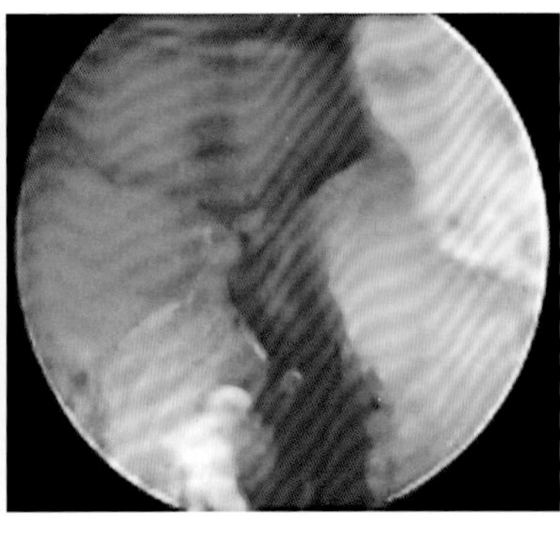
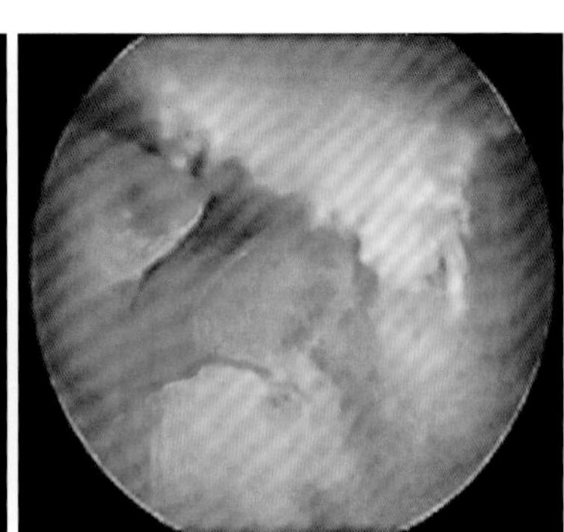

图 8-3 宫腔镜所见

件未及异常。

【辅助检查】

（1）血常规无异常。

（2）宫颈细胞学检查无异常。

（3）妇科彩超：子宫前位，大小 4.9 cm × 5.0 cm × 3.8 cm，肌壁回声均匀，子宫内膜厚约 0.49 cm。宫腔内可见一偏高回声，大小约 0.8 cm × 0.8 cm × 0.5 cm（图 8-4）。CDFI 示其内可见血流信号，与子宫左侧壁相交通。RI 0.52。冠状面示宫腔形态正常，双侧宫角可见。左侧卵巢大小 3.1 cm × 2.1 cm，右侧卵巢大小 3.5 cm × 1.8 cm。双侧附件区未见异常回声。提示：宫腔内偏高回声（考虑子宫内膜息肉样病变）。

（4）生殖激素六项检查结果见表 8-3。

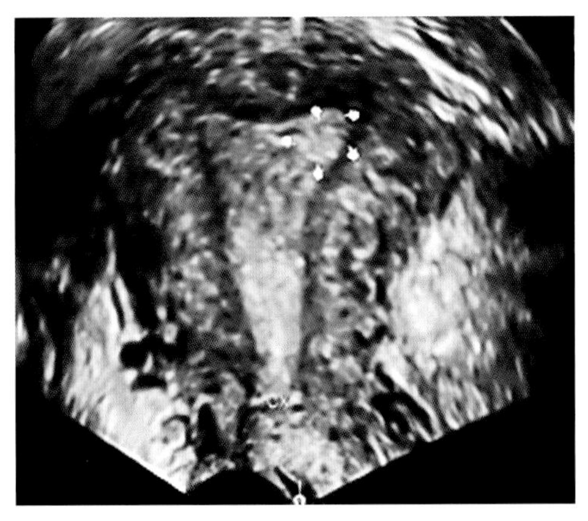

图 8-4　三维超声

表8-3　血生殖激素检查结果

FSH (mIU/ml)	LH (mIU/ml)	E_2 (pg/ml)	P (ng/ml)	T (ng/ml)	PRL (ng/ml)
9.24	2.11	1.4	1.35	0.41	9.72

【入院诊断】① AUB；②子宫内膜息肉。

【诊疗经过】入院后完善相关实验室检查，排除手术禁忌，在静脉麻醉下行宫腔镜检查。探查宫腔深 8 cm，逐步扩张宫颈口至 9.5 mm 号，置镜探查。宫颈内膜正常，宫腔形态正常，子宫内膜中等厚度，双侧宫角清晰可见。双侧输卵管开口可见，宫腔前壁可见 1 cm × 0.8 cm 息肉样赘生物，予以摘除并行诊刮术（图 8-5）。刮出少许子宫内膜组织，过程顺利。

【术后病理】破碎子宫内膜组织呈增殖期表现，局灶可见厚壁血管，符合子宫内膜息肉样增生。

【术后诊断】子宫内膜息肉样增生。

【术后管理】

（1）术后短期管理：患者为 31 岁育龄期女性，无特殊合并症，手术顺利。术后生命体征平稳，观察阴道出血不多。其他无特殊处理。

（2）术后远期管理：子宫内膜息肉样增生只是子宫内膜局灶腺体增生，与子宫内膜单纯性增生和

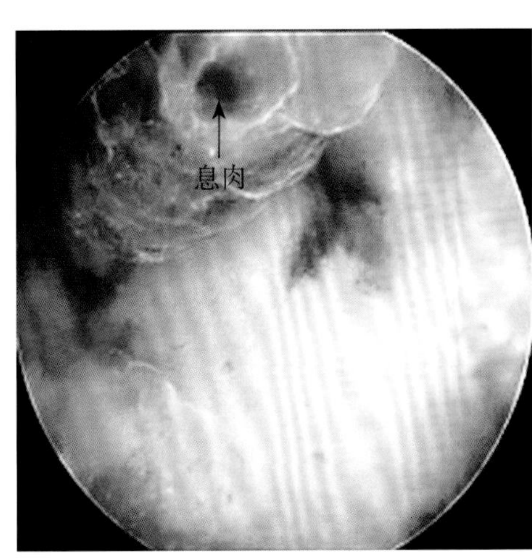

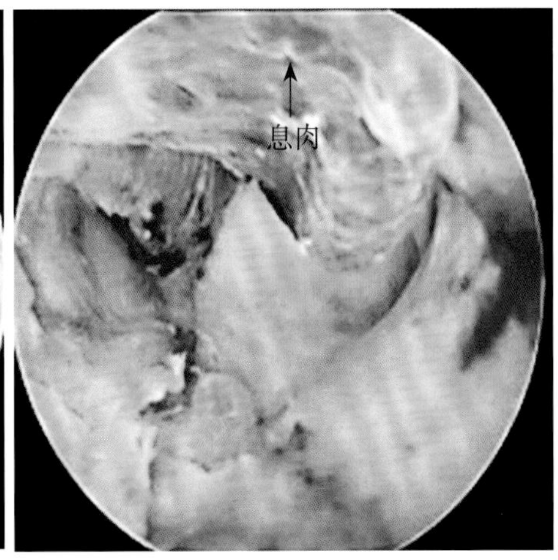

图 8-5　宫腔镜下所见

复杂性增生不同。后两者是子宫内膜广泛的腺体增生，可伴或不伴细胞异型。在某些情况下子宫内膜息肉样增生可能与排卵障碍和雌孕激素不协调有关，但是否有病理意义，是否需要干预，需要结合临床症状来判断。而单纯性及复杂性增生通常是AUB-O所导致，常常伴有月经紊乱的临床症状，都需要干预并长期管理。本例患者有阴道不规则出血的表现，应予以医疗干预并长期管理。因有生育要求，术后先采取孕激素周期性治疗3个月。期间月经规律，之后复查超声无异常，即停止药物治疗，观察随诊，长期管理。

(四)病例分享3

【主诉】患者，女，62岁，主因“绝经10年，阴道出血1个月”入院。

【现病史】既往月经规律，未规律查体。1个月前无明显诱因出现阴道出血，量极少，色暗红，5天后血自止，就诊于我院。超声提示：内膜厚约1.03 cm，回声不均，建议宫腔镜手术，故收入院。病程中无腹痛、腹胀和阴道排液等不适，饮食、睡眠可，大小便正常，近期体重无明显变化。

【既往史】高血压10余年，血压最高150/70 mmHg，规律口服降压药，血压控制正常。患糖尿病1个月，现口服二甲双胍治疗，监测血糖控制好。检查发现甲状腺结节，甲状腺功能正常，建议定期复查。

【月经及婚育史】10岁初潮，7/30天，量中，痛经(－)，52岁绝经。25岁结婚，家庭和睦，爱人体健，G3P1，1984年顺产1女，人流2次，末次人流时间1988年。人流后行双侧输卵管绝育术。

【体格检查】身高160 cm，体重90 kg，BMI 35.15 kg/m^2，T 36 ℃，P 80 次/分，R 16 次/分，BP 140/67 mmHg。

【妇科检查】外阴已婚型。阴道畅，黏膜光滑，可见少量白色分泌物，无异味。宫颈正常大小，光滑、质中。宫颈口可见一枚直径约1.5 cm的息肉，接触性出血(－)。宫体后位，萎缩，质中，活动可，无压痛。双侧附件区未触及异常。

【辅助检查】

(1)血常规、凝血及血生化无明显异常。肿瘤标志物未见异常。

(2)生殖激素六项检查结果见表8-4。

表8-4 血生殖激素结果

FSH (mIU/ml)	LH (mIU/ml)	E_2 (pg/ml)	P (ng/ml)	T (ng/ml)	PRL (ng/ml)
3.02	1.16	<20	0.3	0.16	1.52

(3)HPV未发现人乳头状瘤病毒感染；TCT未见异常。

(4)经阴道超声：子宫后位，大小3.9 cm×4.3 cm×3.9 cm，肌壁回声欠均匀，于前壁近宫底处可见一低回声结节，大小约1.3 cm×1.1 cm，内膜厚约1.03 cm，回声不均。双侧卵巢似可见，左侧卵巢大小约1.5 cm×1.1 cm，右侧卵巢大小约1.6 cm×0.9 cm。双侧附件区未见异常回声(图8-6)。

【入院诊断】① 绝经后出血；② 宫颈息肉；③ 高血压1级；④ 2型糖尿病；⑤ 双侧输卵管绝育术后。

【诊疗经过】入院后完善相关实验室检查，监测血压和血糖24 h均在正常范围。请内科及麻醉科评估，无手术禁忌。在静脉麻醉下行宫腔镜检查。宫

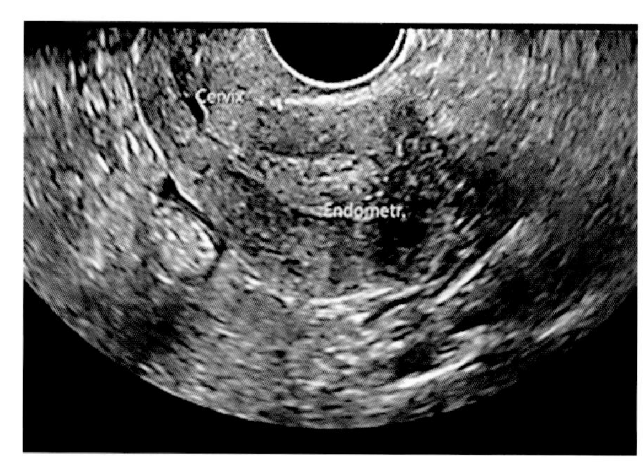

图8-6 术前超声

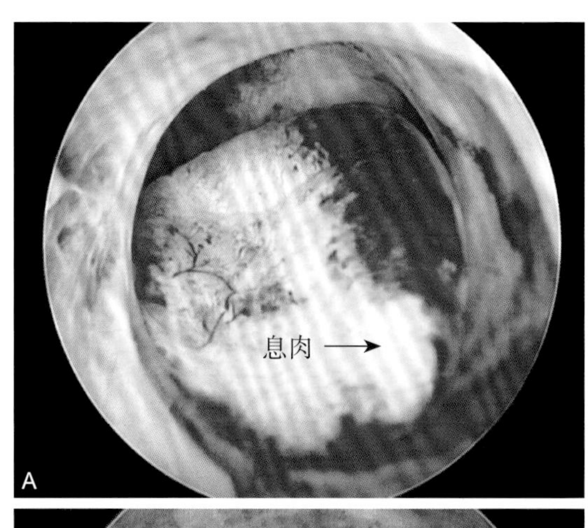

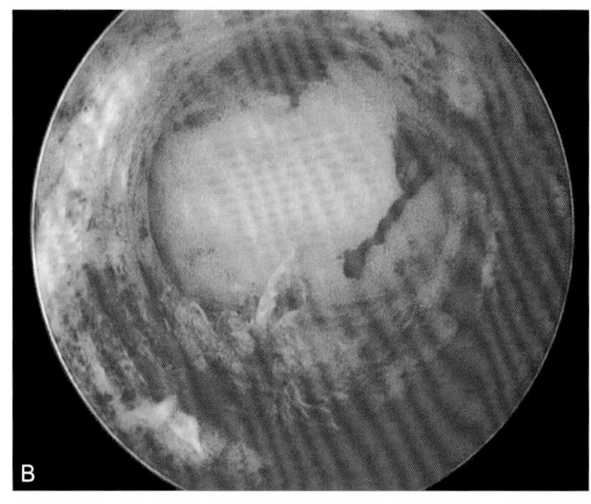

图 8-7 宫腔镜术中见。A. 子宫内膜息肉表现；B. 摘除息肉后宫腔形态

腔深度 8.5 cm，宫颈内膜正常。宫颈口可见一枚息肉，大小约 2 cm × 1.5 cm。宫腔形态正常，子宫内膜薄。右侧壁可见一片状息肉，大小约 3 cm × 2 cm，蒂部位于右侧壁延至宫底，宽约 3 cm。左侧宫底可见一息肉，大小约 1 cm × 1 cm，未见丰富血运及异型血管。双侧宫角清晰可见，双侧输卵管开口可见。遂使用冷器械在直视下以钳夹法行息肉切除术，过程顺利。术后探查宫腔无异常。

【术后病理】① 宫颈内膜息肉；② 子宫内膜息肉；③ 少量子宫内膜组织。

【术后管理】

（1）术后近期管理：绝经后女性，合并高血压和糖尿病，病情控制稳定。用冷器械在直视下手术，过程顺利，创面小。术中监测无异常。术后监测生命体征及子宫复旧均无异常。术后 24 h 出院。

（2）术后远期管理：绝经后女性，术后病理示子宫内膜息肉。术后定期行妇科检查。随访至今，无异常。

三、子宫平滑肌瘤所致 AUB（AUB-L）

（一）概述

AUB-L 是常见的妇科疾病。子宫肌瘤是育龄期女性最常见的盆腔良性肿瘤。根据其与子宫肌壁的关系，可分为浆膜下肌瘤、肌壁间肌瘤及黏膜下肌瘤。黏膜下肌瘤的发病率仅为 5% ~ 16%，但因为影响宫腔形态，更容易引起月经紊乱或造成妊娠失败，所以需要积极诊治。手术是治疗黏膜下肌瘤的金标准，但操作难度较大，手术时间长，创面大，容易出现手术并发症。故此类患者的术后管理相对复杂，但十分重要。

（二）病例分享

【主诉】患者，女，30 岁，未婚，无性生活史。

【现病史】因“经期延长 4 个多月，经量增多 2 个多月伴痛经”于 2018 年 10 月 29 日入院。

患者平素月经规律，5 ~ 6/28 天，量多，痛经（+），偶需服用止痛药。4 个多月前无明显诱因出现经期延长至 10 天，周期未改变，经量无变化。2 个多月前月经量增多，伴血块，为既往月经量的 1.5 倍，末次月经为 2018 年 10 月 20 日。1 个月前于我院就诊，超声提示宫内低回声团，考虑黏膜下肌瘤，门诊以“粘膜下肌瘤”收入院。既往体健，对青霉素过敏。14 岁初潮，5 ~ 6/28 天。无妇科肿瘤家族史，祖父及父亲患高血压，外祖母患糖尿病。

【体格检查】T 36.5℃，P 78 次 / 分，HR 18 次 / 分，BP 120/60 mmHg。

【妇科检查】外阴未婚型。阴道畅。宫颈光滑。宫体后位，饱满，质中，活动可，无压痛。双侧附件未及明显异常。

【辅助检查】白细胞 4.12×10^9/L，红细胞 4.39×10^{12}/L，血红蛋白 113g/L，血小板 610×10^9/L。凝血功能未见异常。肿瘤标志物：CA125 26.6 U/ml，CA199 5.92 U/ml。

三维超声示子宫后位，大小 5.3 cm×5.7 cm×4.9 cm，肌壁回声欠均匀。宫底后壁可见一低回声结节，大小约 4.0 cm×2.7 cm，紧邻并压迫后壁内膜，距浆膜层最短距离约 0.54 cm。CDFI 示其内及周边可见血流信号，RI 0.49。内膜厚约 0.66 cm，回声欠均匀，冠状面示宫腔形态正常，宫腔内可见少许液性暗区，范围约 0.7 cm×0.4 cm。双侧宫角可见（图 8-8）。

【宫腔镜检查术】行超声引导下宫腔镜手术，术中见子宫后位，宫腔深 9 cm，宫颈管形态正常，粘膜光滑，未见异常赘生物，宫腔形态失常，见子宫后壁一肌瘤样结节凸向宫腔，瘤体宽大，凸出大小约 4 cm×3 cm×3 cm。结合超声提示，诊断为Ⅱ型粘膜下肌瘤，肌瘤结节表面光滑，未见丰富血运及异型血管。子宫内膜中等厚度，未见丰富血运及异型血管。双侧宫角显示清楚，双侧输卵管开口可见。行诊刮和肌瘤结节活检。

【术后病理】① 分泌早期内膜；②子宫平滑肌瘤。

鉴于以上检查结果，初步诊断：① AUB-L（Ⅱ型黏膜下肌瘤）；② 血小板增多症；③ 轻度贫血。

【术后管理第一阶段】

（1）近期管理：检查患者时使用生理盐水作为膨宫介质，时间短，创面小，出血极少。术中监护生命体征平稳，术后无特殊处理，重点是下一步方案。

（2）远期管理：根据患者宫腔镜检查的结果，全科讨论认为，结合患者年龄 30 岁，未婚，AUB-L（Ⅱ型黏膜下肌瘤）伴贫血，最适宜的治疗为宫腔镜下粘膜下肌瘤电切除术。但此粘膜下肌瘤最大径线达 4 cm，手术难度大，预计一次难以完成。

具体方案：① 血小板增多症，请血液科会诊，对于血栓风险给予指导和预防。② 限期行宫腔镜下粘膜下肌瘤切除术。鉴于肌瘤体积较大，建议在超声引导下进行，必要时分两次完成。③ 详细向患者及家属说明目前情况及手术的必要性，包括适应证和手术难度，使其充分配合并理解治疗过程，最终达到理想的治疗目标。

（3）注意事项（术前准备）

① 患者未婚未育，要充分准备宫颈条件，以便于手术。

② 患者有Ⅱ型黏膜下肌瘤。瘤体宽大，手术视野受限，手术难度较大，同时肌瘤包膜与浆膜层的最短距离约为 0.54 cm，术时务必要在超声引导下完成。选用宫腔镜下电切术，注意电切的功率和深度。限定手术时间、膨宫液的灌流量及灌流速度，以减少 TURP 等严重并发症。

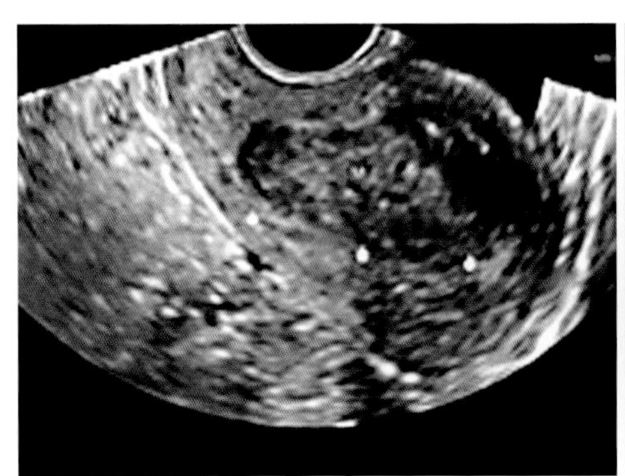

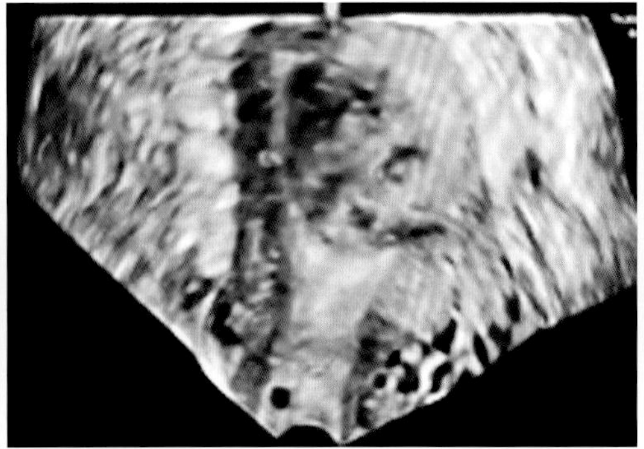

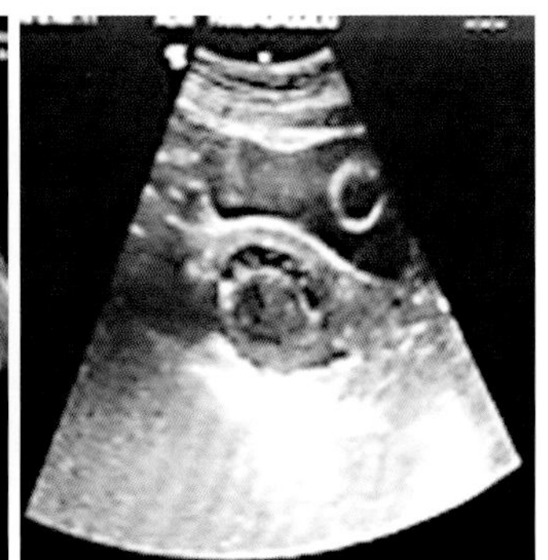

图 8-8 二维超声、三维超声和术中监测超声示 2 型子宫黏膜下肌瘤

③ 患者合并血小板增多症，凝血功能正常，经血液科会诊，诊断血小板增多症，应用抗凝药物无益处，应建议尽量减小创面，缩短手术时间，减少血栓风险。

【第一次宫腔镜治疗手术过程】

（1）在充分宫颈准备的前提下，行超声引导下Ⅱ型黏膜下肌瘤电切术，用5%葡萄糖溶液膨宫，膨宫压力为100～120 mmHg，使用单极电切环，功率50 W，逐步电切肌瘤组织，直至与宫腔黏膜面齐平。取出切除的肌瘤组织，改用生理盐水膨宫，使用冷器械（小剪刀和组织钳）尝试分离肌瘤基底包膜，但残余肌瘤深入肌层。超声提示剩余瘤体大小约2.8 cm×1.9 cm，肌瘤外包膜距浆膜层约0.54 cm，位置深在。如欲剥除全部，尚需较长时间。此时手术时间已近1 h，宫腔内灌流量中5%葡萄糖溶液已达8000 ml。术中监护生命体征及血气、尿量尚正常。为减少手术并发症，暂停手术，待二次手术。手术全程超声监测，手术困难，但过程顺利（图8-9、8-10）。

（2）术后病理：（宫腔内容物）多量凝血组织及少许分泌期子宫内膜组织与鳞状上皮细胞；（黏膜下肌瘤）符合黏膜下子宫平滑肌瘤，未见核分裂象。

（3）术后诊断：子宫黏膜下肌瘤。

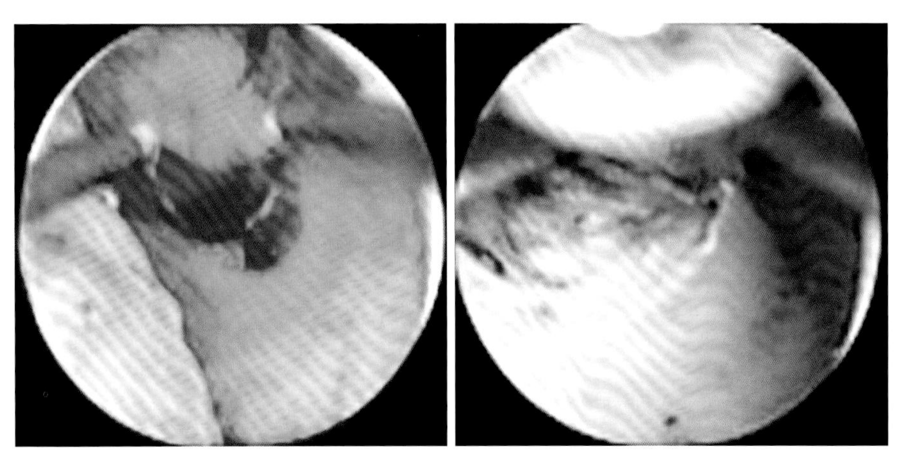

图8-9　宫腔镜下电切

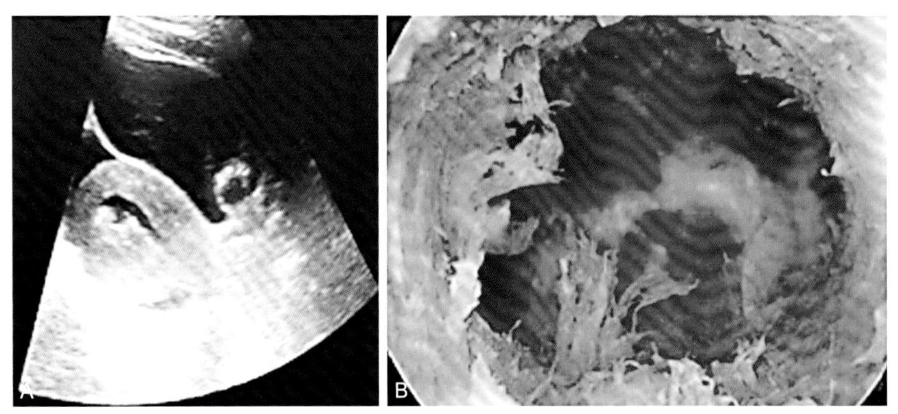

图8-10　宫腔镜下子宫肌瘤切除。A. 术中超声监视下的宫腔；B. 宫腔镜下肌瘤全部切除后

【术后管理第二阶段】

（1）近期管理：患者本次为子宫肌瘤电切手术，手术的时间较长，膨宫介质是葡萄糖溶液，灌流量较大。所以术后需要：① 予心电监护、吸氧。② 维持静脉点滴缩宫素，促进子宫收缩。③ 监测血电解质、血糖、血常规和凝血功能，结果均正常。④ 早期下床活动，降低血栓风险。⑤ 术后监测尿量正常。

（2）远期管理：患者术后恢复好。① 计划术后来一次月经后行二次手术，继续切除剩余瘤体。做好充分的医患沟通工作，告知患者在术后的首次月经中可能会出现经量增多及经期延长的表现，亦可能发现腹痛及瘤体脱出等情况，应随时就诊，必要时入院予以对症处理。患者如期月经来潮，量中等，伴阵发性下腹坠痛，无发热。妇科检查未见阴道内有瘤体脱出。超声提示宫腔下段可见低回声占位，大小约 2.5 cm×2 cm，宫腔内无积血。予对症处理后症状缓解。② 月经干净后入院，行二次宫腔镜手术，见原肌壁间肌瘤剩余瘤体已基本凸至宫腔下段，包膜距浆膜面大于 1 cm。在超声引导下电切部分瘤体后以卵圆钳取出，过程顺利。

术后病理为子宫平滑肌瘤。

【小结】该病例相对复杂，需要分步骤完成。近、远期管理是一个系统的过程。术前评估及检查越到位，对未来治疗方案的选择、制订和准备就越有帮助。疾病诊治的临床思维应该是系统、递进的，治疗流程也一定要条理清晰。宫腔镜检查术是诊治的重要开端，也是进一步决策的基础。此例未婚患者通过宫腔镜仔细探查，明确了 AUB-L 的诊断，尤其是肌瘤的类型，属于Ⅱ型肌瘤，故制订出详细的手术治疗方案，包括对预期困难的预防和处理，二次手术的计划以及二次手术前的症状预估，以及充分与患者及家属的沟通，包括围术期的管理。虽然是分步骤进行，但每一步的衔接和医患之间的配合都很顺利，决策清晰，执行到位，取得了满意的治疗结局。该患者随访 1 年余，月经正常，贫血已纠正。

四、子宫内膜恶变和不典型增生所致 AUB（AUB-M）

（一）概述

对于长期月经紊乱、不规则子宫出血，且合并有高危因素如高血压、肥胖、糖尿病及有子宫内膜病变家族史等，超声提示子宫内膜明显增厚，回声不均匀，尤其是药物治疗效果欠佳的患者，应尽早行宫腔镜检查。

（二）病例分享

【主诉】患者，女，28 岁，未婚未孕，无性生活史。

【现病史】主因“月经紊乱 10 年多，发现宫内占位 5 年多”入院。10 余年前患者无明显诱因出现月经紊乱，无周期，量少，间断就诊于多家医院。超声提示子宫内膜增厚（具体不详），考虑为功能失调性子宫出血，不规律采用黄体酮治疗，间断复查超声，仍提示子宫内膜厚，回声不均。医师多次建议行诊刮术，患者均拒绝。近期大量阴道出血 3 次，为既往经量的 3～4 倍，伴大量血块，伴头晕、乏力和耳鸣等，就诊于外院，考虑宫内占位、贫血。予速力菲和妥塞敏治疗，效果欠佳。患者为进一步治疗来我院就诊，门诊以“AUB”收入院。

【月经及婚育史】月经初潮 11 岁，发病前月经尚规律，7/30 天，量略多，无痛经。未婚，无性生活史。祖父有脑梗死病史，已故。祖母有宫颈癌病史，已故。父母均有高血压病史。

生命体征平稳正常，轻度贫血貌。外阴呈未婚型。肛查提示宫体中位，如孕 15^{+} 周大小，质中，轻压痛，活动可。双侧附件区未及异常。

【辅助检查】

（1）2018 年 11 月 14 日外院超声：子宫增大，内膜增厚，范围约 4.8 cm×7.8 cm×7.4 cm，回声不均，可见多个小无回声。CDFI 示其内可见条状血流信号，肌层回声均匀。双侧卵巢显示欠清，右侧附件区未见明确占位。左侧附件区见无回声，2.2 cm ×3.1 cm，形态规则，边界清。盆腔未见明显游离性暗区。超声提示：宫内囊实性占位，左侧附件区囊肿。

（2）2018年10月24日外院盆腔MRI：子宫内膜明显增厚，伴信号不均匀，倾向于恶性病变。左侧宫角区域病变突破子宫向外侵犯，双侧附件区囊泡状长T2信号，有生理性改变可能；盆腔积液。

（3）2018年10月16日肿瘤标志物：CA125 62.8 U/ml。2018年11月14日血红蛋白95 g/L。

【初步诊断】①异常子宫出血。②宫腔占位性质待查。③轻度贫血。④左侧卵巢囊肿。

【诊疗经过】

（1）入院后全科讨论，决定应尽快获得组织学诊断依据。因外院MRI提示倾向恶性病变，左侧宫角区域病变突破子宫向外侵犯，故建议先行诊断性刮宫。故先在静脉麻醉下行诊刮术。术中示子宫外口可见一宫腔内脱出物，大小约2 cm×1 cm，表面光滑，未见明显异型血管，蒂深在，位于宫腔内，质脆，予以摘除。探查子宫前位，宫腔深约9 cm，以刮匙搔刮宫腔1周，刮出内膜样组织，过程顺利。术后病理：（宫腔脱出物）子宫内膜息肉。（宫腔内容物）不规则增殖期子宫内膜。

（2）2018年11月30日我院PET-CT：①子宫明显增大，腔内有大块低密度影，代谢弥漫性不均匀增高，考虑为低密度恶性或良性病变可能。盆腔内未见肿大或代谢增高淋巴结。双侧附件有囊状密度影，局部囊壁代谢增高，考虑为生理性摄取可能。盆腔少许积液。②扫描野内全身骨髓代谢弥漫增高，考虑为继发性扩张。③甲状腺左叶结节，代谢未见增高，考虑为良性病变。双侧多发代谢增高淋巴结，考虑为良性病变。④左侧胸膜局限性增厚，代谢未见异常，考虑为良性病变。鉴于PET-CT提示良性病变可能，再次经全科讨论后，决定为提高组织取材的可靠性，行宫腔镜检查，在直视下观察宫腔并广泛取材，进一步明确诊断。2018年12月3日复查三维超声：①子宫内膜增厚（可疑内膜病变）。②左侧卵巢内无回声。③宫颈腺囊肿（宫颈纳囊），如图8-11。2018年12月3日妇科造影：符合子宫内膜息肉样增生超声造影表现，如图8-12。

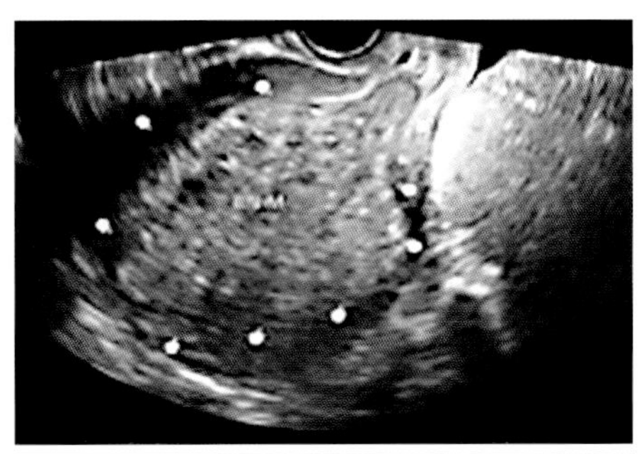
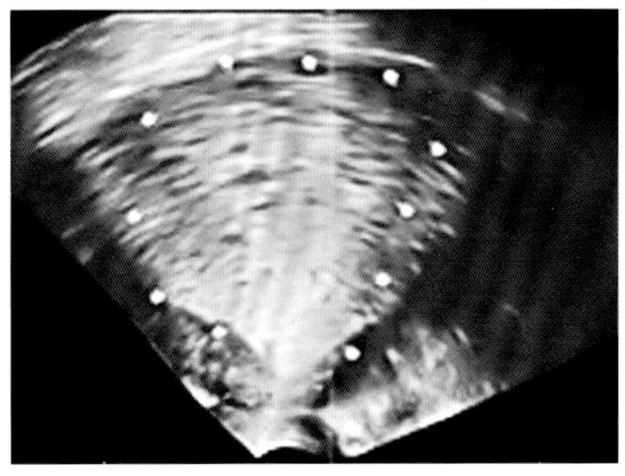

图8-11　三维超声

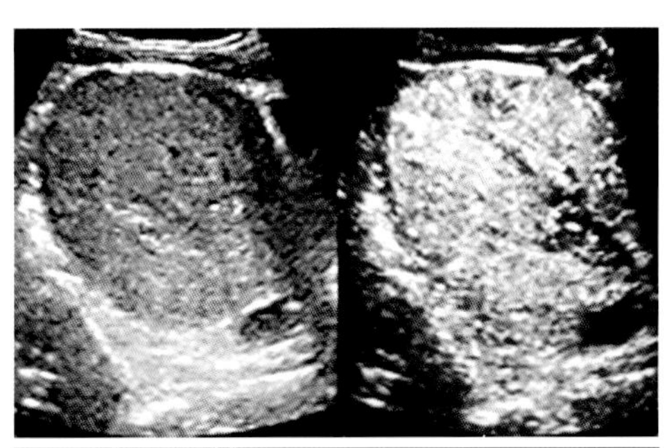
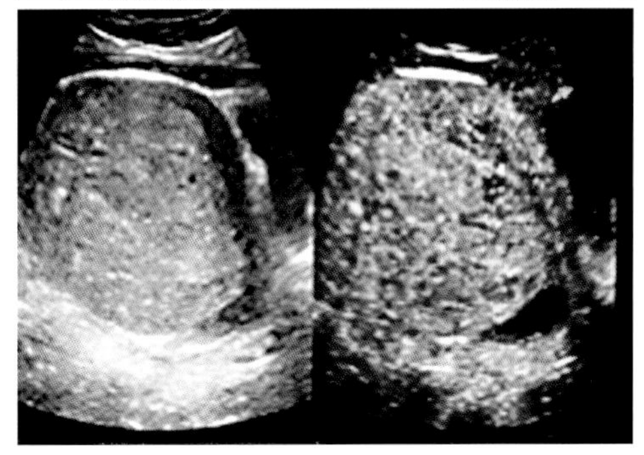

图8-12　超声造影

（3）遂于2018年12月3日超声引导下宫腔镜检查+诊刮术。

术中见宫颈内膜外观正常。宫腔明显增大，宫深15 cm，宫腔形态失常，双侧输卵管开口可见；宫腔内可见大量蜂窝状组织物充满，表面光滑，血运丰富。遂以卵圆钳在超声引导下夹取并刮取宫内组织物，感组织质韧。查看取出组织：① 部分如陈旧机化组织。② 部分如囊样质韧息肉样外观。诊刮过程中出血量增多，短时间内共计400 ml。暂停操作，予缩宫素静点并按摩子宫，出血逐渐减少。超声提示宫内组织物仍有4 cm×3 cm大小残余，与子宫肌壁界限不清，急查血Hb 83 g/L，考虑手术出血较多，宫腔内残余组织物与子宫肌壁界限不清，暂停手术，将取出物送病理（图8-13）。

【宫腔镜术后管理】

（1）术后近期管理：冷器械宫腔操作，膨宫介质是生理盐水，操作时间40 min，宫内组织质韧量多，使用卵圆钳钳夹取出，过程中出血共计400 ml。故术后早期予心电监护及吸氧，严密监测生命体征变化，记阴道出血量，并及时复查血常规及凝血功能。

（2）术后长期管理：患者系AUB多年、可疑AUB-M的患者，经过诊刮及宫腔镜下检查术，取材已比较充分，进一步管理的依据主要来自病理的结果。

【术后病理】（我院）倾向不非典型腺纤维瘤性息肉伴间质非典型增生，请结合临床和影像，需除外间质肉瘤。免疫组化结果：Ki-67指数（10%），p53（-），CD34（血管+），CD10（+），A4 CD31（血管+），p53（个别阳性），CD10（-），HCG（-），Inhibin-a（-），Ki-67指数（10%）。（宫腔赘生物）镜检见大片坏死物及少许破碎的子宫内膜组织。

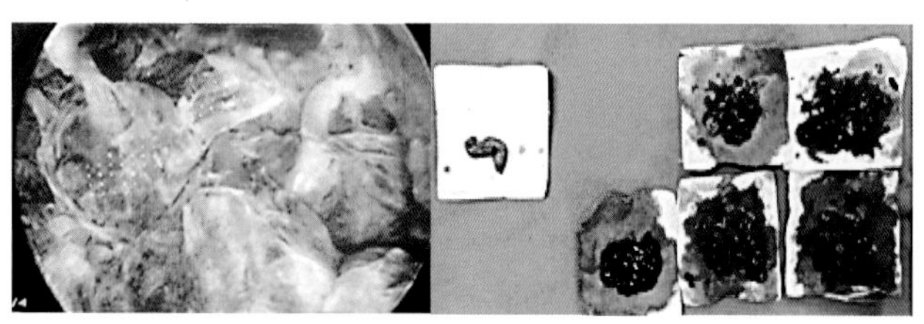

图8-13　左：宫腔镜下见；右：取出大量宫腔内容物，似息肉外观

（外院病理会诊）子宫内膜呈息肉样生长，间质增生活跃，不能除外腺肉瘤的可能。

（第二外院病理会诊）（宫腔内容物）在巨大子宫内膜息肉的基础上，局灶恶变为腺肉瘤可能性大，但达不到计数标准（伴大量出血梗死）。

因患者为年轻女性，未婚，在外院尝试使用GnRH-a治疗，效果欠佳，阴道出血仍难以控制，遂行全子宫双侧附件切除术。术后病理：低级别子宫内膜间质肉瘤，局灶达子宫浆膜层。

五、子宫腺肌病所致AUB（AUB-A）

（一）概述

子宫腺肌病导致的AUB通常表现为月经过多和痛经。部分患者可有不孕，血CA125轻度升高。盆腔超声及盆腔MRI可以辅助诊断。由于存在AUB，在诊断的过程中宫腔镜的评价是必不可少的。

（二）病例分享

【主诉】患者，女，23岁，主因“痛经8年，进行性加重伴不规则阴道出血5年”入院。

【现病史】患者既往月经规律，7/30～31天，量中等。16岁月经初潮时即开始出现痛经，可忍受，未用药。19岁（2014年）时痛经进行性加重，经期前3天明显，需口服止痛药。痛经时伴肛门坠胀及腹泻和呕吐，伴发热，最高38.5 ℃，需予解热镇痛等对症治疗方能缓解。同时出现月经改变，经期延长为10～25天，经量增多，为既往3倍，伴血块、贫血及头晕乏力，周经无改变。2016年12月痛经进一步加重，曾因疼痛晕厥1次。既往均未就诊，2017年初于当地中医药治疗半年，无效，建议上级医院诊疗。遂于5月30日就诊于北京某三甲医院。超声检查示"宫腔内异常回声——黏膜下肌瘤不除外，子宫多发肌瘤"。建议手术治疗。同年8月就诊于我院门诊，肛查提示子宫中位，如孕9周大小，无压痛，双侧附件未及明显异常。初步诊断为子宫腺肌病和子宫多发肌瘤（合并粘膜下肌瘤），建议手术治疗。

同年9月在我院行宫腔镜检查术。术中见宫腔形态失常，宫底可见一大小约4 cm×3 cm×5 cm的质韧肌瘤样结节凸向宫腔内。子宫内膜外观无异常，行诊刮术病理，提示增殖期子宫内膜。后予GnRH-a治疗共3周期。第二周期后闭经。闭经期间无明显腹痛，无其他不适。完成3个周期GnRH-a治疗后，为进一步治疗入院。病程以来，患者饮食和睡眠可，二便正常，体重无明显变化。

【既往史】对青霉素类、头孢类、红霉素类及双黄连等药物过敏。余无特殊病史。初潮16岁，7/30～31天，痛经（+），月经量中等，近5年痛经加重，经期延长及经量增多。末次月经2017年8月10日。未婚未育，无性生活史。

【体格检查】T 36.5 ℃，P 78次/分，R 18次/分，BP 124/80 mmHg。

【妇科检查（肛查）】外阴未婚式。宫体后位，如孕8周大小，质硬，活动好，压痛（－）。双侧附件（－）。

【辅助检查】

（1）血CA125 156 IU/L。

（2）超声：子宫后位，大小5.8 cm×7.2 cm×5.2 cm，肌壁回声不均匀，宫底可见低回声团，大小约5.7 cm×4.0 cm，内部回声不均，内可见结中结。CDFI示其内可见丰富血流信号，RI 0.45。后壁峡部可见低回声结节，大小约0.7 cm×0.8 cm，距浆膜层约0.45 cm，内缘紧邻内膜。内膜显示欠佳，冠状面示低回声团似压迫宫底内膜。提示子宫肌瘤，压迫子宫内膜（图8-14）。

【入院诊断】① AUB。② 子宫腺肌病。子宫腺肌瘤？③ 子宫肌瘤。

【诊疗经过】入院后完善相关化验检查，排除手术禁忌，于2018年1月31日在全麻下行宫腔镜检查+宫腔镜下子宫肌瘤电切术。术中探宫颈管内膜未见明显异常，子宫内膜萎缩，光滑，双侧宫角显示清晰，输卵管开口可见。宫底可见一大小约4 cm×3 cm×4 cm质韧腺肌瘤样结节凸向宫腔内，包膜不明显，考虑手术难度较大，行超声引导下操作。以单极电切环逐步电切，切除凸入宫腔内的赘生腺肌瘤部分。瘤体质韧，切除过程困难。切除过程中出血稍多，以至于术野不够清晰，影响手术进度。手术时间共持续约50 min，使用5%葡萄糖溶液作为膨宫介质。宫腔压力100 mmHg，灌流量总共13 500 ml，流出11 500 ml，尿量1000 ml。再探宫腔，可见切面平整，查无渗血。

在查看宫腔的过程中，患者的气管插管内突然涌出大量粉红色泡沫样物质，伴血氧下降，低至85%。立即请麻醉科主任到场组织抢救，血氧饱和度波动

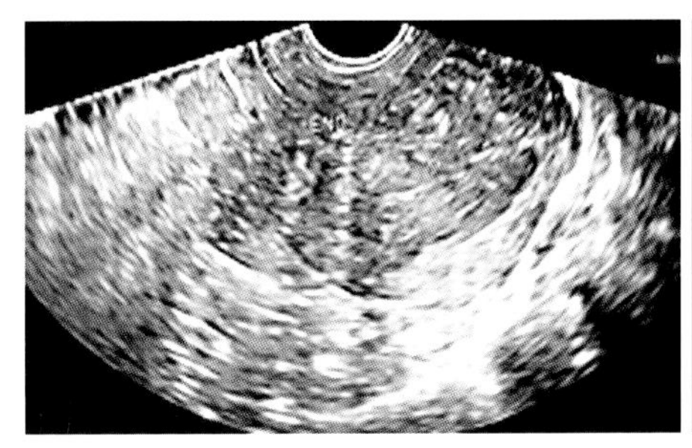
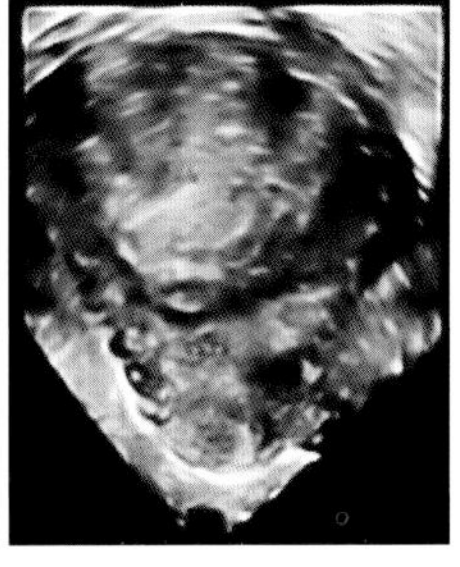

图8-14　术前盆腔超声（左二维，右三维）

在 85%～94%，血压波动在 120～130/60～80 mmHg，心率 90～110 次 / 分。动脉血气：pH 7.062，PCO_2 62 mmHg，PO_2 104 mmHg，K 4.2 mol/L，Ca 0.89 mmol/L，BE 12.7 mmol/L，Hb 11.6 g/dl。 血清葡萄糖 21.65 mmol/L，镁 0.53 mmol/L，尿素氮 2.35 mmol/L，肌酐 53 μmol/L，尿酸 133 μmol/L，K 2.75 mmol/L，Na 123 mmol/L，Cl 91 mmol/L，Ca 1.93 mmol/L，P 0.89 mmol/L，丙氨酸氨基转移酶 8 U/L，天冬氨酸氨基转移酶 15 U/L，总胆红素 28.8 μmol/L，白蛋白 30.1 g/L，肌钙蛋白 0.09 ng/ml，肌红蛋白 17.9 ng/ml，肌酸激酶同工酶 MB(免疫法)1.24 ng/ml。B 型钠尿肽前体 71.63 pg/ml。考虑为稀释性低钠血症。予呋塞米（速尿）20 mg 入壶，甲泼尼龙 80 mg 入壶，吗啡 10 mg、毛花甙 C（西地兰）0.4 mg 入壶，再予氯化钙及 10% 氯化钠溶液纠正电解质紊乱，继续由麻醉医师处理及监护。病情平稳后拔除气管插管。观察患者无呼吸困难及其他不适，生命体征平稳，回病房继续监护。术中麻醉满意，出血共计 100 ml，补液 2850 ml，尿量 2600 ml。患者返回病房时，BP 120/70 mmHg，P 90 次 / 分。

【术后管理】

（1）近期管理：患者回病房后复查血气分析：血液酸碱度 7.39，PCO_2 40 mmHg，PO_2 115 mmHg，Na 128 mmol/L，K 3.3 mmol/L，Ca 1.04 mmol/L，葡萄糖 6.8 mmol/L，乳酸 3.4 mmol/L，实际碳酸氢盐 24.2 mmol/L，剩余碱 −0.7 mmol/L，SaO_2 98%。按照稀释性低钠血症的补充原则循序渐进补充电解质。

术后 1 日，一般状态可，稍感头晕，无心慌、心前区疼痛等。查体：BP 118/76 mmHg，P 102 次 / 分，T 37.0 ℃，SaO_2 98%，心、肺查体未见异常。复查电解质：血清葡萄糖 6.43 mmol/L，Mg 0.59 mmol/L，K 4.19 mmol/L，Na 136 mmol/L，Cl 104 mmol/L，Ca 2.13 mmol/L，P 1.48 mmol/L。考虑低钠低氯低钾血症已明显纠正，继续给予支持并纠正电解质治疗，观察病情变化。

术后 2 日，患者无不适主诉，电解质紊乱已纠正。术后第 7 日，患者病情平稳出院。

【术后病理】① 子宫腺肌瘤。② 增殖期子宫内膜。

【术后诊断】① AUB-A。② 子宫腺肌瘤。③ 稀释性低钠血症。

（2）远期管理：该患者是一位未婚未育的年轻女性，痛经及 AUB 的病程已经很长了，并且持续进展，痛经、经期延长及经量增多的症状逐步加重，至今已行两次宫腔镜手术，包括一次检查和一次治疗。本次治疗在手术接近结束时出现了 TURP，即较严重的稀释性低钠血症。回顾整个手术过程，因宫内赘生物，即子宫腺肌瘤位置深在，质地坚韧，边界不清，手术较困难，手术时间稍长，灌流的总量稍多，出血亦稍多，出现了灌流和循环的失衡。所幸及时发现，迅速纠正，患者如期康复。

但是，患者的后续管理仍然是一个非常重要的问题。根据其年龄、病史和疾病发展过程，以及子宫腺肌瘤的生物学行为，病情的反复是预料之内的，且不能采用切除子宫的治疗方式。需制订一个能长期有效控制病情进展而又相对安全的治疗方案。经全科讨论，决定本次术后继续使用 GnRH-a 共 6 个周期，之后再评估。如子宫及宫腔内无明确病灶，宫腔深度小于 9 cm，可以尝试宫腔内放置曼月乐长期管理，并定期复诊和评估，必要时调整治疗方案。

6 个月后，患者再入院，评估其病情符合以上条件，故在宫腔镜下放置曼月乐。一直随访至今（2 年），无不适症状，无腹痛、月经过多或贫血。近期盆腔超声显示子宫稍饱满，肌壁间回声不均，宫内节育器居中，子宫内膜 0.2 cm，宫腔内（－），双侧附件（－）。

第五节　纵隔子宫

女性生殖器官的分化和发育是一个复杂的过程。在性分化之前，胚胎原始性腺以及生殖器官始基已初步形成，其后的分化和发育取决于性染色体。女性生殖器官不仅与泌尿系统在解剖上比邻，而且两者均起源于体腔上皮的内胚层和外胚层。泌尿器官的发育可以影响生殖器官的发育，生殖器官的先天异常可伴有泌尿器官的异常或部分缺如。纵隔子宫和双角子宫的发生率为5%，为双侧副中肾管未完全融合所致。纵隔子宫使宫腔的容积和形态发生改变，可能干扰正常的生育功能。对于已经明确影响生育的纵隔子宫，需要在宫腔镜下诊断并进一步治疗。纵隔子宫分为完全性和不完全性，纵隔的宽度亦有差异。术前应该进行充分的评估，制订治疗方案。常用的治疗方式为宫腔镜下纵隔子宫切除术，可采用冷刀或电能量器械剪开或切开纵隔子宫，尽量恢复宫腔的正常形态，扩大宫腔容积，以期改善生育功能。

一、术后管理

(一)近期管理

为了减少对子宫内膜的影响，目前多使用冷器械在超声引导下手术。膨宫介质为生理盐水，手术时间多在1 h以内，灌流量小于8000 ml。如过程顺利，术后常规监测生命体征，尿量和阴道出血量，一般不需要使用缩宫素。如为电切，膨宫液是葡萄糖溶液，要注意灌流量和灌流差值以及血糖和电解质的情况，警惕TURP综合征的发生。

(二)远期管理

根据术中情况，即切开的纵隔部位、宽度和长度来决定术后的干预程度。一般术后来过一次月经后即再次做宫腔镜检查，以评估前次手术创面愈合情况，以及宫腔形态恢复情况。短期目的是切除纵隔，恢复宫腔解剖的形态。长期管理就是生育管理。远期目标是待子宫内膜充分修复后尽快完成生育计划。需要特别提醒的是，对于此类纠正过宫腔畸形的患者，由于原先存在的缺陷，即使经切除后改善了宫腔空间的大小，但瘢痕部位的内膜生长状态与正常的子宫内膜相比是有区别的，妊娠时发生胎盘植入或前置胎盘的风险高于正常孕妇。所以纵隔切除部位子宫内膜的再生修复非常重要，术后建议3～6个月后再妊娠，而且孕期保健也需要加强。

二、病例分享

【主诉】患者，女，28岁，发现子宫畸形10个月。

【现病史】患者平素月经规律，6～7/30～31天，量中，痛经(－)。患者因备孕来我院查体。妇科超声可见一条索样结构将宫腔分为左右两部分，接近宫颈外口，考虑完全纵隔子宫。1个月前患者复查三维超声，仍可见一条索样结构将宫腔分为左右两部分，至宫颈外口，考虑完全纵隔子宫。患者为求进一步治疗收入院。病程中饮食及睡眠好，精神佳，二便正常，近期体重无明显变化。

【既往体健】12岁初潮，月经规律，6～7/30～31天，量中，痛经(－)，末次月经2019年12月1日，26岁结婚，G0P0，工具避孕。

【体格检查】T 36.6 ℃，P 72次/分，R 20次/分，BP 110/70 mmHg。

【妇科检查】外阴已婚型。阴道畅，粘膜光滑，可见少量白色分泌物，无异味。宫颈正常大小，光滑、质中，接触性出血（－），举痛（－）。宫体前位，正常大小，质中，活动可，无压痛。双侧附件区（－）。

【辅助检查】

（1）生殖激素六项检查结果见表8-5。

表8-5 生殖激素六项检查结果

FSH (mIU/ml)	LH (mIU/ml)	E_2 (pg/ml)	P (ng/ml)	T (ng/ml)	PRL (ng/ml)
5.12	2.9	3.0	1.0	0.4	3.2

（2）三维超声：子宫前位，大小4.7 cm×3.8 cm×3.0 cm，肌壁回声均匀。于冠状面可见一条索样结构将宫腔分为左右两部分，至宫颈外口，右侧内膜厚约0.43 cm，左侧内膜厚约0.75 cm，宫腔内未见明显异常回声。左侧卵巢大小3.0 cm×1.5cm×2.3cm，右侧卵巢大小3.0 cm×2.1 cm×1.4 cm。双侧附件区未见异常回声。诊断：子宫发育异常，考虑完全纵隔子宫。

【诊疗经过】在静脉麻醉及超声引导下行宫腔镜检查术。探宫腔深9 cm，逐号扩张宫颈至9.5号，置宫腔镜检查，宫颈管未见异常，距宫颈外口处至宫底可见一肌性隔状组织纵行将宫腔分为左右两部分。超声测量纵隔长约4.5 cm，厚约1 cm，表面较光滑，未见丰富血运及异型血管。分别进两侧宫腔探查。示双侧输卵管开口可见，双侧宫角显示清晰。遂按术前讨论，在超声引导下以3 mm尖剪刀逐一切除部分纵隔组织直至距宫底1.5 cm处。后行诊刮术，刮出少量子宫内膜组织，手术顺利。术后1个月月经自然来潮。

月经干净后再次静脉麻醉下行宫腔镜检查术。术中见宫腔深度8 cm，宫颈内膜正常，宫腔形态正常，未见明显纵隔，原纵隔切除处，子宫内膜生长良好，整体子宫内膜中等厚度，未见丰富血运及异型血管，双侧宫角清晰可见，双侧输卵管开口可见，手术过程顺利。

【术后管理】

（1）近期管理：手术顺利，用生理盐水膨宫，时间短，灌流量不大。常规心电监护2 h后正常进食。水，下床活动。未使用缩宫素。

（2）远期管理：患者有生育要求，术后观察3个月月经，均正常。超声显示子宫内膜无异常，宫腔形态恢复。随后自然妊娠，孕期平顺，足月自然分娩。

第六节 不孕症的输卵管插管疏通

在宫腔镜直视下，经输卵管开口插管，由插管内注入亚甲蓝溶液加压，为输卵管插管疏通术。若为宫腹腔镜联合手术，可在腹腔镜下观察注液端输卵管走行及伞端是否有液体流出；如为单纯宫腔镜检查，可在超声引导下观察盆腔直肠子宫陷凹是否有逐渐增多的液体聚集。部分病例可以观察到输卵管伞端有液体流出。此方式集诊断与治疗于一体。

一、术后管理

（一）近期管理

患者多为育龄期女性，一般无内科合并症。如手术顺利，术中生命体征平稳，麻醉顺利，术后很快能恢复至正常状态。

1. 需要注意的是，双侧输卵管近端梗阻的患者往往宫腔镜下尝试疏通，可能反复操作，用时较长。如果预计手术困难，需统计灌流液的总入量和总出入量，计算两者差值，警惕TURP综合征。术后应监测血电解质变化。

2. 如果是单纯宫腔镜下进行输卵管插管，而且过程困难，多次反复操作，要警惕副损伤，以便长期识别，早期治疗。

（二）远期管理

此手术目的是促进生育，根据术中疏通的结果规划下一步方案。

1. 如果术中输卵管疏通顺利，术后观察1个月经周期后可以备孕。

2. 如果术中发现输卵管梗阻，但经过插管疏通成功，可待下一次月经干净后再次复查超声造影，评估输卵管是否保持通畅。如通畅，可待下次月经后开始备孕。

3. 如手术过程不顺利，尤其多次导管疏通后才通畅者，需要在试孕之前再次行输卵管造影，详细评估输卵管保持通畅的情况。另外，一旦妊娠，要注意监测，警惕异位妊娠。

二、病例分享

【主诉】患者，女，36岁，育龄期女性，已婚未育。2018年5月8日主因“未避孕未孕1年余”入院。

【现病史】平素月经规律，6～7/30天，末次月经2018年5月2日。1年多前开始备孕，有正常性生活，一直未孕。生殖激素六项及甲状腺功能正常。丈夫精液检查正常。监测排卵正常。输卵管造影提示双侧输卵管远端不通。

【既往史】平素身体健康，否认慢性疾病及传染病史，否认手术史及外伤史，否认输血史，否认药物及食物过敏史。初潮12岁，平素月经规律，6～7/30天，量中等，痛经（－）。末次月经2017年7月1日。35岁结婚，爱人体健，G0P0。

【体格检查】全身查体无异常。

【妇科检查】外阴已婚型，发育正常。阴道通畅。宫颈光滑，无接触性出血。宫体前位，正常大小，质中、活动可，无压痛。双侧附件（－）。

【辅助检查】妇科三维超声（2018年5月5日）示子宫前位，大小4.8 cm×4.5 cm×3.8 cm，肌壁回声欠均匀，后壁可见低回声结节，大小约1.0 cm×0.8 cm，内膜厚约0.70 cm，回声均匀，宫腔形态正常，内未见异常回声，双侧宫角可见。子宫与盆腔组织间移动度好。左侧卵巢大小2.5 cm×1.8 cm，位于宫体中外侧，邻近宫角，移动度好。右侧卵巢大小3.1 cm×1.8 cm，位于宫体中外侧，邻近宫角，移动度好。其内可见较大卵泡，大小约1.2 cm×1.8 cm。双侧附件区未见异常回声。

输卵管造影（2018年5月8日）示双侧输卵管远端不通。

【初步诊断】双侧输卵管远端梗阻。

【诊疗过程】完善相关检查后，行宫腹腔镜联合检查。

腹腔镜下见子宫外观正常，于左后壁可见一约0.8 cm的肌瘤结节，凸向浆膜层。双侧输卵管外观迂曲，双侧卵巢未见异常。宫腔镜探查见宫颈管黏膜外观正常。宫腔形态正常。内膜外观未见异常。双侧输卵管开口清晰可见。行宫腔镜输卵管插管亚甲蓝通液。经宫腔依次于双侧输卵管开口置管，顺利，由导管内注入亚甲蓝液。在腹腔镜下见左侧输卵管伞端亚甲蓝液缓慢流出，加压后见亚甲蓝液顺畅流出。右侧输卵管蓝染，亚甲蓝液延迟流出，加压后右侧输卵管亚甲蓝液顺畅流出。

行诊刮术，取出少量子宫内膜组织。

术后病理：增殖期子宫内膜。

【术后管理】

（1）近期管理：患者手术顺利，双侧输卵管置管，通液过程顺利，手术时间短，术中监测无异常，术后心电监护 2 h，未使用缩宫素。

（2）远期管理：术中输卵管疏通顺利，术后观察 1 个月经周期后试孕。3 个月后自然妊娠，孕足月时因产科因素剖宫产一子。

第九章

妇科日间病房

一、日间手术与日间病房简介

最早的日间手术的概念是由英国小儿外科医师Nichol提出的，指选择合适的患者，在一个工作日（24 h）内完成住院、手术、术后观察和恢复（一般数小时）和办理出院。患者不需要在医院过夜[1]。

日间手术的概念一经提出，便得到了广泛的关注，无论在国内外，日间手术都得到了迅速的发展。2003年国际日间手术学会（International Association for Ambulatory Surgery, IAAS）提出的日间手术的定义为从患者入院、手术到出院在一个工作日内完成的手术，除外门诊手术。在我国，日间手术的概念也进一步得到了推广与完善。2015年中国日间手术合作联盟对日间手术的最新定义为患者在一日（24 h）内入院、出院完成的手术或操作。定义排除了医师诊所手术和急诊手术，并将操作项目纳入了日间手术范畴，提出了日间手术延期住院患者的概念[2]。

一个理想的医院手术分布是应该由门急诊手术、住院手术和日间手术三个部分组成。日间手术自开展以来，在世界多个国家得到了迅速发展，日间手术率稳步上升。英国日间手术占择期手术的比例从2003年的62.5%增加到了2014年的85%，法国从2007年的32%增加到了2014年的47%，美国至2014年日间手术的比例上升至90%以上。我国内地各大医院自2001年陆续开展日间手术，例如，武汉儿童医院自2001年开始了针对实施儿科的日间手术。至2017年底，我国有50%以上的三级医院开展了日间手术，我国日间手术的占比达到了12.8%[3-5]。

二、妇科日间病房的优势与挑战

妇科日间病房的开展既缩短了患者的住院时间，提升了住院体验感，又有利于床位的周转和医疗资源的优化分配。对于患者来说，通过日间病房的途径完成手术，可以缩短住院等候时间，降低医疗费用，减轻住院负担，同时降低了医院获得性感染的机会。在日间病房住院，患者感受好，治疗后可以早期返回正常的生活环境。

对于医院来说，日间病房可以缩短平均住院日，优化医疗资源，提高住院床位的使用率，降低院内感染率。同时，由于流程的简化，对围术期管理提出了更高的要求，有利于技术水平的提高，有利于医院管理理念的改变及更新。

很多种类的妇科手术可以选择在日间病房开展，其中宫腔镜手术是最常见的妇科日间手术之一。拟择期进行宫腔镜手术的患者，大多身体基本情况良好，且妇科宫腔镜手术时间短，术后无伤口，术后恢复快，围术期无须长时间卧床，术后观察数小时即可离院。对于上述患者，如果按住院手术进行排期，与其他重症患者一起等待住院，那么将受到住院病房床位数的限制。不但排期等待时间长，而且还可能延误其他重症患者的住院时机，造成医疗资源分配不合理。所以对于大部分宫腔镜手术患者，日间手术是作为首选的。

除此之外，宫腔镜手术患者无须在病房过夜，术后可以返回家中，早期恢复日常生活，对患者的工作和生活影响小，患者的体验好。例如，有一个

"阴道不规则出血1个月"的患者，超声提示"子宫内膜增厚——子宫内膜息肉？子宫内膜增生？"门诊建议行宫腔镜手术治疗，但患者因为担心家中年幼的孩子而拒绝住院。经过门诊医师耐心地解释病情以及充分沟通后，将患者安排在日间病房，患者欣然接受。最后患者在日间病房顺利进行了宫腔镜手术，术后恢复好，在病房观察2 h后出院，及时回到了孩子身边。患者对于这次日间病房的手术体验十分满意。

对于新生事物，有优点的同时也必然有一定的缺点，比如，日间病房的周转率高，增加了全科医师的工作量；患者术后出现不适症状；如疼痛、恶心和呕吐等，不能得到及时处理；患者离院后出现术后并发症而未及时处理时，医院和医师要承担的医疗风险增大。

以上问题值得引起我们的思考。如果能进一步优化日间病房的流程，就可以降低医师的工作负担。如果能加强围术期的管理，术后有效地监测随访，就能降低术后不良反应和并发症的发生率，提高患者满意度，降低风险。这是我们今后努力的方向。

三、妇科日间病房的基本条件

日间手术的安全性是得到长期临床数据验证的。经过严格选择后开展日间手术的死亡率极低，约为1/66 500，严重并发症的发生率约为1/1455，感染并发症的发生率明显低于住院患者[6-7]。所以，经过合适的选择，开展日间手术是非常安全的。那么什么样的选择叫作合适的选择呢?

1. 妇科日间病房需要具备一定的医院资质和设备条件（框9-1）。对于妇科日间病房来说，专门的手术间、必要的麻醉监护设施以及术后恢复病床都是必不可少的。因为日间病房的周转率高，从入院、手术及术后恢复到出院，必须一气呵成，衔接紧密。如果没有专门的手术间，而是接台手术，那么将在等待手术的期间浪费大量时间，患者的体验感下降，容易滋生负面情绪，而且容易延误出院时间，导致24 h内无法顺利完成出入院。术中的麻醉监护设施以及术后恢复病床都必不可少，这是日间手术与门诊手术的重要区别之一。

框9-1 日间病房的基本条件

硬件设施	专用手术间
	专用病房
	专用恢复室
人员配备	妇科医师
	麻醉医师
	护理人员
管理制度	日间病房管理规范
	查房制度
	随访制度
	安全管理制度
	核查制度

2. 妇科日间病房必须配备经验丰富的妇科医师和麻醉医师，并且他们在临床工作中需要密切协作。对于常见的妇科日间手术，比如宫腔镜手术，专业的麻醉医师团队是十分重要的。由于日间手术流程简化，衔接紧密，在围术期的管理方面对医护人员提出了更高的要求。所以妇科日间手术必须由高年资、经验丰富的医师来进行，而且需要配合默契，相互补充，相互帮助。日间手术更加考验临床医师的沟通技巧。在术前的谈话中应与患者充分沟通，使患者充分理解病情以及手术风险，让患者对术后并发症或者不良反应有充分的预期。在术后的病情交代中，应向患者充分交代术后的注意事项，且与家属充分沟通，告知术后护理的注意事项，告知术后常见问题的处理，最后告知患者和家属遇到特殊情况时如何及时与医院沟通，以及急诊返院流程与联系方式。相较住院患者，日间手术患者在院观察时间短，出院并不代表医疗行为的结束，患者在家中的休养与护理是医疗行为的一种延伸，所以应加强对患者以及家属的宣教，保障患者在院外得到适当的护理与休养。结合术中及术后的严密观察，以

及出院后的宣教，才能在最大程度上降低患者的手术风险。

3．需要专业沟通能力较强的护士做好术前护理、术后护理及随访。虽然日间手术流程简化，但是并不代表流程可以省略，护理人员对患者的入院宣教、术前护理、术后护理及随访这些环节缺一不可。因为患者在院的时间短，所以院外的随访极为重要。通过院外随访有利于及时发现术后并发症，及时解除患者的疑虑与困扰，提高患者的术后体验感。

4．必须保证 24 h 急救体制。一旦院外出现严重并发症，应及时安排患者返院，建立就诊绿色通道，及时组织治疗与抢救。

四、妇科日间患者的选择与排除标准

1．妇科日间患者的选择标准　年龄在 70 岁以下，一般情况好的患者标准可适当放宽；根据美国麻醉协会（American Society of Anesthesiologists, ASA）标准选择Ⅰ～Ⅱ级患者（框 9-2），无明显心、肺疾病；对于并存疾病稳定在 3 个月以上，在密切监测下的 ASA Ⅲ级患者，也在考虑之列；患者术后不能独居，需要成人陪同[8]。

框9-2　ASA分级标准

ASA 身体状况分级
ASA Ⅰ：无系统性疾病患者
ASA Ⅱ：轻度系统性疾病，无功能受限
ASA Ⅲ：重度系统性疾病，有一定功能受限
ASA Ⅳ：重度系统性疾病，终身需要不间断的治疗
ASA Ⅴ：濒死患者，不论手术与否，在 24 h 内不太可能存活

2．妇科日间患者的排除标准　术后居住环境差；伴不稳定型癫痫、严重精神病患者或依从性低的患者[9-10]。

五、妇科日间病房的诊疗流程

妇科日间手术的流程包括妇科门诊首诊、麻醉评估、预约住院、医护接诊与手术以及妇科门诊复诊。下面以妇科宫腔镜手术为例进行详细说明。

1．门诊初诊　妇科门诊医师是首诊医师，是病例筛选的第一道关卡，应明确掌握宫腔镜的手术指征并严格筛选日间手术患者。患者在门诊完成初步检查，经过评估后需要手术者，在门诊完善术前抽血化验（血常规、尿常规、凝血功能、感染疾病筛查、血型和生化等）、阴道分泌物常规、妇科超声、宫颈 TCT+HPV、心电图和胸片等相关检查。妇科门诊医师和病房医师的沟通与协调也极为重要。门诊医师对患者病情的轻重缓急以及手术的困难程度进行初步判断，在与病房医师沟通后合理安排手术。

2．麻醉评估　日间手术的开展需要多学科之间的配合。由于患者不在医院过夜，所以麻醉医师的术前访视环节需在门诊进行。因此，我们设立了麻醉评估门诊，让麻醉医师在门诊对患者进行麻醉风险评估，并签署麻醉相关知情同意书。

3．手术预约　患者术前的检查及麻醉评估都完善后，可预约手术。由日间病房医师电话联系患者，简单询问病史，排除禁忌，预约住院时间，并告知住院注意事项。

4．医护接诊与手术　患者在一个工作日内办理住院手续，由日间护士接诊。日间病房医师详细询问病史和查体，签署手术知情同意书，完善术前准备，随后在专门的日间手术室进行手术。术后返回日间病房进一步观察，病情平稳后可出院。由于日间患者在院时间短，术前的准备应该细致而充分，尤其对于宫腔镜患者应注意宫颈的准备。结合患者的病史、月经状态、婚育情况以及妇科检查结果，酌情选择宫颈准备的方式，详见宫颈准备相关章节。

日间病房的病历书写也有一定特色。在完整描述关键信息的基础上，还应做到尽量精简，具体内容包括个人信息（姓名、性别、年龄、职业、单位、婚姻状况、入院和出院时间)、主诉、入院情况(现病史、既往史、查体和辅助检查)、入院诊断、诊疗经过、出院情况、出院诊断及出院医嘱。

5. 出院 患者符合下列标准时可以如期离院:① 生命体征平稳至少 1 h,并无异常主诉及体征。② 辨识和自主行为能力恢复。③ 患者已知晓后续注意事项。④ 完成麻醉访视及妇科医师评估。⑤ 由有陪护能力的成人护送和照看。⑥ 紧急联络通路保持 24 h 开放。

6. 术后复诊 患者按照预约的复诊时间返回妇科门诊,根据病理结果决定后续治疗与随访。尤其对于术中怀疑子宫内膜恶性病变的患者,术后应及时向患者及家属交代病情和术中情况,及时追踪病理结果,进一步完善相关评估,如肿瘤标志物和影像学检查等。一旦诊断明确,及时制订治疗方案。

上述环节需要多方的协调与配合,才能保证妇科日间手术的顺利开展(图 9-1)。

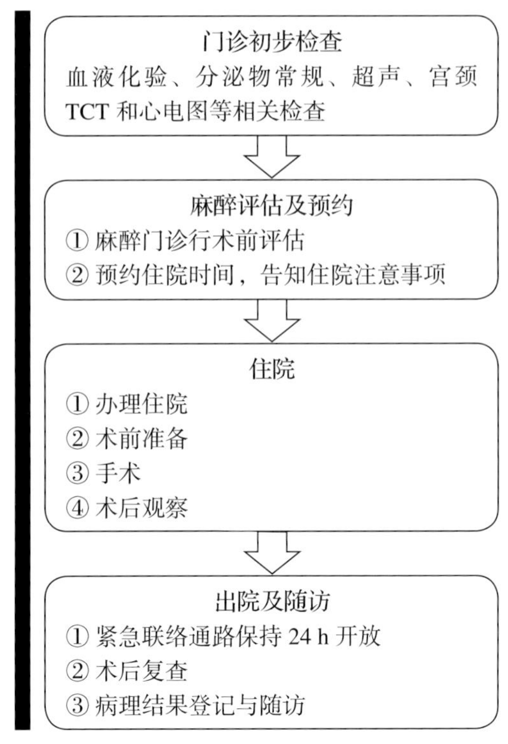

图 9-1 日间手术诊疗流程

参考文献

[1] 陈建平, 赵蓉, 杨丽, 等. 上海市级医院日间手术发展的实践与思考. 中国医院, 2015, 19(4):1-2.

[2] 缪传文, 钟力炜, 王理伟, 等. 不同管理模式在日间手术中的应用实践. 中国医院管理, 2015, 35(3):21-22.

[3] 林夏, 马洪升, 王琪, 等. 提升我国日间手术管理水平的思考与建议. 中国医院管理, 2017, 37(7):41-42.

[4] 白雪, 马洪升, 戴燕. 日间手术流程再造及管理模式优化研究. 华西医学, 2015, 30(5):842-845.

[5] 闫沛, 王宇, 胡雪慧, 等. 日间手术患者护理管理模式应用效果分析. 护士进修杂志, 2016, 31(2):130-133.

[6] Aliberti, Márlon J. R, Suemoto C K , Fortes-Filho S Q, et al. The Geriatric Day Hospital: Preliminary Data on an Innovative Model of Care in Brazil for Older Adults at Risk of Hospitalization. Journal of the American Geriatrics Society, 2016.

[7] 余秀君, 程永忠, 陈小蓉, 等. 日间病房诊疗模式的建立及管理. 现代预防医学, 2007, 34(10):1881-1882.

[8] 孙博, 刘雷, 王东光. 国内日间手术发展进程、存在问题与对策建议. 中国卫生质量管理, 第25卷第5期(总第144期):17-20.

[9] 于丽华. 中国日间手术发展的历程与展望. 中国医院管理, 第36卷第6期(总第419期): 16-18.

[10] 刘子嘉, 黄会真, 黄宇光. 从加速康复外科理念看日间手术:英国2019年日间手术指南解读. 协和医学杂志, 2019, 10(6):570-574.

第十章

宫腔镜手术相关用药策略

一、宫腔镜手术部位感染预防用抗菌药的探讨

(一)手术部位感染的定义

手术部位感染(surgical site infection, SSI)通常是指发生在切口部位、深部器官和腔隙的感染[1]，是医疗相关感染的常见原因[2]，通常花费巨大。美国疾控中心(Centers for Disease Control and Prevention, CDC)将SSI定义为术后30日内或90日内(如果植入了假体材料)发生在手术切口处或其附近的、由于手术相关操作引起的感染。

妇科手术最常见的并发症就是手术部位感染，可进一步分为切口表面的蜂窝织炎、切口深部脓肿、盆腔或阴道残端蜂窝组织炎或脓肿。其病原体主要来源于皮肤或阴道内的菌群。这些微生物通常为需氧的革兰氏阳性球菌(如葡萄球菌)。

(二)宫腔镜手术部位感染的风险

宫腔镜检查或宫腔镜手术均存在一定的感染风险，概率低于0.01%。对于宫腔镜手术部位感染的预防，有研究表明，单用头孢唑啉或青霉素与β内酰胺酶抑制剂联用均不能降低宫腔镜手术感染的风险，因此，在宫腔镜检查或手术前、术中或术后均不建议采取抗菌药预防。专家建议，宫腔镜检查或手术前不应进行阴道取样。如怀疑存在感染，则不宜行宫腔镜手术。对于宫腔镜手术前的阴道消毒，目前尚无未消毒与各种消毒模式的对照研究。大部分研究报道了在宫腔镜手术前应用抗菌药进行阴道消毒。专家建议，在宫腔镜检查前不推荐进行阴道消毒，而在宫腔镜手术前应使用消毒液进行阴道消毒[2]。

(三)探讨宫腔镜手术预防用抗菌药的必要性

过度使用抗菌药可导致细菌耐药性，也可能会发生过敏反应。因此，进行宫腔镜检查或手术时，应合理使用抗菌药物，避免滥用。宫腔镜检查不推荐预防性使用抗菌药。活动性盆腔感染、有前驱症状或活动性疱疹感染是宫腔镜手术的禁忌证。术前已存在细菌性感染的手术，如盆腔腹膜炎和盆腔脓肿切除术等，属于抗菌药治疗性应用，不属于预防性应用范畴。宫腔镜手术相关的感染不多见，术后感染率(如子宫内膜炎或子宫肌炎、尿路感染)为0.01%~1.42%，预防性抗菌药应用并不能降低术后感染率[3]。宫腔镜手术术后感染发病率低，预防性使用抗菌药物不应常规用于宫腔镜手术，暂无证据证明预防性使用抗菌药物有临床价值[4]。

(四)宫腔镜手术部位感染的预防措施

预防宫腔镜手术SSI的关键还是基本措施，包括无菌操作、手术技巧、血糖控制和维持正常体温等[5]。以下三种因素已被证实可预测切口部位感染：①手术部位固有污染菌的数目。②手术类型和手术持续时间。③患者自身因素(如糖尿病、吸烟史、肥胖和营养状况)。术前应详细评估患者是否合并感染的高危因素，提早干预，防患于未然。减少术后切口感染是一项长期而艰巨的工作，医务人员应严

格执行《消毒隔离管理总则》。术前加强患者无菌宣传教育；术中严格遵循无菌原则，规范操作；术后加强护理，注重心理干预，严密把控治疗的各个环节，以降低切口感染的发生率，提升医疗质量[6]。

宫腔镜手术相关指南的推荐内容汇总见表 10-1。

二、宫颈准备的用药选择及药学监护

（一）宫腔镜手术前的宫颈准备

宫腔镜手术的常见并发症包括宫颈撕裂、形成假道及子宫穿孔。近 50% 的宫腔镜并发症与宫腔镜难以通过宫颈管有关。充分的术前宫颈准备可减少手术并发症[11]，避免或减少机械性扩张的需求及相关疼痛，方便实施手术。但法国国家妇产科医师协会并不推荐在术前进行宫颈准备，主要考虑到药物对降低术后并发症及缓解疼痛的有限性及不良反应发生风险[3]。美国妇产科医师学会[8]、美国妇科腔镜医师协会[10]及英国皇家妇产科医师学院（Royal College of Obstetricians and Gynaecologists, RCOG）[12]亦不推荐在宫腔镜手术前常规行宫颈准备。但对于子宫颈损伤和子宫穿孔风险高的女性（如宫颈畸形、有子宫颈狭窄病史或既往宫颈手术）、使用大直径（≥5 mm）宫腔镜的女性及绝经期女性推荐进行宫颈准备[13]。

（二）宫颈准备的药物选择与使用[13]

1. 妊娠早期手术流产前宫颈准备见表 10-2。

2. 妊娠中期手术流产前宫颈准备见表 10-3。

3. 非妊娠期女性宫颈准备见表 10-4。

（三）宫颈准备用药的药学监护

1. 对于不能或不愿意阴道用药的女性，可以选择口服给药。

2. 米非司酮、米索前列醇和卡孕栓的不良反应相似，为腹痛、腹泻、恶心、呕吐、头痛和发热等。米非司酮的不良反应一般轻于米索前列醇，但宫颈准备的时间长，至少 24 h。

3. 宫腔镜检查时，卡孕栓与米索前列醇比较，

表10-1 宫腔镜手术相关指南的推荐内容

发布时间	协会 / 组织	指南名称	推荐内容及级别
2012 年	加拿大妇产科医师协会（Society of Obstetricians and Gynaecologists of Canada, SOGC)	《妇科手术的抗生素预防》	不建议对宫腔镜手术进行抗菌药预防(Ⅱ-2D)[7]
2013 年	法国国家妇产科医师协会 (Collège National des Gynécologues et Obstétriciens Francais, CNGOF)	《宫腔镜手术并发症的预防：临床实践指南（法国）》	用于诊断的宫腔镜检查技术，无须阴道消毒或使用抗菌药预防（B 级证据）[3]
2014 年	法国国家妇产科医师协会	《临床实践指南：宫腔镜检查》	宫腔镜检查：术前无须进行阴道消毒或使用抗菌药预防（B 级证据） 宫腔镜手术：术前使用消毒液进行阴道消毒（专家意见），无需预防用抗菌药（B 级证据）[8]
2018 年	美国妇产科医师学会（American College of Obstetricians and Gynecologists, ACOG）	《妇科手术后感染的预防》	行常规宫腔镜检查、子宫内膜活检或消融的患者，感染概率较低，不推荐预防性使用抗菌药[9]
2020 年	美国妇产科医师学会	《宫腔镜在宫内病理学诊断和治疗中的应用》	常规宫腔镜手术不推荐使用抗菌药预防。在诊断宫腔镜或宫腔镜手术后，抗菌药预防的使用并没有减少术后感染[10]

表10-2　妊娠早期手术治疗前宫颈准备

药物	用法用量
米非司酮	200~400 mg 或 100~150 mg 术前 24~48 h 口服
米索前列醇	400 μg 术前 3~4 h 阴道放置，或术前 2~3 h 舌下含服，或术前 3~4 h 颊黏膜含服，或术前 8~12 h 口服
卡孕栓	10~14 周钳刮术前 1~2 h 阴道放置 0.5~1.0 mg
机械性扩张	术前 6~24 h 宫颈管放置海藻棒，或术前 3~4 h 宫颈管放置合成扩宫棒

表10-3　妊娠中期手术流产前宫颈准备

孕期	药物	用法用量
中孕早期	米非司酮	150 mg 分 2 天口服
	米索前列醇	400 μg 术前 3~4 h 阴道放置或颊黏膜含服
	地诺前列栓酮	10 mg 阴道放置
	机械性扩张	渗透性扩宫棒（海藻棒或合成类）
中孕晚期	米非司酮	200 mg 术前 24~48 h 口服或 100~150 mg 术前 24~48 h 口服
	米索前列醇	联合其他方法
	地诺前列栓酮	10 mg 阴道放置
	机械性扩张	米索前列醇 400 μg 术前 3~4 h 颊黏膜含服 + 海藻棒或合成类扩宫棒或单用渗透性扩宫棒

药物不良反应明显减少，尤其适用于无阴道分娩史和原发性不孕患者的宫颈准备。

4. 使用米索前列醇前应排除原发性高血压、青光眼和哮喘等前列腺素药物禁忌证。

5. 用间苯三酚扩张宫颈的同时不具有抗胆碱不良作用，故尤其适用于有原发性高血压、哮喘和青光眼等内科合并症患者。

6. 宫腔镜术前 15~30 min 静脉注射间苯三酚

表10-4　非妊娠期女性宫颈准备

非妊娠期女性	药物	用法用量
生育年龄	米索前列醇	术前 3~12 h 阴道放置 200~400 μg
	卡孕栓	术前 0.5~2 h 阴道或直肠放置 0.5~1 mg
	间苯三酚	术前 15~30 min 静脉注射 80 mg
	机械性扩张	术前 12 h 宫颈管放置海藻棒，或术前 1~2 h 放置合成扩宫棒
绝经后	米索前列醇	术前 12 h 口服 400 μg，或术前 2~3 h 舌下含服 / 阴道放置 200~400 μg
	卡孕栓	术前 1~2 h 阴道放置 0.5~ 1.0 mg
	间苯三酚	术前 15~30 min 静脉注射
	雌激素	口服戊酸雌二醇 1 mg，1 次 / 天，共 7 天，或术前 7 天顿服尼尔雌醇 4 mg，3~7 天，或阴道外用雌激素软膏 1 次 / 晚，7 天
	替勃龙	口服 2.5 mg/d，3~7 天
	机械性扩张	术前 12 h 宫颈管放置海藻棒，或术前 1~2 h 放置合成扩宫棒

80 mg，比口服或阴道使用米索前列醇能更好地软化宫颈，提高手术视野的清晰度，缩短手术时间，减少术中漏水量，并且不良反应发生率低于米索前列醇。

7. 米非司酮和（或）米索前列醇用于宫颈扩张的效果虽好，但其扩张宫颈的指征在中国尚未注册，故在使用上受到限制。对不宜或不能使用米非司酮和（或）米索前列醇的患者，可选择渗透性扩宫棒。

8. 海藻棒由天然吸湿的海藻植物制成。曾有应用后发生感染的个案报道。若患者对该成分过敏，则不宜使用。合成类扩宫棒较海藻棒更加无菌，起效快，不良反应小，但价格较高。

宫腔镜手术前宫颈准备相关指南推荐内容见表 10-5。

表10-5 宫腔镜手术前宫颈准备相关指南推荐内容

发表时间	协会 / 组织	指南名称	推荐内容及级别
2011 年	英国皇家妇产科医师学院（RCOG）	《门诊患者宫腔镜检查最佳实践》	门诊宫腔镜检查前的常规宫颈准备不应在没有任何证据表明可以减少疼痛、失败率或子宫外伤的情况下使用（A 级）[12]
2012 年	中华医学会妇产科学分会妇科内镜学组	《妇科宫腔镜诊治规范》	宫腔镜手术术前晚酌情放置宫颈扩张棒扩张宫颈，或给予米索前列醇 400 μg 阴道后穹窿放置 [13]
2014 年	法国国家妇产科医师协会（CNGOF）	《宫腔镜：法国妇产科医师学院的临床实践指南》	不推荐宫颈准备 [8]
2013 年	法国国家妇产科医师协会（CNGOF）	《宫腔镜手术并发症的预防：临床实践指南（法国）》	实施 HSC 检查前（A 级），不建议使用米索前列醇（口服或经阴道给药） 实施 HSC 检查前（B 级），不建议开具米非司酮处方。宫颈撕裂、子宫穿孔和 HSC 手术失败风险的预防：HSC 手术前（A 级）不建议口服或经阴道应用米索前列醇；在 HSC 手术前（C 级）不建议使用雌激素；在 HSC 手术前不建议应用 GnRH-a、达那唑、孕激素或雌孕激素（B 级）[3]
2017 年	国际妇产科联盟	《FIGO 更新米索前列醇单药用于妇产科的推荐》	可单独用于孕 13~26 周的手术流产前宫颈准备 [14]
2020 年	中华医学会计划生育学分会	《宫腔操作前宫颈预处理专家共识》	妊娠期女性（主要指手术流产前）：充分的宫颈准备可减少手术流产的并发症，包括宫颈损伤、子宫穿孔和不全流产 非妊娠期女性（生育年龄）：需要在手术前进行宫颈准备，以便实施手术，减少手术并发症 非妊娠期女性（绝经后）：进行宫腔操作前应进行充分的宫颈预处理，以便手术操作，并降低手术风险 [13]
2020 年	美国妇产科医师学会（ACOG）、美国妇科腔镜医师协会（AAGL）	《子宫腔内病变的宫腔镜诊治专家共识》	没有足够的证据建议在宫腔镜诊断或宫腔镜手术前常规促宫颈成熟，但对于可能存在宫颈狭窄或预计手术中不耐受疼痛的患者，可以考虑促宫颈成熟 [10]

参考文献

[1] 中华医学会外科学分会外科感染与重症医学学组，中国医师协会外科医师分会肠瘘外科医师专业委员会. 中国手术部位感染预防指南. 中华胃肠外科杂志, 2019, 22(4): 301-314.

[2] Berríos-Torres, Sandra I, Umscheid C A, et al. Centers for disease control and prevention guideline for the prevention of surgical site Infection, 2017. Jama Surgery, 2017.

[3] 夏恩兰. 宫腔镜手术并发症的预防：临床实践指南(法国). 国际妇产科学杂志, 2014, 41(5): 575-577.

[4] 张颖, 段华, 张师前. 2020年美国妇产科医师学会和美国妇科腔镜医师协会《子宫腔内病变的宫腔镜诊治专家共识》解读. 中国实用妇科与产科杂志, 2020, 34(09): 907-910.

[5] 叶慧, 宗志勇, 吕晓菊. 2017 年版美国疾病预防控制中心手术部位感染预防指南解读. 中国循证医学杂志, 2017, 7(17): 745-750.

[6] 李霞, 黄文倩, 陈婷婷, 等. 2018年ACOG《妇科手术感染预防》指南解读. 中国实用妇科与产科杂志, 2018, 34(09): 1016-1018.

[7] SOGC clinical practice guideline, No. 275, April 2012, Antibiotic Prophylaxis in Gynaecologic Procedures, Obstet Gynaecol Can 2012; 34(4): 382-391.

[8] Deffieux X, Gauthier T, Menager N, et al. Hysteroscopy: guidelines for clinical practice from the French College of

Gynaecologists and Obstetricians. Europ JObstetr & Gynecol Reprod Biol. 2014(178): 114-122.

[9] ACOG Practice Bulletin No. 195 Summary. Prevention of infection after gynecologic procedures. Obstetrics and Gynecology, 2018, 131(6): 1177-1179.

[10] ACOG. The use of hysteroscopy for the diagnosis and treatment of intrauterine pathology. obstetri Gynecol, 2020, 135(3): 138-148.

[11] 中华医学会妇产科学分会妇科内镜学组. 妇科宫腔镜诊治规范. 中华妇产科杂志, 2012, 47(7): 555-558.

[12] RCOG. Best Practice in Outpatient Hysteroscopy. RCOG Green-top Guideline NO.59, 2011, 2-22. https://www.rcog.org.uk/glcbalassets/do cuments/guidelines/gtg59hysteroscopy.pdf.

[13] 中华医学会计划生育学分会. 宫腔操作前宫颈预处理专家共识. 中华生殖与避孕杂志, 2020, 40(1): 3-8.

[14] Morris JL, Winikoff B, Dabash R, et al. FIGO's updated recommendations for misoprostol used alone in gynecology and obstetrics[J]. Int J Gynecol Obstet, 2017, 138(3): 363-366.

第十一章

宫腔镜手术医护配合

宫腔镜手术的成功离不开医护的密切配合，本章就宫腔镜手术中的医护配合进行阐述。

一、手术团队组成

1. 高年资巡回护士。

2. 高年资麻醉医师、住院医师或高年资住院医师。

3. 高年资妇科医师、住院医师或高年资住院医师、医学生和其他参访医师。

团队中所有成员都有自己的专属空间。这样的会使工作流程顺畅，且不妨碍巡回人员的工作（图11-1）。

如果工作人员频繁走动，会滞碍手术流程，增加感染风险。

二、手术准备工作

（一）患者准备

1. 核查手术患者信息，询问既往史、药物过敏史及各项检查结果。

2. 进行有效沟通，消除患者的紧张情绪。说明特殊体位的配合要求。

3. 术前进行皮肤准备，了解会阴部清洁。不需要做会阴部备皮。

4. 了解术前禁食、禁水情况，排空膀胱。

（二）手术用物准备

1. 一般手术用物　常规手术用物有器皿和布类敷料（布单、手术衣和斜口巾）（图11-2）。

2. 一般手术器械　海绵钳、组织镊3把、宫颈钳、子宫刮匙、子宫探针、人流吸引管、子宫颈扩张器及阴道扩张器。

3. 宫腔镜器械

（1）宫腔检查镜，尤其是有手术器械通道的HEOS宫腔镜（图11-3）。

（2）宫腔电切镜（图11-4）。

4. 宫腔镜手术操作器械（图11-5）。

5. 手术仪器设备：摄像系统、显示器、冷光源、膨宫机和电外科系统等（图11-6）。

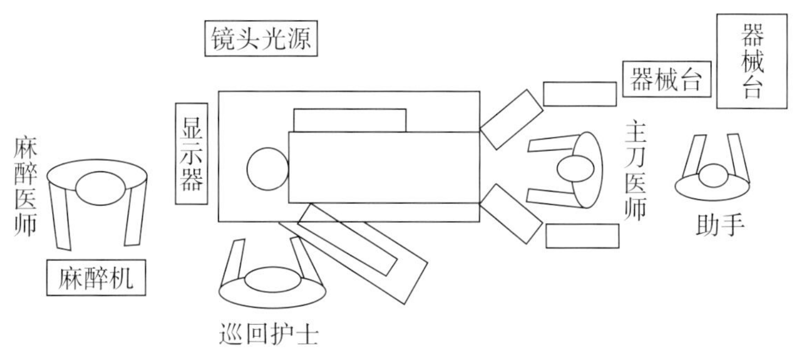

图11-1　团队成员专属空间

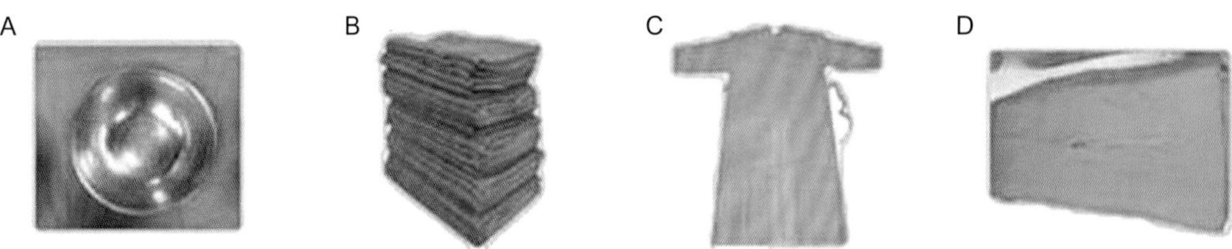

图 11-2　一般手术用物。A. 手术盆；B. 布单；C. 手术衣；D. 斜口巾

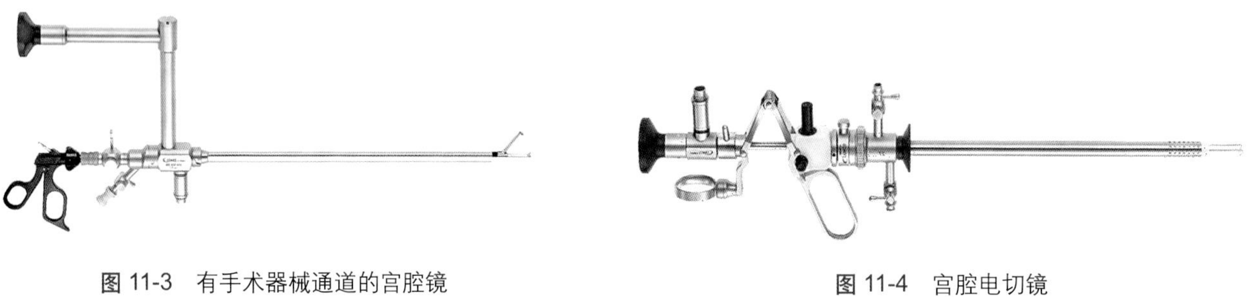

图 11-3　有手术器械通道的宫腔镜

图 11-4　宫腔电切镜

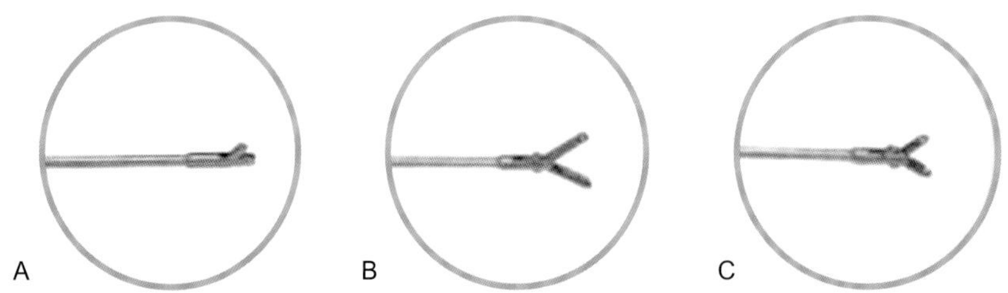

图 11-5　宫腔镜手术操作器械。A. 咬切钳；B. 抓钳；C. 活检钳。钳口精细，操作活动受限，分次操作

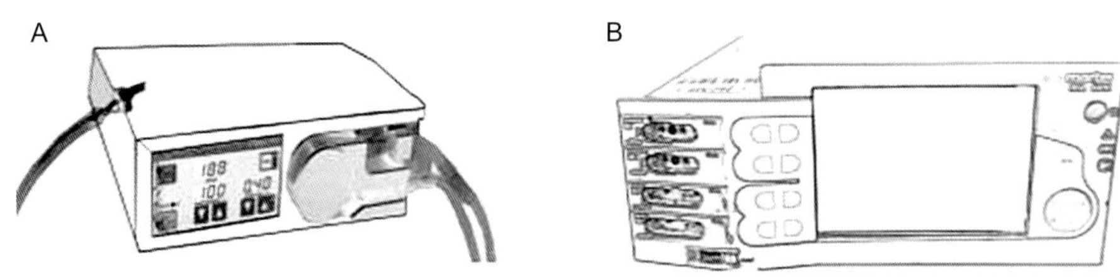

图 11-6　手术仪器设备。A. 膨宫机；B. 电外科系统，使用前需要开机测试，调节功率，接口需要严密

6. 手术体位

（1）截石位：患者仰卧，将双腿放置于腿架上，臀部移至床边，最大限度地暴露会阴部（图 11-7）。

（2）注意事项

① 双下肢外展 ＜90°，大腿前屈的角度应根据手术需要而改变。足尖与对侧的肩关节呈一条直线。

② 将上肢一侧外展，掌心朝上，远端关节略高于近端关节；另一侧肢体肘部微屈；与躯体平行，用布单双层叠加固定于身体侧。肩关节外展不超过 90°，以避免损伤臂丛神经。

③ 当需要调节体位呈头低脚高时，加用肩托固定，以防止患者头端滑动。

④ 手术中操作人员避免重力压迫患者膝部，以免发生压力性损伤。

⑤ 手术结束复位时，双下肢应单独、缓慢地放下，并通知麻醉医师，注意血压和心率的变化。

三、手术配合步骤

（一）连接用物

1. 连接并固定摄像头、纤维导光束、电凝线和膨宫水管等（图 11-8）。

2. 启动灌注系统，设定膨宫压力为 80 ~ 100 mmHg，水流流速为 200 ~ 300 ml/min。

3. 排空管道内气泡。

4. 注意事项

（1）膨宫机压力设定：低于人体平均动脉压；预设报警，确保手术安全。可疑宫内占位为恶性时，应选择在 70 mmHg 以下为宜。压力＞150 mmHg 时，手术时长超过 60 min 易发生过度水化综合症。

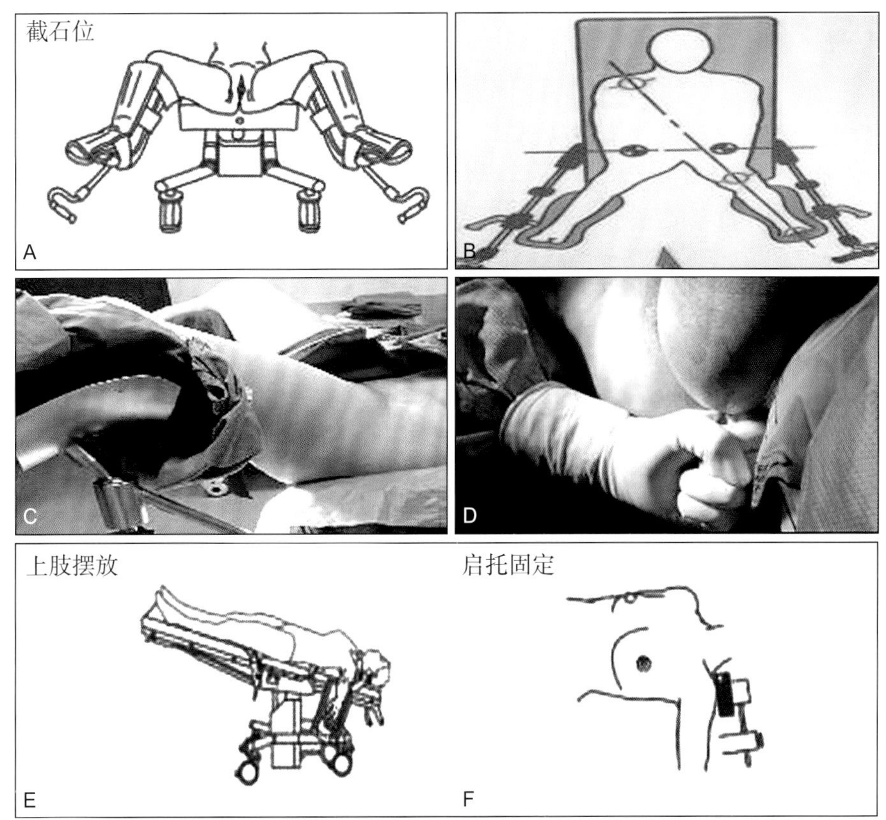

图 11-7　手术体位图示。A. 截石位；B. 截石体位摆放角度；C. 实例图示；D. 在安全限度内暴露会阴部；E. 上肢体位摆放角度；F. 肩颈托固定

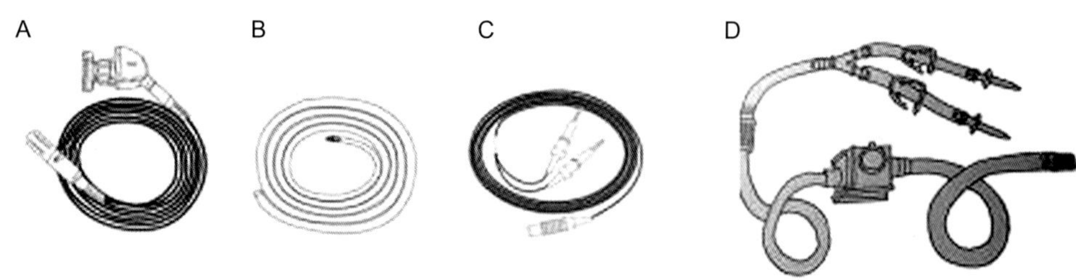

图 11-8 手术用物连接固定。A. 摄像头；B. 纤维导管束；C. 电凝线；D. 膨宫水管

（2）推荐使用以下膨宫液

① 除外单极电切选用 5% 葡萄糖注射液，首选用 0.9% 氯化钠溶液，避免过度水化综合征的发生。

② 糖尿病患者选用 5% 甘露醇溶液。

（二）观察宫颈管

1. 巡回护士　启动灌注系统开关，观察水流速度。打开光源系统。

2. 手术医师　打开注水阀开关，排空气体。手持镜体，自宫颈沿宫颈管和宫腔的自然腔道方向缓慢、轻柔地推入。

3. 注意事项

（1）正确持握镜体，特别注意导光束不能弯折，连接与拆卸时需避免拖拽（图 11-9）。

（2）在手术过程中，适当调整光源亮度，满足手术视野需求即可。

（三）观察宫腔形态

1. 手术医师　将镜体缓慢进入宫腔，边观察边转动镜轴柄，按顺序观察。

2. 巡回护士

（1）观察水流速度，即时更换膨宫液体，避免空气进入膨宫管路，减少空气栓塞的风险。

（2）记录灌注液入量出量变化，及时汇报，警惕过度水化综合征。

（3）出入镜体时注意关闭光源系统，避免意外灼伤。

3. 注意事项　冷光源未关闭或亮度未调至最低时，严禁将纤维导光束放在患者身上或床单敷料上，避免强光所产生的热能灼伤患者或烧坏床单敷料（图 11-10）。

（四）观察双侧宫角及输卵管子宫开口

1. 手术医师　使镜体到达宫底。转动镜轴柄，将检查镜分别对向宫腔两侧。

2. 巡回护士　观察调节膨宫压力。

3. 特殊用物准备（图 11-11） Cook 导管和导丝、亚甲蓝注射液、0.9% 氯化钠容液 500 ml。

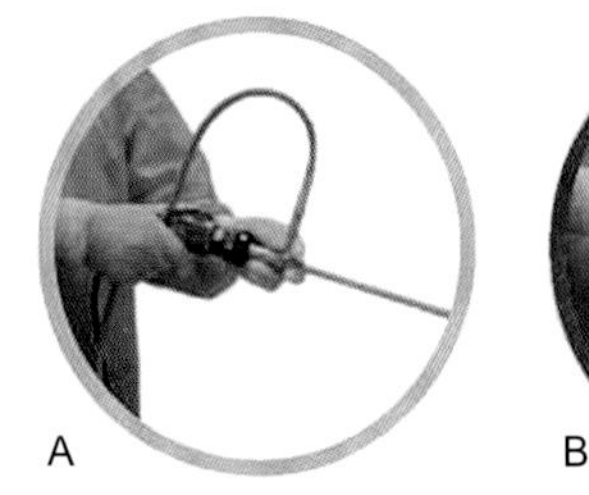

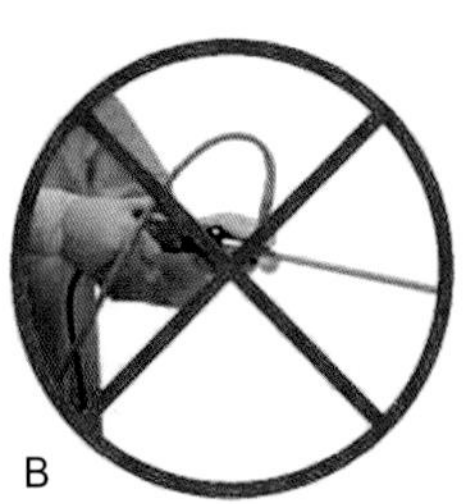

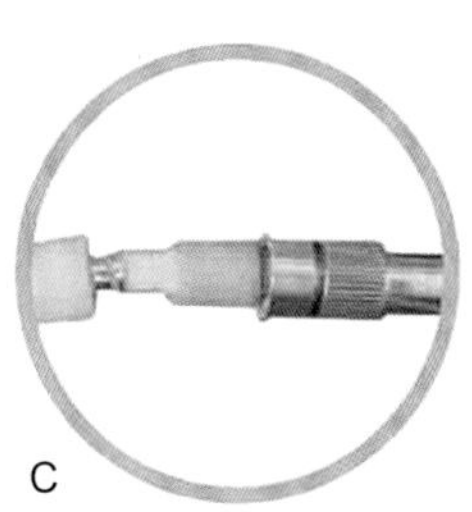

图 11-9 握持镜体操作示意。A. 正确的握持方式；B. 不正确的握持方式；C. 操作弯折造成的纤维导光束表皮损坏

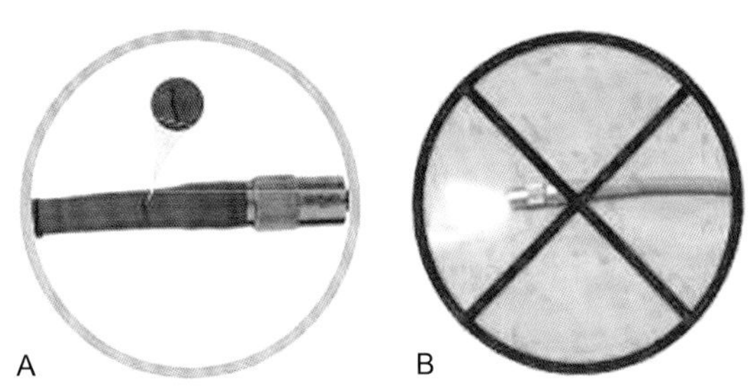

图 11-10　冷光源的使用。A. 正确的使用方式；B. 不正确的使用方式

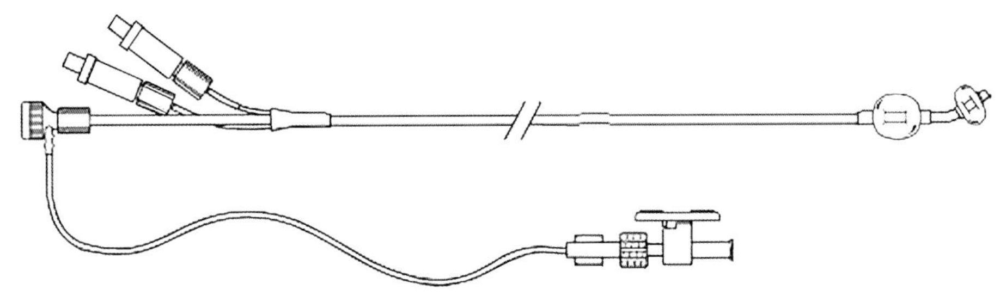

图 11-11　镜体操作特殊用物图示

（五）检查结束

1. 手术医师　边退出镜体边观察。需再次观察宫颈管。退出阴道外口时关闭注水阀。

2. 巡回护士　关闭光源系统，关闭膨宫机开关。拆卸各种导线，妥善安放镜体，分装手术标本。

3. 注意事项

（1）标记标本信息、收集与保存。

（2）观察患者各项体征的变化。

（六）宫腔镜手术

1. 手术医师　通过宫腔镜外鞘置入治疗镜。准备电极。

2. 巡回护士　更换膨宫液种类，粘贴回路负极板，调节电外科输出功率，检查患者安全。

3. 注意事项

（1）回路负极的板粘贴位置：靠近手术区域部位，距离心电图电极 > 15 cm。

（2）电外科功率的调节应遵循从低到高原则，以保护手术器械及导线。手柄的接线电极及钳芯在长时间、大功率工作后易烧断，这是使用不当造成的故障。

（3）近年来，文身的患者日益增多。用于文身的颜料，尤其是红色含有金属物质，会成为导电体或导热体，应绝对避免将回路负极板粘贴在文身处。也要避免工作电极直接接触文身处皮肤。

四、宫腔镜手术器械的清洗、检查与保养

（一）手术后拆卸宫腔镜及配套器械的流程

手术结束后，巡回护士负责卸下摄像镜头与纤维导光束，取出宫腔镜，分拆灌流鞘。交给消毒室进行消毒（图 11-12）。

（二）注意事项

1. 术后将器械送清洗前，先目测宫腔镜的功能

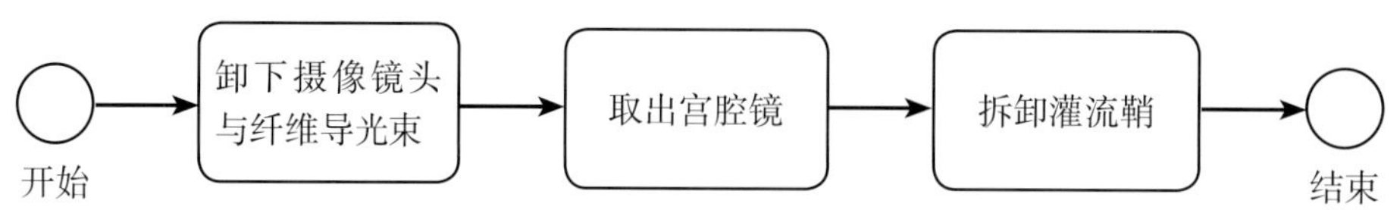
开始
卸下摄像镜头与纤维导光束
取出宫腔镜
拆卸灌流鞘
结束

图 11-12 手术后拆卸宫腔镜及配套器械的流程

是否完好，并将其单独放置。

2. 带腔道器械，如灌注鞘的内外鞘，以及镜体，均应避免受压，以免弯曲受损。

（三）清洗时的注意事项

1. 仔细检查手术器械的完好性及功能性。如器械表面的绝缘层破损，使用电外科器械时会导致患者触电。

2. 清洗时务必使手术器械的刃口完全张开，以便彻底清洁关节部位（图 11-13）。

3. 需彻底分拆清洗带腔道灌流鞘进出水阀门及器械通道阀门。

4. 检查器械通道的封帽是否完整及有裂痕。

5. 清洗后，需用高压气枪吹干带腔道的器械内水分。

6. 选用适当的方法测试器械的功能，如器械的剪切与夹持力。

7. 对纤维导光束清洗时需特别注意以下事项。

（1）严禁用超声波清洗机清洗纤维导光束。

（2）用流动的清水清洗纤维导光束两端的镜面，避免有任何残留物。

（3）仔细检查纤维导光束的完整性及功能性。

（4）清洗结束纤维导光束后需将其盘成圆圈存放，直径需大于 10 cm（图 11-14）。

医护人员的默契合作对于提高手术安全、工作效率及规范流程至关重要。术前做好充分准备，可最大限度地避免复杂突变的困惑与错误。

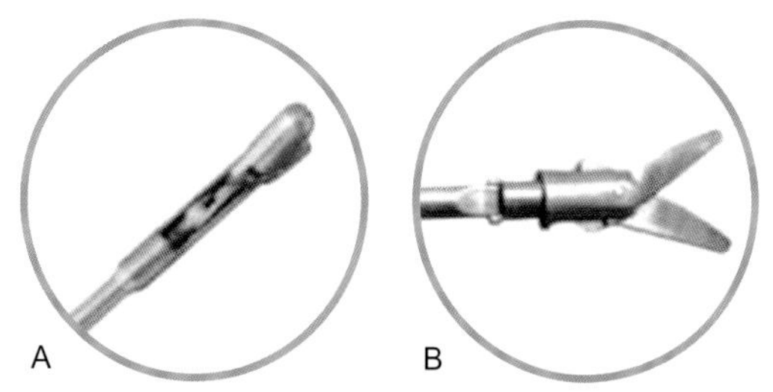

图 11-13 清洁钳口注意事项

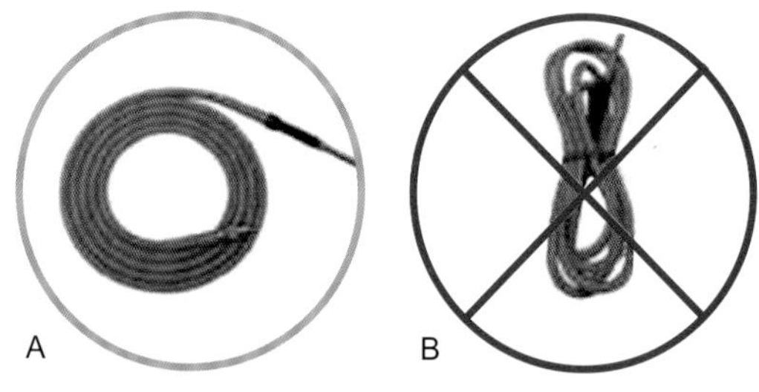

图 11-14 保养与维护。A. 正确摆放与收纳；B. 错误缠绕

第十二章

典型宫腔镜与超声结果对应图例

一、子宫内膜息肉

患者 1，女，39 岁，经期延长半年。

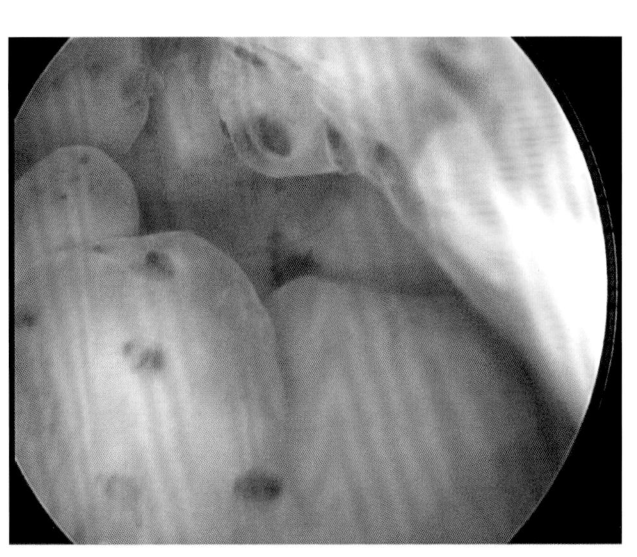

图 12-1　子宫内膜息肉宫腔镜下所见。宫颈管未见异常，宫腔形态正常，双侧宫角以及输卵管开口显示清晰，宫腔内可见多发息肉样赘生物。最大者位于后壁，大小 1 cm × 1 cm × 1 cm。质韧，表面光滑，未见丰富血运及异型血管，子宫内膜中等厚度（术后病理：子宫内膜息肉；分泌早期子宫内膜，部分呈息肉样增生）

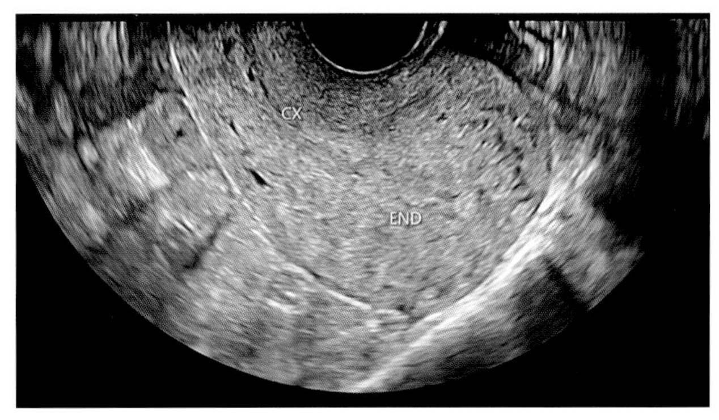

图 12-2　子宫内膜息肉超声所见。子宫后位，大小 4.8 cm × 4.4 cm × 4.7 cm，肌壁回声均匀，内膜厚约 1.09 cm，回声不均。CDFI 示其内可见较丰富血流信号。左侧卵巢大小 2.5 cm × 1.3 cm，右侧卵巢大小 3.1 cm × 1.7 cm。双侧附件区未见异常回声。直肠子宫陷凹可见液性暗区，范围约 1.9 cm × 1.2 cm

二、子宫内膜增生

患者2，女，45岁，经期延长伴经量增多2年。

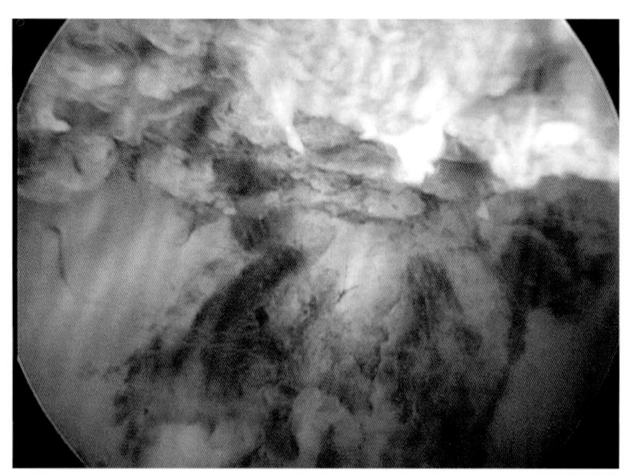

图12-3 子宫内膜增生宫腔镜所见。宫颈内膜正常，宫腔形态正常，子宫内膜不规则增厚，以前壁近宫底处为著，血运丰富，质稍糟脆，双侧宫角清晰可见，双侧输卵管开口可见（病理回报：复杂增生，局灶倾向EIN）

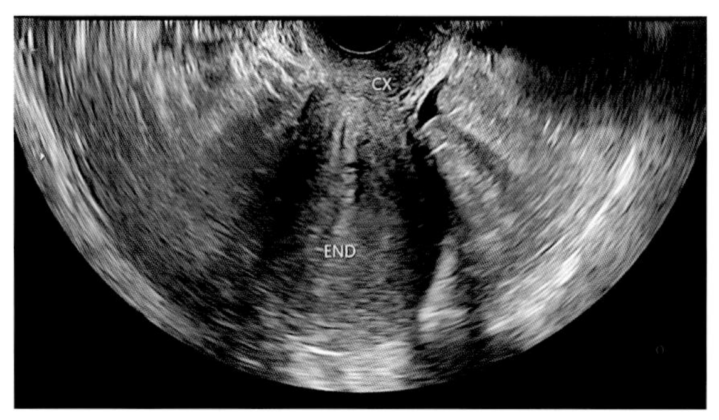

图12-4 子宫内膜增生超声所见。子宫中位，大小6.5 cm × 6.9 cm × 6.2 cm，肌壁回声均匀，内膜厚约1.80 cm，回声不均。左侧卵巢内可见一无回声，大小3.1 cm × 2.6 cm，右侧卵巢大小2.7 cm × 1.8 cm。超声提示：①子宫内膜厚，回声不均，请结合临床；②左侧卵巢内无回声，建议复查

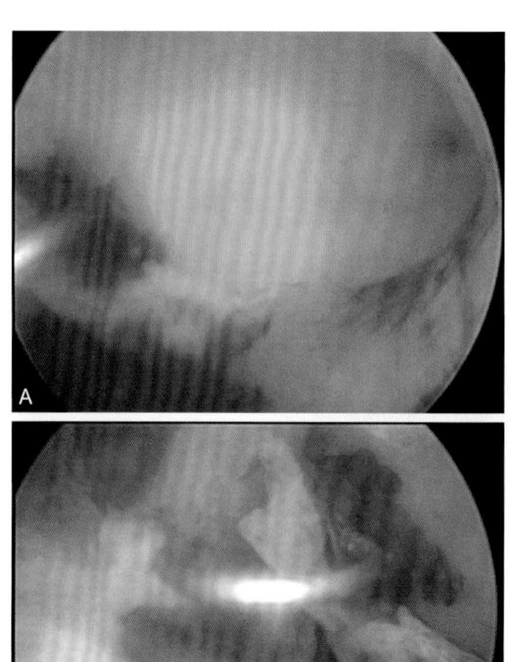

图12-5 避孕环嵌顿宫腔镜所见。A.宫腔镜下全貌；B.嵌顿处局部所见。宫腔镜下所见：子宫颈内膜正常，宫腔形态正常，子宫内膜中等厚度，宫腔偏右侧宫角宫处可见一枚完整的V型环，避孕环部分嵌入浅肌层，双侧宫角清晰可见，双侧输卵管开口可见

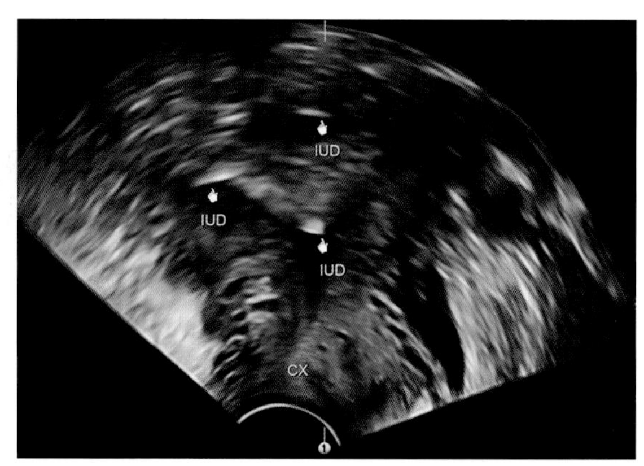

图12-6 避孕环嵌顿超声所见。子宫前位，大小4.4 cm × 4.6 cm × 3.9 cm，肌壁回声均匀，内膜厚约0.86 cm，宫腔线显示清晰，冠状面示宫腔形态正常，宫腔内未见明显异常，双侧宫角可见。宫内节育器（Y型）宫底部分偏向右侧宫角，部分位于肌壁间。左侧卵巢大小3.5 cm × 2.1 cm，右侧卵巢大小2.5 cm × 1.4 cm。双侧附件区未见异常回声

三、避孕环嵌顿

1. 患者3，女，27岁，阴道不规则出血2年余，发现避孕环偏移20余天。

2．患者4，女，57岁，绝经9年，阴道不规则出血1次。

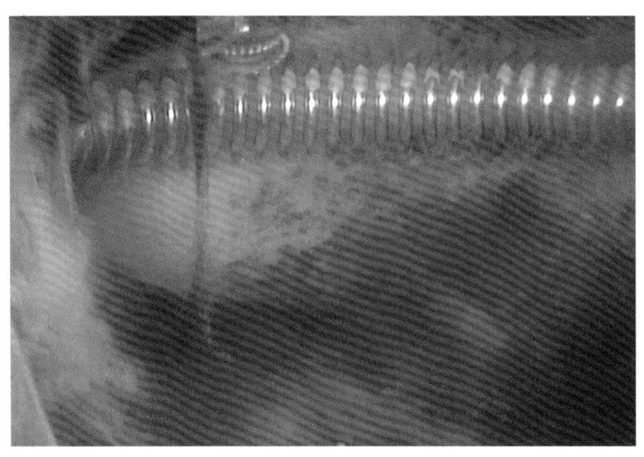

图12-7　避孕环嵌顿宫腔镜所见。宫颈内膜正常，宫腔形态正常，子宫内膜菲薄，宫腔内可见一枚完整的宫型节育器。部分嵌入宫腔右侧浅肌层，双侧宫角清晰可见，双侧输卵管开口可见

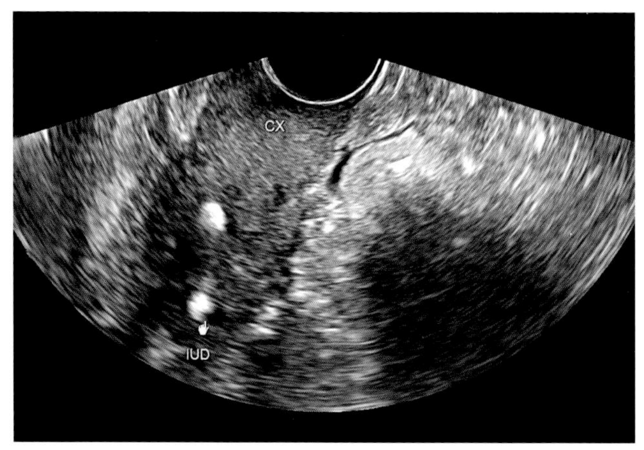

图12-8　避孕环嵌顿超声所见。子宫前位，大小3.3 cm×4.1 cm×3.0 cm，肌壁回声均匀，内膜厚约0.14 cm，宫腔内未见明显异常。宫内节育器位置居中（O型）。左侧卵巢大小2.0 cm×1.0 cm，右侧卵巢大小1.6 cm×1.0 cm。超声提示：双侧附件区未见异常回声。宫内节育器位置居中

四、子宫黏膜下肌瘤

患者5，女，44岁，主因“月经量增多2个月”收入院。

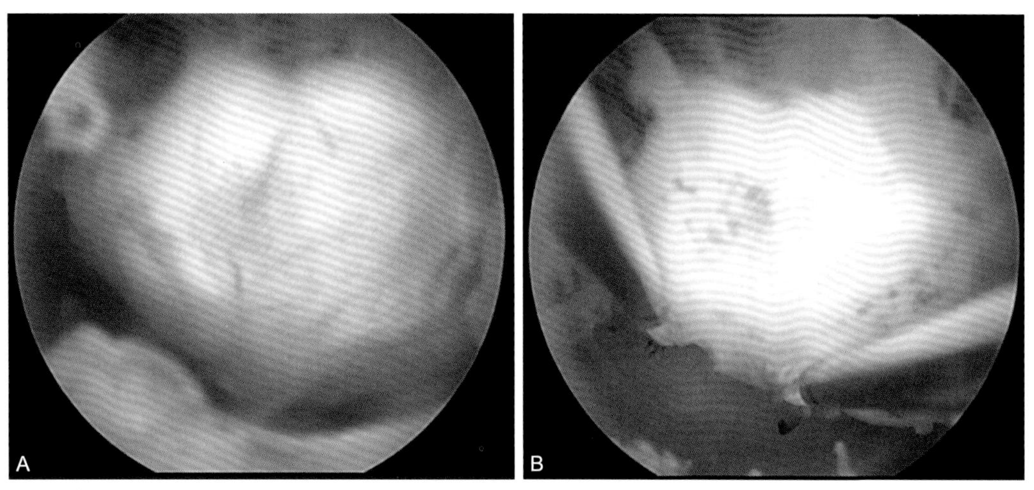

图12-9　宫腔镜下子宫黏膜下肌瘤。A. 宫腔镜下子宫黏膜下肌瘤；B. 黏膜下肌瘤电切术中图像。宫颈管内未见异常；宫腔形态异常，内可见一O型肌瘤样结节部分占据宫腔，范围约2.5 cm×2 cm，蒂部位于左侧宫底处，宽约1 cm，子宫内膜外观无异常，未见丰富血运及异型血管

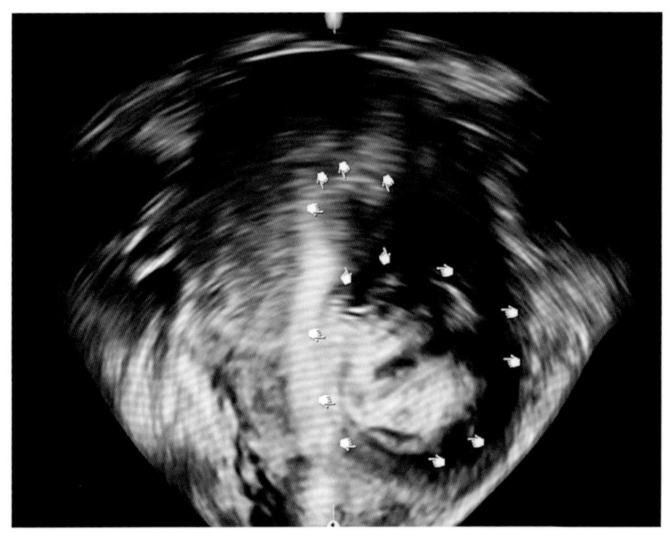

图 12-10 子宫黏膜下肌瘤超声所见。子宫前位，大小 8.6 cm×7.2 cm×6.8 cm，肌壁回声不均匀，肌壁间可见 4～5 个大小不等的低回声结节。较大者位于后壁下段，略凸向宫腔，大小约 4.9 cm×4.5 cm，距浆膜层最短距离约为 0.34 cm。CDFI 示其内及周边可见血流信号，RI 60。内膜厚约 1.1 cm，冠状面示宫腔形态正常。宫腔内可见一低回声结节，大小约 2.2 cm×1.6 cm。CDFI 示其内及周边可见血流信号，并与前壁肌层相交通，RI 0.58，双侧宫角可见。左侧卵巢大小 2.8 cm×1.9 cm，右侧卵巢大小 3.0 cm×1.9 cm。双侧附件区未见异常回声。超声提示：①子宫多发肌瘤（较大者略凸向宫腔）；②宫腔内低回声结节（考虑黏膜下肌瘤）

五、宫腔粘连

患者 6，女，39 岁，纵隔子宫术后 6 年，月经稀少 1 年多。

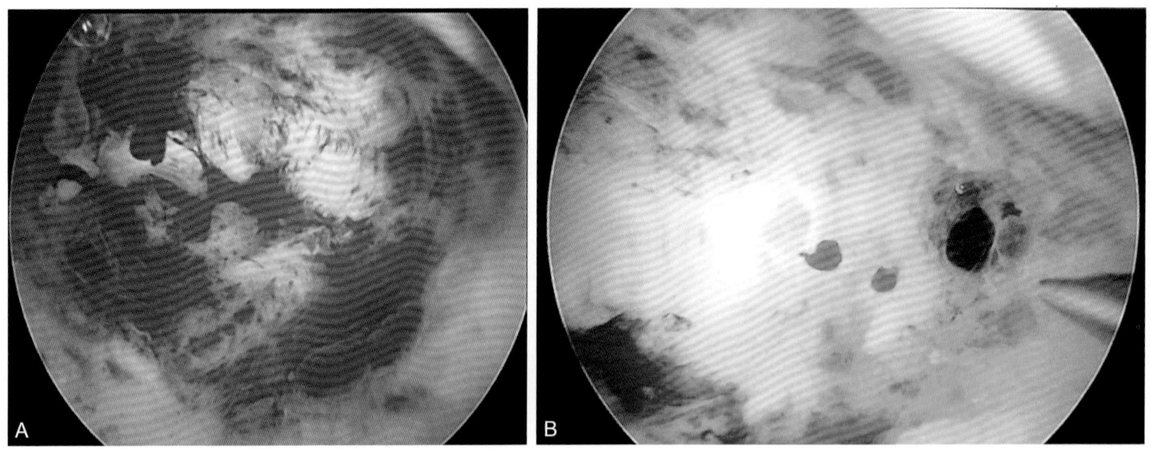

图 12-11 宫腔镜下宫腔粘连所见。A. 宫腔全貌；B. 左侧宫角（宫颈内膜正常，宫腔形态大致正常，子宫内膜中等厚度，色粉，右侧宫角清晰可见，右侧输卵管开口可见，宫底部及左侧宫角可见多出粘连带。予以分解粘连后，左侧宫角及左侧输卵管开口清晰可见）

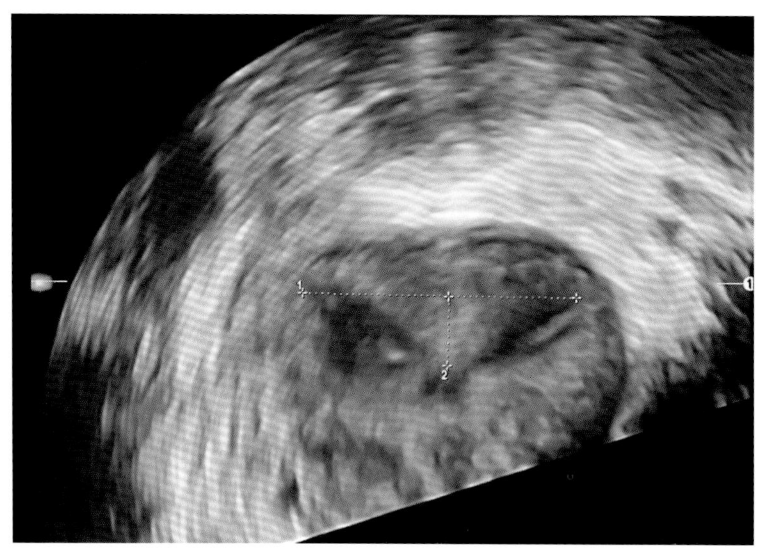

图 12-12　宫腔粘连超声所见。子宫前位，大小 4.2 cm × 4.9 cm × 5.0 cm，肌壁回声欠均匀，肌壁间可见数个低回声结节，较大者位于后壁，大小约 1.4 cm × 1.0 cm，纵隔子宫术后。目前子宫冠状面显示宫底中部隆起处距双侧宫角水平约 1.07 cm，内膜厚约 0.47 cm，宫腔内未见明显异常回声。左侧卵巢大小 2.3 cm × 1.8 cm，右侧卵巢大小 2.8 cm × 0.9 cm。双侧附件区未见异常回声。超声提示：①子宫多发肌壁间结节；②纵隔子宫术后

六、子宫内膜癌

患者 7，女，55 岁，绝经 7 年，阴道流血 4 个月。

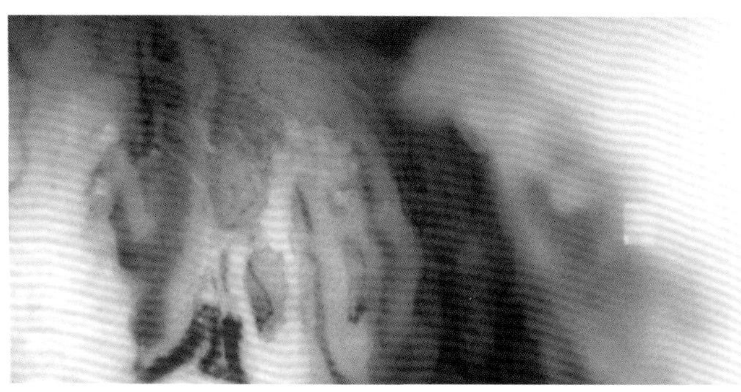

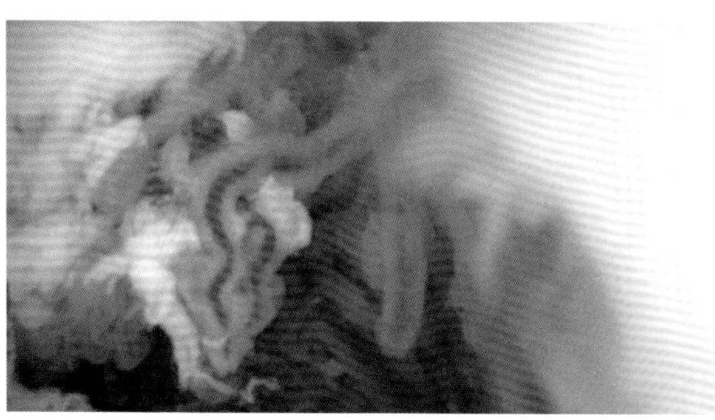

图 12-13　宫腔镜下子宫内膜癌所见。宫颈管黏膜光滑，未见异常赘生物；宫腔形态正常，子宫内膜厚，左侧前壁可见一赘生物，大小约 2 cm × 1 cm × 1 cm，无蒂，紫红色，表面见丰富血运及异型血管，双侧宫角显示清晰，双侧输卵管开口可见（病理回报：高分化子宫内膜癌）

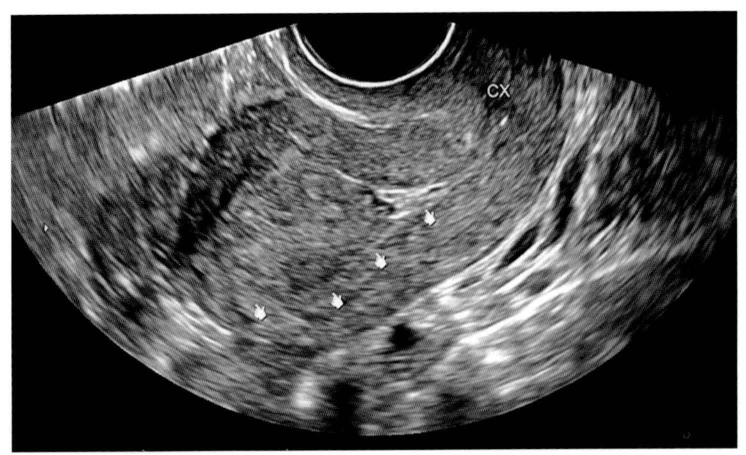

图 12-14　子宫内膜癌超声所见。子宫前位，大小 4.7 cm × 4.8 cm × 3.5 cm，肌壁回声欠均匀，左侧壁可见一低回声结节，大小约 0.7 cm × 0.4 cm，内膜厚约 0.21 cm，回声不均，宫腔内可见低回声，大小约 3.1 cm × 2.2 cm，回声不均。CDFI 示其内可见较丰富血流信号，RI 0.51，似来源于子宫后壁。左侧卵巢大小 2.4 cm × 1.5 cm，内可见一无回声，大小约 0.9 cm × 0.9 cm，右侧卵巢大小 2.0 cm × 1.0 cm，内可见 2 ~ 3 个小无回声，较大者大小约 0.5 cm × 0.4 cm。另于右侧卵巢边缘可见一无回声，大小约 0.8 cm × 0.6 cm，透声差。超声提示：①宫腔内低回声；②子宫肌壁间结节；③双侧卵巢内及右侧卵巢边缘无回声，建议复查

七、纵隔子宫

患者 8，女，24 岁，月经周期延长伴发现宫腔异常回声 5 年。

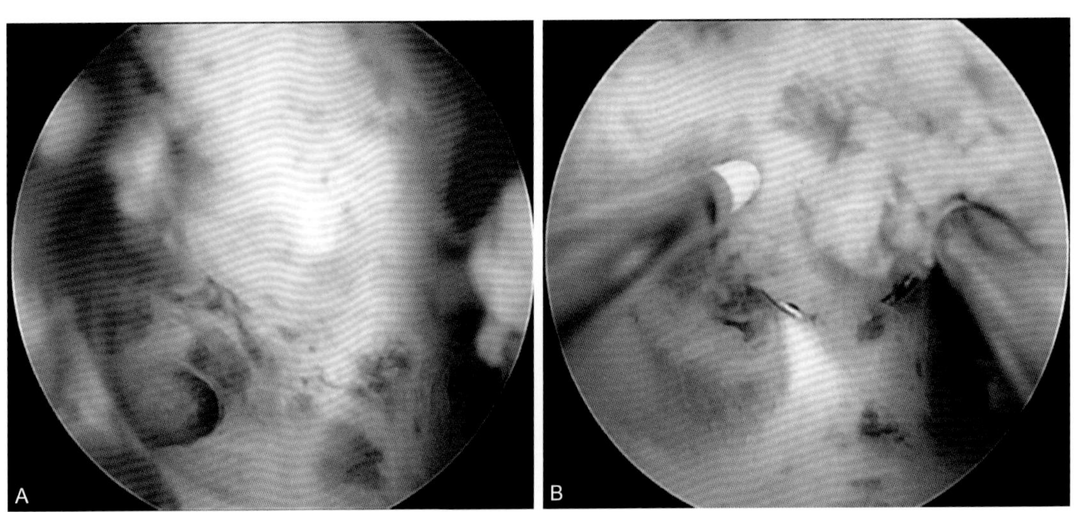

图 12-15　纵隔子宫宫腔镜情况。A. 子宫纵隔宫腔镜所见；B. 纵隔子宫电切术中所见。宫腔镜下所见：宫颈管内未见异常。宫腔内可见宽约 2 cm 纵隔将宫腔一分为二，双侧输卵管开口可见

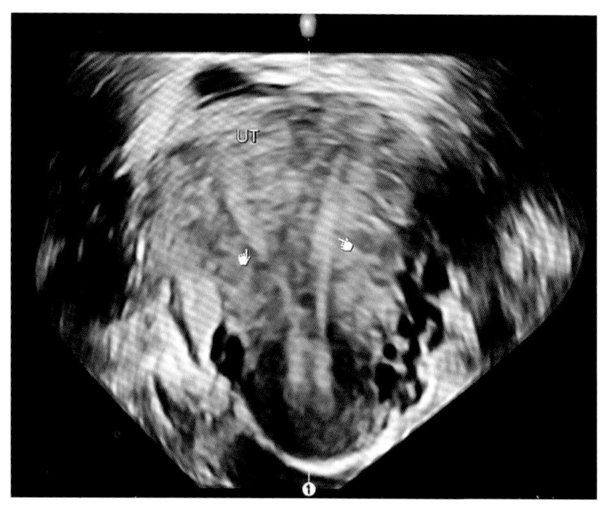

图 12-16　纵隔子宫超声所见。子宫后位，大小约 4.6 cm × 5.7 cm × 4.0 cm，肌壁回声均匀，子宫横切面及冠状面观自宫底至宫颈内口可见一等回声条索将宫腔分成左右两部分。右侧内膜厚约 0.30 cm，左侧内膜厚约 0.47 cm。宫腔内未见明显异常回声。双侧宫角可见。左侧卵巢大小 2.5 cm × 1.5 cm，右侧卵巢大小 2.8 cm × 1.5 cm。超声提示：子宫发育异常（考虑完全纵隔子宫）

八、子宫肉瘤

患者 9，女，27 岁，剖宫产术后 10 个月，阴道不规则出血 44 天。

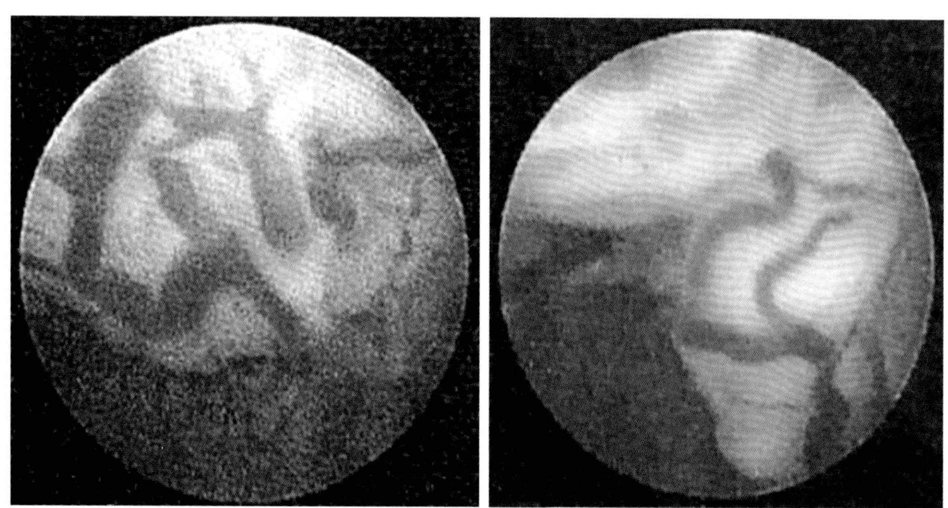

图 12-17　子宫肉瘤宫腔镜所见。宫颈管正常，宫腔形态正常，子宫后壁近右侧宫角及宫底处可见范围约 4.5 cm × 3 cm 的广泛不规则质韧息肉样凸起（病理回报：子宫内膜间质肉瘤）

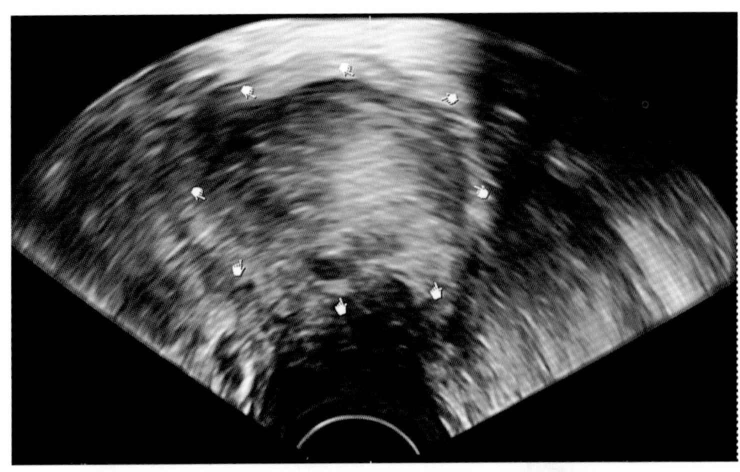

图 12-18 子宫肉瘤超声所见。子宫前位，大小 4.1 cm × 2.9 cm × 3.1 cm，肌壁回声均匀，内膜厚约 0.22 cm，回声欠均匀，宫腔内可见不均质混合回声团，范围约 4.5 cm × 2.8 cm，宫底部分偏右侧宫角，呈偏高回声。CDFI 示其内可见较丰富静脉血流信号，宫腔中下段部分呈低回声，CDFI 示未见明显血流信号。左侧卵巢大小 3.1 cm × 1.7 cm，右侧卵巢大小 3.6 cm × 2.0 cm。超声提示：双侧附件区未见异常回声。宫腔内混合回声团（宫底部分内见较丰富静脉血流信号）

九、宫角妊娠

患者 10，女，34 岁，停经 7 周，发现宫角妊娠 1 天。

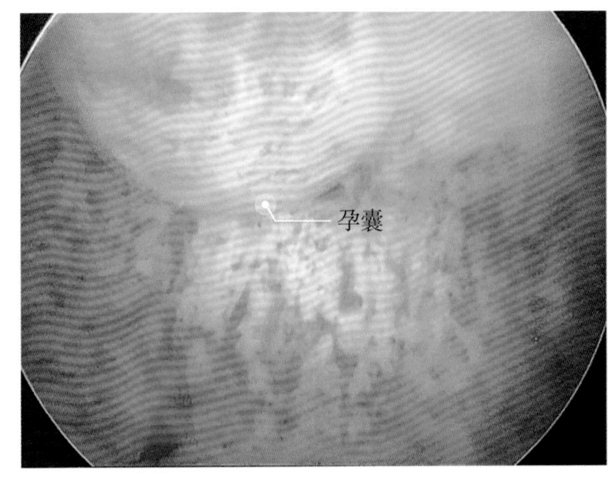

图 12-19 宫腔镜下宫角妊娠所见。宫颈管内膜正常，再探宫腔，内膜增厚，色粉，于右侧近宫角处可见一 2 cm × 3 cm 孕囊，双侧输卵管开口可见

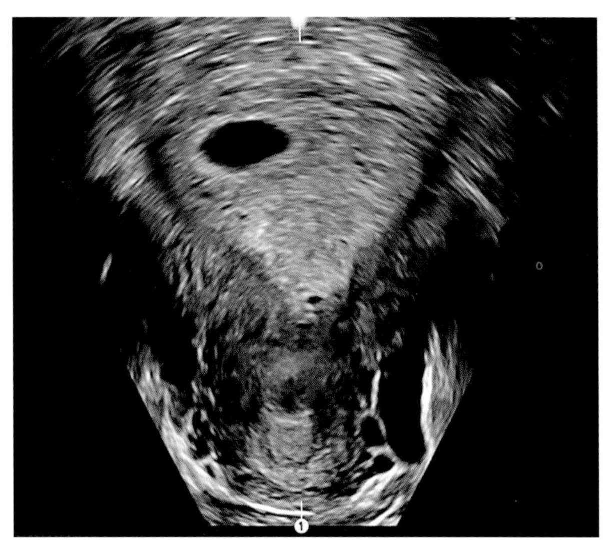

图 12-20　宫角妊娠超声所见。子宫前位，肌壁回声欠均匀，前壁可见一低回声结节，大小约 0.9 cm × 0.6 cm，略向外凸出。宫腔偏右侧宫角可见孕囊，大小约 2.1 cm × 1.7 cm × 1.4 cm。卵黄囊可见，未见明显胎芽及原始心血管搏动，双侧宫角可见。右侧卵巢内可见一无回声，大小约 2.5 cm × 2.0 cm，另见一低回声，大小约 2.4 cm × 2.0 cm。CDFI 示低回声周边可见环绕血流信号，RI 0.53。左侧卵巢及左侧附件区未见异常回声。超声提示：①宫内早孕 6 周左右（孕囊偏右侧宫角，未见明显胎芽及原始心血管搏动），建议复查；②子宫肌壁间结节；③右侧卵巢内无回声，建议复查；④右侧卵巢内低回声（考虑黄体）

十、子宫瘢痕憩室

患者 11，女，39 岁，月经量增多 9 年，发现“宫内占位”1 年。

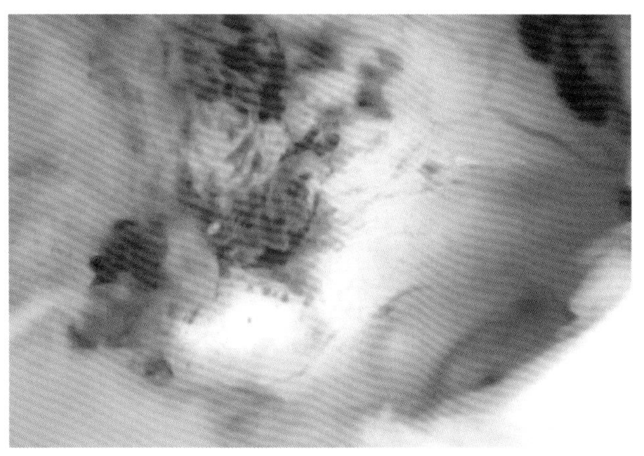

图 12-21　瘢痕憩室宫腔镜所见。宫颈内膜正常，宫腔形态正常，子宫内膜中等厚度，色粉，双侧宫角清晰可见，双侧输卵管开口可见，子宫下段剖宫产瘢痕左侧缘可见憩室，深约 1 cm，剖宫产瘢痕右侧缘亦可见憩室，深约 0.3 cm，可见丰富血运

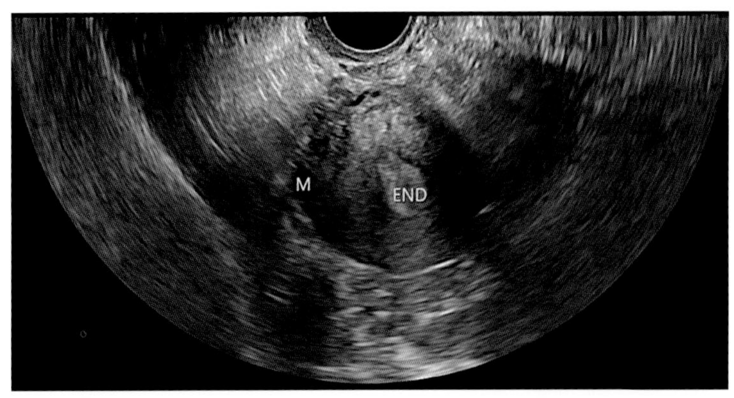

图 12-22 瘢痕憩室超声所见。子宫后位，大小 5.2 cm × 4.6 cm × 4.4 cm，肌壁回声不均匀，肌壁间可见多个低回声结节，较大者位于前壁，大小约 1.1 cm × 1.0 cm，内膜厚约 0.94 cm，回声不均，宫腔内未见明显异常。左侧卵巢大小 2.4 cm × 1.2 cm，右侧卵巢大小 2.6 cm × 1.5 cm。双侧附件区未见异常回声。超声提示：①子宫肌壁间结节；②子宫内膜回声不均

第十三章

宫腔镜手术麻醉方式选择和术中监测

一、宫腔镜手术的麻醉前评估与准备

由于宫腔镜手术患者和麻醉医师接触时间短，因此应建立专门的术前麻醉评估门诊（anesthesia evaluation clinic，APEC），麻醉门诊由主治医师（含）以上资质的麻醉科医师出诊。所有患者应在完成术前检查后前往麻醉门诊进行宣教和评估。

1. 评估方法　麻醉评估要求对患者进行全身状况、合并症和器官功能等的评估，严重合并症的患者应做相关系统检查，再依据评估结果选择麻醉方式，签署麻醉知情同意书，告知麻醉注意事项，指导患者术前用药并建议咨询相关专科医师（如心血管药物、抗凝药物和糖尿病药物的使用等），并解答患者及家属的相关问题，以减轻患者对手术麻醉的焦虑。病情复杂者，当日麻醉医师应于手术开始前与患者或家属进行面对面的直接沟通和评估。

2. 评估内容　主要包括三个方面：病史、体格检查和辅助检查。具体评估内容参照住院患者的评估。重点判断患者是否存在困难气道或恶性高热，是否存在未控制的高血压、糖尿病、心律失常和心肌缺血等可能导致围手术期严重心血管事件的情况，是否有阻塞性睡眠呼吸暂停综合征、急性上呼吸道感染、肥胖和哮喘等可能导致围手术期严重呼吸系统事件的情况，是否有胃肠道潴留、活动性出血或梗阻等可能导致反流或误吸的情况。

3. 术前检查及准备　术前检查的内容应根据患者病情和麻醉的具体方法选择，与住院患者必须做的检查项目一致。检查均应在麻醉门诊评估前完成。在麻醉评估与手术之间的时期患者的病情是发生变化的，建议术前复查和完善能反映病情变化的检查项目，必要时请相关学科医师会诊，共同评估麻醉和手术的风险，从而增强患者对于宫腔镜手术的耐受性和满意度，最大限度地降低其在麻醉和手术过程中发生损伤和意外的风险。

应注意，下列情况不建议行宫腔镜手术与麻醉：

（1）全身状况不稳定的 ASA Ⅲ－Ⅳ级患者。

（2）因潜在或已并存的疾病可能会导致术中出现严重并发症的患者（如有恶性高热家族史和严重的过敏体质者等）。

（3）未得到适当控制的可能威胁生命的循环与呼吸系统疾病，如未控制的严重高血压、严重心律失常、不稳定心绞痛、急性呼吸道感染及哮喘发作期等。

（4）困难气道、病态肥胖或阻塞性睡眠呼吸暂停综合征的患者。

（5）有胃肠道潴留、活动性出血或梗阻等可能导致反流和误吸的情况。

（6）严重的神经系统疾病者，如脑卒中、偏瘫、惊厥和癫痫等。

（7）吸毒和滥用药物者，以及心理障碍、精神疾病及不配合的患者。

（8）无陪同或监护人者。

4. 术前须知及用药　术前常规禁食、禁饮及戒烟。推荐参照 ASA 术前禁食规定（表 13-1）。现场当日由实施宫腔镜手术医师、麻醉医师及护士三方共同核实患者身份和手术方式，确认无误后方可实施麻醉和宫腔镜手术。原则上不需要麻醉前用药，对明显焦虑和迷走张力偏高等患者可酌情用药。

表13-1 清饮料及不同食物建议禁食时间

清饮料	≥2 h
配方奶或牛奶	≥6 h
淀粉类固体食物	≥6 h
脂肪及肉类固体食物	≥8 h

应注意：

（1）表13-1规定的禁食和禁饮时间仅适用于无胃肠道动力障碍的患者。对于存在上消化道梗阻、胃排空障碍和胃食管反流等特殊患者，应延长禁饮和禁食时间，必要时需术前胃肠减压，麻醉时行气管内插管以保护气道。

（2）对于糖尿病患者，手术时间应尽可能安排在第一台。如不能，可在病房内静脉输液，监测血糖。

（3）患者在术前2 h口服碳水化合物溶液可以防止脱水，稳定循环，降低术后恶心和呕吐，也可降低术后胰岛素抵抗。

（4）术前需口服用药者，如高血压患者，需晨起口服降压药物，允许在术前1～2 h将药片研碎后服下并饮入清水（0.25～0.5 ml/kg），但应注意缓控释制剂严禁研碎服用。

（5）急诊手术在禁食时也应补充液体，且急诊手术患者，一律按饱胃患者麻醉处理。

二、宫腔镜手术的麻醉中监测及选择

1. 术中监测　宫腔镜手术患者所需的监测项目应与住院手术患者保持基本一致。常规监测项目包括：① 心电图，密切监测心率和心律的变化和异常，必要时及时处理；② 无创血压（noninvasive blood pressure, NBP），测量（间隔3～5 min）即可，但特殊患者（严重心肺疾病及血流动力学不稳定）可能需有创动脉血压监测；③ 血氧饱和度（SPO_2），在实施镇静或麻醉前即应监测SPO_2，并持续到手术结束患者完全清醒后；④ 行气管插管全麻时监测呼吸末二氧化碳（$PETCO_2$）。可选监测项目还包括有创动脉血压监测（arterial blood pressure, ABP）、体温监测、肌松监测及麻醉深度的监测等。

应注意，应用二氧化碳气体作为膨宫介质，有发生气栓的危险。一旦出现气急、胸闷和呛咳等症状，应立即停止操作，并给予吸氧气及对症处理，以维持呼吸和循环功能的稳定。宫腔镜应用大量灌流液时，液体被吸收入血液循环，可导致血容量过多及低钠血症，严重者表现为急性左心衰竭和肺水肿。为了预防其发生，术中应采取有效低压灌流，控制手术时间。一旦发生过度水化综合征，应立即停止手术，并给予吸氧、利尿剂及纠正低钠等电解质失调。

2. 宫腔镜手术常用的麻醉方式　麻醉方式的选择需考虑手术和患者两方面因素，选择既能满足手术需求，又有助于患者术后快速恢复的麻醉方式。

（1）监测下的麻醉管理（monitored anesthesia care, MAC）——深度镇静或麻醉。静脉推注，在自主呼吸下充分吸氧去氮，静脉给予舒芬太尼或瑞芬太尼，复合使用咪达唑仑和丙泊酚，以达到深度镇静或麻醉状态。

（2）椎管内麻醉，包括蛛网膜下腔麻醉和硬膜外麻醉。蛛网膜下腔阻滞起效快，麻醉效果确切，但应注意其可能出现腰麻后头痛不适。硬膜外阻滞可能出现阻滞不完善、术后行走受限和排尿困难等情况。

（3）全身麻醉：适用于操作时间长、有潜在误吸风险以及可能影响气体交换的宫腔镜手术。麻醉诱导可采用静脉注射咪达唑仑、舒芬太尼、丙泊酚和罗库溴铵。麻醉维持可采用静-吸复合全身麻醉，也可采用全凭静脉麻醉。

（4）注意事项：① MAC是由麻醉科医师实施镇静或（和）镇痛，并监测患者的生命体征。由于没有建立人工气道，给予镇静或（和）镇痛后要时刻注意监测患者的胸廓起伏和 SPO_2 等。② 合理应用靶控输注技术、麻醉深度监测以及肌松监测在全身麻醉管理中，可有利于术毕患者的快速苏醒。

靶控输注（target controlled infusion, TCI）可采用以下方式：舒芬太尼 0. 1～0. 15 μg/kg，设定丙泊酚效应室靶浓度 1.0 μg/ml，2 min 后靶浓度递增 0.5 μg/ml，直到睫毛反射消失，可用丙泊酚 0.5～2.0 μg/ml 复合瑞芬太尼 0.75～2.0 μg/ml 至目标效应室靶浓度维持麻醉。

（3）气道管理一般可选择气管插管、喉罩和口咽通气道维持呼吸道的通畅。与气管插管相比，应用喉罩可适当减少麻醉药用量，在不使用肌松药的情况下置入有利于加快术后肌力恢复和患者苏醒，降低诱导和苏醒期血流动力学的剧烈波动，避免了肌松药和拮抗药的使用。但需要注意，喉罩不能完全隔离气道和食管，可能发生误吸，对于饱胃和呕吐的患者不宜使用。

3. 麻醉药物 选择原则为起效快，消除快，镇痛和镇静效果好，心肺功能影响小，无明显不良反应。临床上咪达唑仑、右美托咪定、丙泊酚、依托咪酯、舒芬太尼和瑞芬太尼等全麻药物适合时间短小的宫腔镜手术。

注意事项：

（1）咪达唑仑存在良好的顺行性遗忘作用，即患者对后续手术过程有所“知晓”，且可配合医师，但待完全清醒后对手术无记忆。

（2）右美托咪定具有抑制交感神经、镇静、催眠、镇痛、抗寒战及止吐等作用，不良反应少。

（3）丙泊酚苏醒质量高，目前已成为宫腔镜手术应用得最广泛的静脉麻醉药，且靶控输注技术的发展使得丙泊酚输注更精确，可控性更好，但要注意其对于循环和呼吸系统的抑制作用。

（2）依托咪酯最显著的特点是对循环功能影响小，呼吸抑制作用轻，但不建议长时间泵注。

（3）瑞芬太尼是新型超短时效阿片类镇痛药，消除迅速，持续泵注无蓄积，但存在术后超敏疼痛，故应根据手术进程适当联合使用其他镇痛药物，如舒芬太尼或 NSAIDs 药物等。

（4）一般不需要使用肌松药，需要完成气管内插管或在手术中需要肌松时可根据情况选择罗库溴铵，存在肝、肾功能异常的患者可选用顺式阿曲库铵。

三、宫腔镜手术的麻醉后管理

1. 麻醉恢复

（1）早期恢复（第一阶段）：即从麻醉药物停止到保护性反射及运动功能恢复。此阶段通常在麻醉恢复室（PACU）中进行。PACU 应配备专业的麻醉科护士，协助麻醉医师负责病情监护与记录以及处理。PACU 的出室标准为改良 Aldrete（表 13-2）≥9 分。

（2）中期恢复（第二阶段） 由 PACU 转入日间手术病房（ambulatory surgery ward, ASW）或普通

表13-2 改良Aldrete评分

观察指标 / 评分	四肢活动度	呼吸状况	循环	意识	SpO_2
0 分	无法按指令活动四肢	呼吸暂停	血压波动幅度≥镇静或麻醉前的 20%	无反应	辅助给氧，SpO_2<90%
1 分	自主或按指令活动两个肢体	呼吸困难	血压波动幅度为镇静或麻醉前的 20%~50%	可唤醒	需辅助吸氧，SpO_2>90%
2 分	自主或按指令活动四肢	深呼吸，可自主咳嗽	血压波动幅度≤镇静或麻醉前的 20%	完全清醒	吸空气 SpO_2>92%

病房，至达到离院标准时结束。此阶段应继续观察患者的各项生命体征和手术情况。如果患者在手术结束及停止麻醉用药后迅速达到改良 Aldrete 评分离开 PACU 的标准，即为快通道恢复。宫腔镜镇静或麻醉患者可以用评分量表来评价患者是否可以离院。一般情况下，如果评分超过 9 分，患者可由亲友陪同离院（表 13-3）。如为住院患者，则按麻醉恢复常规管理。

表13-3 麻醉后离院评分标准(postanesthesia discharge score, PADS)

生命体征（血压和心率）	疼痛
2= 术前数值变化 20% 范围内	2= 轻微
1= 术前数值变化 21% ~ 40%	1= 中等
0= 变化超出术前值的 41% 以上	0= 严重
运动功能	手术出血
2= 步态稳定或没有头晕	2= 轻微
1= 需要帮助	1= 中等
0= 不能行走或头晕	0= 严重
恶心、呕吐	
2= 轻微	
1= 中等	
0= 严重	

（3）后期恢复（第三阶段）：患者离院后，在家中完全恢复。

宫腔镜术后 24 h 内应积极随访，了解患者是否出现麻醉或手术相关的并发症，必要时积极配合主管医师并及时处理相关并发症。

2．注意事项

（1）低氧血症：PACU 患者易发生低氧血症（原因包括舌后坠、喉痉挛和反流误吸等），需紧急处理。PACU 医护人员应加强巡视，密切观察患者的呼吸频率与呼吸幅度。

（2）血压下降：患者血压下降时可加快输液速度，必要时使用血管活性药物，如麻黄碱、去甲肾上腺素和去氧肾上腺素等。

（3）心律失常和心肌缺血：窦性心动过速一般无须处理。如心率小于 50 次 / 分，可酌情静注阿托品，可重复给药。手术和麻醉均可能诱发或加重心肌缺血，在术后恢复中吸氧可以显著减少 ST 段压低，因此应加强监测，维持良好的心肌氧供与氧耗至关重要。

（4）术后镇痛：有效的疼痛管理是促进患者尽早康复的重要措施。术前评估时应告知患者术后疼痛的可能程度和持续时间。术后及时对疼痛进行评估，当 NRS 评分＞ 3 分时，应及时治疗，原则上以口服使用 NSAIDs 药物，必要时辅助小剂量阿片类药物。具体可参照中华医学会麻醉学分会 2014 版《成人术后疼痛处理专家共识》。

（5）术后恶心呕吐：术后恶心和呕吐（postoperative nansea and vominting，PONV）是延长手术患者住院时间的第二大因素，仅次于疼痛。具体可参照中华医学会麻醉学分会 2014 版《术后恶心和呕吐防治专家共识》。

（6）寒战：低体温是寒战的首要原因。除了使用输液加温仪等保温措施外，必要时可采用药物治疗。哌替啶和曲马朵可以作为治疗寒战的一线药物，但应注意观察其导致呼吸抑制、恶心和呕吐等副作用，也可以使用右美托咪定。